心理咨询与治疗基本技能训练

主　编　张伯华

副主编　张　雯　张海燕　李　舒

编　委　（以姓氏笔画为序）

王　欣　朱海娟　齐斯文　刘　嵋　刘羽曦　李　舒
李小利　李春红　李树军　宋婧杰　张　林　张　雯
张文娟　张伯华　张海燕　张德秀　周　蓓　胡　霜
盛　洁　焦迎娜

人民卫生出版社

图书在版编目（CIP）数据

心理咨询与治疗基本技能训练/张伯华主编. —北京：人民卫生出版社，2011. 11

ISBN 978-7-117-14786-6

Ⅰ. ①心… Ⅱ. ①张… Ⅲ. ①心理咨询②精神疗法 Ⅳ. ①R395.6②R749.055

中国版本图书馆CIP数据核字（2011）第186898号

心理咨询与治疗基本技能训练

主　　编：张伯华
出版发行：人民卫生出版社（中继线 010-59780011）
地　　址：北京市朝阳区潘家园南里 19 号
邮　　编：100021
E - mail：pmph @ pmph.com
购书热线：010-67605754　010-65264830
　　　　　010-59787586　010-59787592
印　　刷：三河市博文印刷有限公司
经　　销：新华书店
开　　本：710×1000　1/16　印张：22
字　　数：395 千字
版　　次：2011 年 11 月第 1 版　2023年 12 月第 1 版第10次印刷
标准书号：ISBN 978-7-117-14786-6/R・14787
定　　价：38. 00元

内容提要

本书突出了心理咨询师是“炼出来的”这一基本宗旨，以心理咨询专业技能培养为重点，以基本技术训练项目为主线，适度传授培训项目的相关理论及最新学术观点，并设专题兼顾专业人才心理素质的培养。体现了专业技能、理论修养、专业心理素质培养的融合。全书脉络清晰，由浅到深依次为初诊接待技术与咨询关系建立技术、参与性技术训练、影响性技术训练、各流派一般性技术、心理咨询师成长。书中每一个训练项目都有明确的技术掌握要求，训练目标、操作步骤清晰，较之目前心理咨询师培训教材操作性强。适用于高校心理咨询、临床心理、心理卫生等专业及相关专业学生使用，同时广泛适用于社会各类心理咨询师的培训。

前言

本书以系统的心理治疗与咨询职业技能训练为主要内容，以专业训练与理论指导相结合为特色，旨在为心理咨询与治疗工作者培训、高校应用心理学专业学生学习以及心理学爱好者提高自身技能水平和专业心理素质提供服务。

从20世纪80年代开始，短短20多年间，心理咨询和治疗工作在我国迅速普及，相关从业人员和爱好者日益增加。心理咨询与治疗工作是一种特殊的助人工作，其重要性和复杂性对心理咨询与治疗工作者提出了很高的要求，要想成为一名合格的心理咨询与治疗工作者，必须具备良好的职业道德素养、扎实的专业理论和技能以及健康的心理素质。迄今，我国心理咨询与治疗领域的专业培训，偏重于理论培训，虽然专业技能培训近年开展起来，但缺乏相关教材。鉴于此，编写了本书。全书分为上、下两篇，上篇为心理咨询与治疗的基本技能训练，包括初诊接待与咨询关系建立、参与性技术训练 、摄入性会谈 、影响性技术训练 、行为治疗基本技术训练、认知治疗基本技术训练、精神分析基本技术训练以及表达性心理治疗基本技术训练八部分内容。下篇为心理咨询与治疗工作者的自我成长训练，旨在通过觉察训练、自我认知、自我情绪、自我动机系统、能力系统、认识自己的外在资源、自我调节训练七方面促进其自我成长，培养良好的心理素质。

本书编写过程中，力图体现如下特点：

一是系统全面。全书的整体结构可以凸显本书对训练系统性的追求，内容上按照模块化的方式，既包括心理咨询与治疗的基本技能训练，也包括不同理论流派的技能训练；对于心理咨询与治疗工作者的自我成长训练，由浅入深，系统全面。

二是实用性强。学以致用，切实提高心理咨询与治疗工作者的技能水平是本书孜孜以求的基本目标。每章内容均以可供分析的案例与操作步骤呈现，训练基本分为合组训练和分组训练两步，条理有序以便于老师讲授与操作。以角色扮演为主要手段，使学生能够真正体会实践操作的情境，在实际操作中提高自己的技能水平。每一训练之后的小组分享和相关理论要点解释，促使学生在训练中升华自己的理论水平，以便更好地指导实际操作。

三是理论性强。本书注重理论与实践相结合，在每章后面都有相关理论要点，使各部分训练有理论依据，并有助于缩短理论教学与实际应用的距离。

本书是集体智慧的结晶，各章编者：第一章，朱海娟、盛洁；第二章，张林、张伯华；第三章，焦迎娜、王欣；第四章，朱海娟、宋婧杰、盛洁；第五章，李树军、焦迎娜、张文娟；第六章，周蓓、齐斯文、宋婧杰；第七章，张雯、李舒；第八章，刘嵋、张雯；第九章，李舒；第十章，张海燕；第十一章，张德秀、张伯华；第十二章，焦迎娜、刘羽曦；第十三章，齐斯文、李春红，第十四章，胡霜、刘羽曦；第十五章，张海燕。编写过程中，各位编者博采众长，广泛查阅资料，结合自己的临床经验，使本书内容丰富，具有较高的实用价值。审稿过程中，丛媛教授、徐兰教授、黄云霞老师从理论与实际操作方面严格把关，亲自捉刀，给予无私帮助。值此书稿付梓之时，谨向各位参与本书编写，以及给予我帮助的朋友和同道致以诚挚的谢意，感谢大家的垂青扶携！

由于学识有限，本书编写过程中难免疏漏，不尽如人意之处望有关专家、同道和读者不吝赐教，修订工作有待来日。

张伯华

2011年6月

大医精诚

唐·孙思邈

……今以至精至微之事，求之于至粗至浅之思，其不殆哉！

……世有愚者，读方三年，便谓天下无病可治；及治病三年，乃知天下无方可用。故学人必须博极医源，精勤不倦，不得道听途说，而言医道已了，深自误哉。

凡大医治病，必当安神定志，无欲无求，先发大慈恻隐之心，誓愿普救含灵之苦。若有疾厄来求救者，不得问其贵贱贫富，长幼妍媸，怨亲善友，华夷愚智，普同一等，皆如至亲之想。亦不得瞻前顾后，自虑吉凶，护惜身命，见彼苦恼，若己有之，深心凄怆，勿避险巇，昼夜寒暑，饥渴疲劳，一心赴救，无作功夫形迹之心。如此可为苍生大医。反此则是含灵巨贼。

……

夫为医之法，不得多语调笑，谈谑喧哗，道说是非，议论人物，炫耀声名，訾毁诸医，自矜己德。偶然治瘥一病，则昂头戴面，而有自许之貌，谓天下无双，此医人之膏肓也。……所以医人不得恃己所长，专心经略财物，但作救苦之心，于冥运道中，自感多福者耳。又不得以彼富贵，处以珍贵之药，令彼难求，自炫功能，谅非忠恕之道。

录自《备急千金要方·大医精诚》

录后语

医圣孙思邈之大医精诚说的是为医之道，我辈同仁为心理咨询师、心理治疗师。两种职业虽有差别，但为业之道颇多相同。今录于此，与各位同仁共勉。

张伯华

目录

上篇　心理咨询与治疗的基本技术

下篇 心理咨询师的自我成长训练

上篇 心理咨询与治疗的基本技术

1 第一章 初诊接待与咨询关系的建立

训练一　初诊询问的训练

初诊询问指在初诊接待时咨询师对求助者的初次询问，并在必要情况下，结合求助者的问题与咨询目标提出相关问题，对求助者进行询问。

一、训 练 目 的

掌握初诊接待时的询问；练习向求助者介绍心理咨询的性质；建立良好的最初印象。

二、训练要点与要求

1. 如何做好咨询前的准备工作。

2. 如何使用礼貌的接待方式和语言。

3. 练习需向求助者说明的内容，如心理咨询的性质、保密原则、双方的权利和义务。

4. 熟识初诊接待的一般工作程序。

5. 练习以身体姿势表达关注和倾听。

6. 注意初诊接待咨访双方的距离，可保持在1.5米左右；坐姿的倾斜度≤90度，前倾≤20度，斜倾≤10度、注意体态，不要有多余的下意识动作。

三、训 练 实 施

初诊询问是咨询师与求助者的首次接触，对于建立良好的治疗关系和第一印象起着至关重要的作用，这直接影响到以后的咨询效果。请您根据训练实施的要求进行如下练习。

（一）合组练习

1. 小组组成　每组10~15人，设训练主持一人，主持助理一人，其他同学为组员。

2. 设置不同情境下的求助者初诊案例多个。

案例1

求助者25岁，教师，女性，因为男友去世悲痛欲绝，不想活了。

咨询师：您希望我在哪方面为您提供帮助呢？

求助者：我知道很多人不理解我的这种想法，而且对不起我的家人，可是他们却无法体验我所承受的这种心碎的痛苦。

咨询师：（面对求助者，身体靠在椅背上，目光游离，面带微笑，偶尔点头）

求助者：（眼神空洞）我的男朋友已经走了20天了，我天天失眠，我服过安眠药，希望自己入睡，可是这些药物对我没有效果。即使已经失眠20天，不知怎么搞的，精神仍然很亢奋，没有一点睡意，我好痛苦。我的脑海中无时无刻不浮现男朋友的面孔、他的动作，以及他以前对我说过的话。这些记忆一直在我的脑海中萦绕，就好像录放机不断回放一样，让我的情绪随着画面的影像一次又一次地陷入沉重的悲哀。我感觉自己整个人已经虚脱，像个幽灵一样飘浮。有时候觉得自己像个行尸走肉的僵尸，感觉不到身体的脉动。我的男朋友走了，我的生命也跟着他去了。我活在这个世界已经没有任何意义。勉强要我活着，让我好痛苦。

咨询师：（目光与求助者接触，身体微微向前倾，表情凝重，语气沉重）男朋友去世后，你伤心欲绝，觉得生命已随男友而去，活着已无任何意义，所以你想结束自己的生命，结束自己所有的痛苦。

点　评

在初诊接待中咨询师应简洁询问求助者希望得到哪方面帮助，不可直接逼问。如案例中咨询师的询问方式：“你有什么问题，说吧！”是在直接逼问求助者，会给求助者留下不良的第一印象和不舒服的感觉，影响良好咨询关系的建立。

案例2

求助者30岁，公司职员，男性，因人际关系问题前来求助。

咨询师：您希望得到我们哪方面的帮助呢?

求助者：我现在谁都不敢相信。一开始每个人似乎都很坦诚，我也毫无防备，将自己的经历和真心话告诉他们，他们对我的同情与鼓励，让我感动。没想到，他们竟然成了传话筒，加油添醋地将我的话传给别人知道，害我被这些人排挤、陷害。即使他们获知我已了解他们的小人行为，见了面，他们还可以好像没事儿人一样地跟我打哈哈。他们的虚伪、奸诈让他们左右逢源，我的真诚、坦白却把自己弄得里外不是人。

咨询师：（面对求助者开放的身体姿势，身体稍微倾向求助者，目光与求助者接触、表情沉重、关切，偶尔点头表示对求助者的了解）你的坦诚，让自己受到伤害，而这些伤害你的人，带着虚伪面具却能够占尽好处，你觉得好委屈。

求助者：他们竟然为了一点小利就不惜伤害我。现在整个公司的同事都在说我的不是，好像我是个挑拨是非的小人，可是真正挑拨是非的人却被当成好人。为什么老天爷这么不公平，尽让这些小人得志（右手用力敲打自己的右腿）。

咨询师：你怨恨老天爷不公平，没让那些小人得到报应，却让你的善良落得如此的下场（面对求助者开放的身体姿势，身体稍微倾向求助者，目光与求助者接触、表情难过，右手敲打着右腿。）

点 评

咨询师在会谈过程中，面对求助者、开放的姿势、身体稍微倾向求助者、目光与求助者接触，注意求助者的身体语言，并且以面部表情回应求助者，做法是恰当的。

3. 主持介绍案例，每介绍完一个案例，组员根据训练要求，就训练要点，逐一做出自己的反应。

4. 小组分享　就每一个组员的回答，大家谈感受（评议），由此使每一个组员了解自己初诊接待的询问、解释、介绍，以及自己的坐姿、体态、表情等是否恰当。

（二）分组训练

1. 角色分配　在合组训练基础上，每3人一组，1人扮演求助者，1人扮演咨询师，另一人为观察者。

2. 准备初诊案例　可以是资料中收集的案例，也可以是生活中的事件。

3. 训练方法　由观察者介绍案例，“求助者”与“咨询师”扮演案例中角色。或由“求助者”就生活中的事件进行求助，“咨询师”予以回答。“咨询师”回答时要结合训练要求与训练要点；“求助者”要仔细体会对“咨询师”的感受。

4. 感受的反馈　“求助者”要将自己的感受反馈给“咨询师”。

5. 互换角色继续训练。

四、注意事项

1. 避免紧张情绪。
2. 语言表达避免使用方言，语速适中，吐字清楚。
3. 反复说明心理咨询中的保密原则。
4. 注意咨询时的仪态。

五、相关理论要点

（一）社会交往中第一印象

在心理咨询师与求助者之间，良好咨询关系的建立对临床资料的收集和后来的咨询效果有重要影响，而咨询师在初诊接待时留给求助者的第一印象对确立咨询关系又起着关键作用。若咨询师给求助者的第一印象不好，在收集资料时就会遇到困难。对于如何建立良好的第一印象，心理学家卡耐基在其著作《怎样赢得朋友，怎样影响别人》一书中总结出给人留下良好的第一印象的六种途径：

1. 真诚地对别人感兴趣；
2. 微笑；
3. 多提别人的名字；
4. 做一个耐心的听者，鼓励别人谈他们自己；
5. 谈符合别人兴趣的话题；
6. 以真诚的方式让别人感到他很重要。

此外，交往时精神状态要饱满；衣着要整洁大方，要同自己的角色定位相符，同时要照顾你所在群体的习惯；重承诺、守时间。

（二）心理咨询的保密原则

心理咨询中的保密原则，既是职业道德的要求，也是心理咨询本身的性质决定的。求助者的隐私和秘密可能就是心理问题的症结所在。求助者只有认为自己所说的一切都能得到保密的承诺时，才能敞开心扉，毫无保留地向咨询师倾诉，从而有助于问题的解决。保密原则不仅涉及咨询内容，同样也涉及心理诊断，咨询师在心理诊断中收集的所有与求助者有关的资料，包括个人生活、思想状况、个人成长过程、恋爱、婚姻、人际交往、工作等情况，均在保密之列。

在咨询过程中，一旦发现求助者有危害自身或他人的情况，必须立即采取必要措施，防止意外事件的发生。必要时应通知有关部门或家属，但应将有关保密信息的暴露程度限制在最小范围内。

训练二 结构化技术训练

心理咨询过程是包含各种要素的结构化过程，所谓结构化技术是指心理咨询开始时，咨询师对求助者说明与界定咨询全过程所涉及的各种要素的技术。

一、训练目的

掌握结构化技术的基本技巧，懂得利用结构化技术，减少求助者的疑惑与不切实际的期望；协助求助者了解咨询过程；减少求助者的焦虑，协助求助者作好咨询准备，以利咨询的顺利进行。

二、训练要点与要求

1. 掌握心理咨询的基本程序，咨询程序相关的专业做法。
2. 说明相关咨询与治疗理论的要求。
3. 掌握咨询环境的设置和要求。

三、训练实施

训练指导语：在这一训练中，将进行结构化技术的训练，请根据训练实施的要求进行训练。

（一）合组练习

1. 小组组成 每组10~15人，设训练主持一人，主持助理一人，其他同学为组员。

2. 设置不同的案例让学习者选出咨询师最适当的回应。

案例1

求助者42岁，公务员，男性，因为婚姻问题前来咨询。

求助者：张先生，您结婚了吗?

咨询师：听起来你的问题似乎跟婚姻有关?

求助者：您猜对了。我不知道这是不是我的偏见，我觉得没结过婚的人，可能无法了解我的问题。

咨询师1：我是未婚，这或许是缺点，不过凡事总要试试看，或许会有出乎意料的效果。虽然你可能会因此多花些时间与金钱，不过或许不会。反正人生就是一场冒险游戏，试试看才知道结果。

咨询师2：你希望我已婚，否则你担心我无法帮助你。我的训练与专长就是婚姻问题，我在研究所专攻的领域是家庭与婚姻，而且曾受过两年的婚姻治疗训练。在我处理的个案中，大部分的问题跟婚姻有关。虽然你还没有仔细告诉我你的问题，不过我愿意试试看。

咨询师3：我是未婚，可是也就是因为我未婚，没有过去经验的污染，所以能够比较客观。我的未婚，不仅对你的问题不会有不良的影响，而且处理你的问题时，能比较客观。

点　评

咨询师1和咨询师3没有使用结构化技术。咨询师不愿承认自己经验上的不足，而且试图防卫掩饰。咨询师2正确使用了结构化技术，说明咨询的结构与过程，以减轻当事人的恐惧。

案例2

求助者37岁，银行职员，男性。因为工作问题和人际关系问题前来求助。

求助者：以前我有问题的时候，都自己解决。这一次的问题让我心力交瘁，实在没办法了，所以才来向你求救。说实在的，我有点怕，不知道你会对我怎样。

咨询师：这一次因为问题棘手，只得找我帮忙，可是有些担心。

求助者：就如你所说的，我有些担心。

咨询师1：或许我把咨询的过程告诉你后，对你的担心会有些帮助。你要先把你的问题告诉我，我会仔细聆听，并且帮助你深入探讨问题，找到你想法的不合理性。接着，协助你修正你的想法，来解决你的问题。当你的想法被修正后，你的问题就可以获得改善。为了达成以上的目标，有时候我会请你阅读一些相关的资料，或记录你日常生活的某些行为，或是给你家庭作业，或是实际状况的仿真，然后在咨询时，讨论你的阅读感想、记录结果或是家庭作业。当你的问题获得改善时，咨询就可以结束。不知道我这么说，你是否清楚？

咨询师2：其实咨询没有什么好怕的，当然，告诉陌生人你内在的秘密的确会有些难堪，可是，为了解决你的问题，你就必须这样做。一开始总会有些困难，一两次后就不再会有这种害怕的感觉。

咨询师3：这种害怕的心理，其实是一种逃避，也就是不愿意面对问题的借口。如果你能鼓起勇气，就能突破害怕的心理，否则一味的逃避，问题仍旧解决不了。

点 评

咨询师1正确使用结构化技术，说明咨询的架构与过程，以减轻求助者的恐惧。咨询师2没有使用结构化技术，只是试图安慰与鼓励求助者。咨询师3没有使用结构化技术，只是试图分析求助者的行为，因此对求助者的焦虑没有帮助。

案例3

求助者40岁，医生，男性。因为妻子有外遇，自己气不过，想跟第三者同归于尽，前来求助。

求助者：其实要我将问题全部说出来，我会有些困难。

咨询师：让你困难的原因是什么？

求助者：在合约书上写着“在以下的情形时，咨询的内容会透露给相关人员知道。”

咨询师：你担心我会泄露你的秘密。

求助者：（点点头）这正是我担心的事。因为我目前有个冲动，很想跟那个第三者同归于尽。如果你会透露信息给第三者知道的话，那我岂不是前功尽弃，而且还可能吃上官司。

咨询师1：听起来你遇到了很痛苦的事情，我很高兴你让我知道你的想法。

我想告诉你，自杀是最傻的行为。如果第三者仍然存活，而你却不幸死亡，那你就成就了对方跟你太太。如果第三者死亡，而你仍然存活，你就需要负法律责任。合约书上的确写着我们需要告知相关人员，不过我们的本意是保护你。

咨询师2：听起来你遇到了很痛苦的事情，我很高兴你让我知道你的想法。合约书上之所以这样写，是因为法律的权力高于任何人。在法律的要求下，我们就无法保障你的隐私权，否则我们就必须负法律责任。

咨询师3：听起来你遇到了痛苦的事情，我很高兴你让我知道你的想法。虽然在合约上有这项要点，而你目前的状况似乎合乎这项要点，但是我会先评估你的状况后，再作决定。咨询开始后，你的情况可能会有所改善，问题的伤害性降低后，或许你的想法会有所改变。即使你仍然坚持你的决定，为了保护你与相关人员的生命安全，我仍然会通知他们，不过这些被通知的人，并不会知道我们咨询的内容。

点　评

咨询师1没有使用结构化技术，只是分析求助者的问题，因此对打消求助者的疑虑没有帮助。咨询师2没有使用结构化技术，只是一味地试图保护自己，完全没有顾虑到求助者的权利与感受。咨询师3正确使用结构化技术，说明如何处理求助者的疑惑，并且表明遵守咨询限制的必要性。

3. 小组分享　就每一个组员的回答，大家谈感受（评议），优选出2–3个答案，并小结本技术的回答要领。

（二）分组训练

1. 角色分配　在合组训练基础上，每3人一组，1人扮演求助者，1人扮演咨询师，另一人为观察者。

2. 准备案例　可以是资料中收集的案例，也可以是生活中的事件。

3. 训练方法　由观察者介绍案例，“求助者”与“咨询师”扮演案例中角色。或由“求助者”就生活中的事件进行求助，“咨询师”予以回答。“咨询师”回答时要结合训练要求与训练要点；“求助者”要仔细体会对“咨询师”的感受。

4. 感受的反馈　“求助者”要将自己的感受反馈给“咨询师”。

5. 互换角色继续训练。

四、注 意 事 项

1. 咨询机构或学校的咨询单位，应该将求助者的权利与义务列在书面资料上，以协助求助者明白自己的角色、责任与权利。

2. 注意求助者的确切理解，尤其是在涉及理论概念的时候。

五、相关理论要点

（一）咨询的相关程序与说明

1. 咨询阶段的划分　无论对求助者进行多少次的咨询，即使是一次就可解决问题，其咨询过程也是可以划分不同阶段的。这些基本的咨询阶段包括建立咨询关系、收集资料、澄清问题、确立目标、制订方案、实施行动、检查反馈、结束巩固等。这些过程或多或少、或隐或现地存在着，对于咨询师都具有独特的意义。

（1）诊断阶段：诊断阶段的内容包括建立咨询关系，收集相关资料，进行心理诊断，调整求助动机，确立咨询目标，制订实施方案等一系列问题。

（2）咨询阶段：这是心理咨询最核心、最重要的实质性阶段，咨询师的主要任务是帮助求助者分析和解决问题，改变其不适应的认知、情绪或行为。这一阶段用时较长，咨询师可根据自己的理论倾向，针对求助者的问题，选择适当的咨询技巧和干预技术，或探寻潜意识，或矫正行为，或改变认知，或对自我概念去伪存真，也可对几种咨询技术进行整合。

（3）巩固阶段：这一阶段是咨询的总结、提高阶段。这里的结束可以是一次咨询的结束，也可以是整个咨询的结束。

1）何时结束咨询，可以按照咨询方案商定的时间，也可以根据求助者的感觉及要求、咨询师的经验来决定。一般来说，如果是预定十余次的咨询，那么最后两次就可以开始进入结束阶段。如果求助者经过较长时间的咨询，产生了依赖，不太愿意结束咨询，可采取逐渐结束的方法，如逐渐缩短咨询时间或加长咨询间隔。

2）结束时要进行全面回顾和总结。咨询师要综合所有资料、咨询目标和咨询方案，帮求助者回顾整个咨询的基本情况，强调咨询要点，使求助者对自己有一个更清醒的认识，进一步了解自己问题的前因后果，明确今后努力的方向。同时要总结咨询成果，充分肯定求助者取得的进步、成功及变化的原因，强化求助者的正确思维和积极行动，帮求助者获得独立返回社会生活的自信和能力。

3）结束时要帮求助者运用所学的方法和经验。心理咨询的本质是“助人自助”，咨询师要逐渐采取相对被动的姿态，让求助者处于主动的角色，引导求助者以独立自主、积极的角色和方式，运用咨询中接受的知识和态度来分析、处理自己的现实问题。

2. 咨询的相关说明　为保证咨询的顺利进行，咨询中应就一些问题进行相关说明：

（1）每一次咨询间隔的时间多久？

（2）在咨询时间外，如果求助者觉得需要与咨询师会谈时，要如何联络？

（3）如果求助者忘了来咨询，该怎么样？

（4）咨询内容如何保密？

（5）在危急的情况下，求助者该如何是好？

（6）咨询费用多少？如何付费？

（二）咨询环境的设置与要求

咨询环境是咨询师用来协助求助者的地方，咨询环境的状况，对咨询效果有决定性的影响。良好的咨询环境必须能够让求助者觉得安全、舒服与放松。

咨询的房间，必须保障求助者的隐私。有些学校将咨询室的房门改用玻璃门，或是将咨询室的上半部采用玻璃建筑，让咨询师与求助者的咨询状况一览无遗。这种作法不但违反保密原则，而且让咨询师与求助者顾此失彼，无法专心投入。

咨询室所处地方必须清静，外在的声音不会干扰咨询室内的会谈。流通的空气与充足的光线，让求助者能够心神稳定，集中思绪。

咨询室内，咨询师与求助者的桌椅摆设，必须让求助者沟通容易、地位平等、感觉舒适与放松。一般咨询师与求助者的座位成九十度角摆放，中间放一小茶几。室内可以用清新的壁画以点缀，给人心境平和的感觉。室内设备不宜过多，以免干扰求助者的注意力。至于其他设备，由于咨询师个人的风格，以及不同治疗学派的特殊需要，所需要的设备可能不同。

训练三　语言风格训练

语言风格训练指咨询师在心理咨询过程中所用的语气语调和表情特点以及所表达的思想感情。

一、训 练 目 的

认识自己语气语调的特点，熟练常用的语气语调，使用正确的语气和语调，准确表达自己的思想和感情。认识自己的表情，理解本人各种表情所表达的确切信息，避免表情误差，并学会借助不同语境和咨询需要，进行准确应用，做到情达意、意传情。

二、训练要点与要求

1. 语气语调训练　认识自己惯常的语气语调特点及所要表达的思想感情，避免语言误差。

2. 表情训练　认识自己惯常的表情特点，并正确表达的思想感情，避免表情误差。

三、训 练 实 施

训练指导语：

心理咨询与治疗，是依赖人际上的良好沟通来实现的。语言和表情是人际交往的重要途径，是心理咨询与治疗的内容载体，也是有效咨询与治疗的重要工具。能否正确认识和应用自己的语言和表情，直接影响到咨询与治疗的效果。一位出色的心理咨询与治疗家，必须是一位平时非常善于积累和应用沟通艺术的有心人。在日常交往中，人们经常因语言和表情的沟通不利而产生许多误解。良好沟通能力的训练包括多个方面，其中最直接的是语气语调训练。语气语调训练必须结合表情训练的成果，否则，就被视为训练不合格。

（一）合组练习

练习一：语气语调练习

1. 小组组成　每组不超过15人，设训练主持一人，主持助理一人，其他同学为组员。

2. 小组成员模拟求助者说一段情节，其他成员分别用陈述语气、疑问语气、反问语气、感叹语气、祈使语气、复句语调、关键实词语调等进行回应，用摄像系统拍摄下来。

案例1

求助者22岁，医生，男性。从小生活在单亲家庭中，问题是无法跟母亲、哥哥相处。

求助者：我对妈妈很孝顺，哥哥根本不管她，都是我在照顾她。可是，只要我有一点不顺她意，她就骂我不孝，或威胁要离家出走。我实在受不了她，很想搬到外面住。哥哥就是因为受不了她的脾气，故意找个外地的工作，让我妈管不到他。他现在倒清静多了，可是却苦了我。我跟哥哥提过，希望他分担照顾妈妈的责任，但是，哥哥不肯。他说，就是因为受不了妈妈才离开，哪能再自投罗网。我真不懂，他怎么那么自私。我现在有一个很要好的女朋友，我们想订婚。她一直想认识我的家人，可是，我妈妈这个样子，我怎么敢带她回家。我担心女朋友如果知道我妈妈的个性，恐怕不敢跟我结婚。其实，即使我们两人将来结婚，妈妈这种个性，叫我们如何跟她相处。我不知道该怎么办？

咨询师：……

案例2

求助者45岁，女性，因无法跟丈夫前妻的女儿相处而求助。

求助者：虽然人家说继母难当，但我就是不相信。我认为只要有爱心，把她当成是自己亲生的孩子，我们两人应该不难相处。没想到果真被别人言中。不管我怎么做，就是无法讨好她。即使她生病时，我衣不解带地照顾她，仍然得不到她的欢心。

咨询师：……

3. 小组讨论，提出反馈意见和改进的建议。

练习二：表情训练

1. 小组组成　每组可6~7人，设主持一人，其他同学为组员。

2. 小组成员酝酿自己的相应的心情，首先对着镜子，就关心、理解、赞许、同情、疑义、异议等表情进行尝试练习。

3. 小组成员模拟求助者说一段情节，由其他成员做出关心、理解、赞许、同情、疑义、异议等六种表情，用摄像系统拍摄下来。

案例1

求助者28岁，公司经理，男性。求助者爸爸是公司董事长，求助者妈妈去世多年后，爸爸娶了一个30岁的漂亮女孩，求助者与继母年龄相当，很谈得来，日久生情，求助者因为不知如何面对父亲前来求助。

求助者：我的继母跟我年纪差不多，我们两人的思想也接近。因为住在一起，常常有机会说说心里话，她跟我相处的时间比跟我父亲还多。最近我发现我对她的感觉变了，她对我的态度也明显不同，她比以前温柔，有时候甚至对我撒娇。我感觉我们两人好像在谈恋爱，我真不知道该如何面对我父亲（头低下）。

咨询师：……

案例2

求助者29岁，小学教师，女性。结婚后求助者才知道丈夫是同性恋者，自己痛苦万分，想离婚丈夫不肯，怕让别人知道自己没面子。求助者不知怎么办前来求助。

求助者：我结婚当天晚上，我先生喝得酩酊大醉，我们虽然睡在一起，可是并没有同房。接连几天晚上，他似乎对我没有任何兴趣，我们仍然只是挂名夫妻。几天后，有一位陌生男子来找我，请我成全他跟我先生。那时候，我才知道，我先生竟然是同性恋者，那位陌生男子是他的爱人。当时，我几乎昏厥。他怎么可以这样对待我，既然他有同性恋的癖好，就不应该娶我，我可不愿意一辈子当个挂名的妻子。我将那位陌生男子找我的事告诉我先生，然后要求离婚，可是他不肯。他说这事绝不能让他父母知道，免得他们伤心，希望我帮助他。这种男人真自私。我想让他父母知道真相，可是又怕让事情爆发害他见不得人。真不知道该怎么办。

咨询师：……

案例3

求助者38岁，中学教师，男性。因为评估工作自己受到不公平的对待，内心很矛盾，前来求助。

求助者：教育局最近到我的学校进行教学评估，教导主任将整个工作推给我跟另外一位同事。我将该做的事拟好后，准备跟那位同事一起分工合作。没想到这位同事竟然找了好多理由推托，我只好找学生帮忙。当他出现时，我们已经完成所有的工作，那是工作期限最后一天的下午。评估那天，评估资料的摆设、布置，都是我一个人负责。教育局评估的结果，我们学校竟然排名前10名，校长非常高兴。没想到那位同事竟然寡廉鲜耻，跑去告诉校长说这都是他的功劳。有几位同事看不过，跑来告诉我，我才知道。

咨询师：……

4. 小组讨论，提出反馈意见和改进的建议。

5. 单人对着镜子进行训练，感觉有明显进步后，可以进入下一环节。

6. 小组成员再次模拟求助者说另一段情节，由其他成员做出关心、理解、赞许、同情、疑义、异议等六种表情，用摄像系统拍摄下来。

7. 以课件的形式，撰写实验训练报告。报告包括：自己原来面部表情的特点，存在哪些不足；如何进行矫正，有何感受和体会；前后表情有何不同，如何进一步改进，并巩固与应用。

（二）分组训练

1. 角色分配　在合组训练基础上，每3人一组，1人扮演求助者，1人扮演咨询师，另一人为观察者。

2. 准备案例　可以是资料中收集的案例，也可以是生活中的事件。

3. 训练方法　由观察者介绍案例，“求助者”与“咨询师”扮演案例中角色。或由“求助者”就生活中的事件进行求助，“咨询师”予以反应。“咨询师”反应时要结合训练要求与训练要点；“求助者”要仔细体会对“咨询师”的感受。

4. 感受的反馈　“求助者”要将自己的感受反馈给“咨询师”。

5. 互换角色继续训练。

四、注意事项

1. 训练避免流于形式。

2. 注意语言和表情的综合运用。

3. 语言和表情的运用要建立在对情境的深刻理解基础上。

五、相关理论要点

情绪的外部表现是通过人的面部、体态、言语等表现出来的，称为表情，人类的表情主要有面部表情、身段表情和言语表情三种。

（一）面部表情

面部表情是表达情绪的最重要的方式，通过脸部肌肉、额面、眉毛和口部肌肉的变化来表现各种情绪状态。

眼睛：眼睛是心灵的窗户、看眼色行事。目光对视，相爱的人往往有较多的目光对视。眼睛对表达忧伤最重要（哀怨的眼神）。日本学者研究发现，人的眼睛被别人的眼睛对视时只能有四种反应：情欲、害羞、愤怒、恐惧。当异性（尤其是美丽可爱的异性）的眼睛和你的眼睛长时间对视后，你要么感到害羞，要么会产生情欲，但你绝对不会发火，也不容易产生恐惧心理。然而，当一个你不喜欢的人不断盯着你的眼睛看，你可能很不高兴，可能会愤怒。人平时没有对视的习惯，在一般情况下，人与人的交流都是处在一种无意识或下意识“看”的状态，假如你有意识的盯着别人看，就有可能引起别人的警觉，使别人产生紧张心理。用眼睛注视对方要把握分寸，如果视线接触对方脸部的时间占全部谈话时间的30%~60%，超过这一平均值，可认为对谈话者本人比谈话内容更感兴趣，低于此平均值，表示对谈话内容和谈话者本人都不感兴趣。眨眼过多（通常认为每分钟6~10次）可能与焦虑有关；集中注意力和专心思考时眨眼频率一般会减少；目光转移——如从咨询者身上转移到墙上，可能表示求助者在思索或回忆某件事情。

眉毛：皱眉、眉毛舒展。

口部：咬牙切齿、张口结舌，口部对表达快乐与厌恶最重要。

微笑是人类最易被识别的面部表情。美国加州大学的教授保罗·爱克曼在经过多年研究后指出，当一个人发自内心地微笑时，他的嘴部肌肉会产生运动，眼睛上挤，眉毛微微下弯。但假笑时，人的嘴巴会向外扩张，而眼睛的运动非常微小。

（二）身段表情和手势表情

身段表情是通过身体各个部位来表现的情绪和情感。

头部：与人交往时，平视表示自信，仰视表示自卑、不自信，俯视表示看不起对方。或者人走路时头部的状态也能反映一个人的情绪或者自信心。

体态：身体略倾向于前方，表示对对方热情、感兴趣；微微欠身，表示谦恭有礼；身体后仰表示厌烦或轻视。

肩部：肩部朝向可能表明了一个人与他人交流的态度。向前倾表示渴望、注意或接受与他人的交流。弯腰、抱肩或转动肩膀表明这个人不在意与他人交流。耸肩可能指不确定、迷惑、心情矛盾或挫折。

手势：握手的方式不同传达的信息不同。如果对方向你伸出手，你也伸出一只手迎上去表示你的友好与交往诚意；你伸出两只手表示你的热情；如果你懒懒地握握对方的手，表示你不想与他交朋友。对方伸手也有讲究，伸手时把手摊得大大的人表明他的豁达、热情；伸手把五指都并拢的人表明他的严谨、达礼；伸手只有大拇指单独离开，其余四指全部并拢的人，表明他是一个出色的社交家；习惯伸出两、三个指头让人握手的人表明他的傲慢和蔑视。这是同性间的握手，异性间的握手不能全掌接触或握得太紧，否则被视为鲁莽之举。如果对方在小拇指和无名指上多用力，表示对对方有一种眷恋之意。

英国心理学家莫里斯经过研究发现，人体中越是远离大脑的部位，其可信度越大。一般情况下，脚步沉稳，表示其沉着、踏实；脚步轻快可反映其内心的愉悦；脚步小且轻，表示其谨慎、服从；脚步匆忙、沉重且凌乱，则可判断其性格开朗、急躁、缺少城府。

具有不同问题的人，其躯体表现可能是不同的。一个情绪抑郁的人除了目光暗淡、双眉紧皱之外，他可能双肩微驼，双手持续地做某个单调的动作，身体移动的速度相对缓慢，似乎要经过很大的努力才行。而一个焦虑患者，常常会有无休止的手足运动，双手可能在不断颤抖。一个行为退缩的人会始终使他自己的双手与身体紧密接触（如双手紧紧插在衣兜里），头部下垂。身体语言的改变常常是在无意识中进行的，求助者开始可能是以某种自然的姿势坐在椅子上，但是没有任何明显的原因他就改变了姿势，双手交叉在腋下，向后靠在椅背上，或跷起一条腿等。

（三）言语表情

言语表情指人通过言语的语音、语调、节奏、语速等表达的情绪和情感。如，当人伤心时，语调低沉、节奏缓慢；高兴时语调高、节奏轻快。这在播音员身上表现得淋漓尽致，在转播中国申奥成功时，声音尖锐、高亢、节奏快，表达紧张而兴奋的情绪；当他播送某位领导人逝世的公告时，语调缓慢而深沉，表达一种哀痛的情绪。

人的情绪和情感能通过各种表情反映出来，因此人们就可以根据这一点来判断对方的内心变化和情绪状态。比如：说谎者的表情与诚实的人的表情有不同之处。美国加州大学旧金山分校心理学家艾克曼研究说谎心理和生理学已有多年，他认为没有一个能测知谎言的万全之策，不过说谎的人会有下列动作：双唇紧闭；微笑但不牵动眼睛周围肌肉；悲伤时，前额缺乏感情；面部同一表情持续10秒钟以上；脸上神情一闪即逝，超过思想速度；应可明确迅速答复问题时却犹豫不决；思索假答案的信号包括谈话时眼神游移、段落间停顿、重复说话内容、脸部和身体都缺乏生气。

训练四　共情训练

共情技术是指咨询师一面聆听求助者叙述，一面进入求助者的内心世界，以感同身受的方式，体验求助者主观的想法与情绪，然后跳出求助者的内心世界，将他对求助者的了解，传递给求助者。

一、训 练 目 的

掌握共情技术的基本技巧，懂得利用共情技术，建立良好的咨询关系；修正咨询师对求助者的了解；协助求助者了解内在深层的想法与感受。初层次共情技术具有前两项功能，而高层次共情技术具有后两项功能。

二、训练要点与要求

1. 掌握借助求助者的言行，深入对方内心去体验他的情感、思维。

2. 掌握借助知识经验，把握求助者的体验与他的经历、人格之间的联系，更好地理解问题的实质。

3. 掌握运用技巧，把自己的共情传达给对方，在咨询不同时期使用不同深度的共情技术。

4. 使用共情技术时，回应的内容必须反映求助者语言与非语言行为所蕴含的信息。

三、训 练 实 施

训练指导语：共情技术最重要的意义在于能促进咨询关系。共情能使咨询师设身处地地理解求助者，从而更准确地把握材料；求助者会感到被理解、悦纳，从而促进咨询关系；能促进求助者的自我表达、自我探索，促进咨访双方的深入交流。掌握共情技术是一个合格咨询师的必备技术之一。

（一）合组练习

1. 小组组成 每组不超过15人，设训练主持一人，主持助理一人，其他同学为组员。

2. 设置不同的案例让学习者选出咨询师最适当的回应。

案例1

求助者34岁，公司职员，男性，因为主管吩咐的工作量太大，整天加班，导致对主管不满、对家庭歉疚前来咨询。

求助者：我的主管简直不是人，太自私了。我们单位原本有9个人，他为了讨好董事长，保住自己的宝座，自动将员额缩减为4人，而业务量不变。这样一来，我跟办公室的同仁，每天一到办公室就忙得天昏地暗，中午没得休息，晚上还得加班。他将所有责任丢给我们，每天只是来晃一下，就不见人影。这种建立在别人痛苦之上提升的人，简直连禽兽都不如（音量提高，咬牙切齿）。更气人的是，只要超过公司规定的加班时数，多余的加班时数就是没报酬的。我每天披星戴月的为工作拼命，晚上回到家都已经半夜，孩子跟老婆早已入睡。第二天一大早出门，孩子、老婆都还未起床。昨天我的孩子托我老婆告诉我，说他已经一个多月没见到我，很想念我。我听了很难过，觉得好对不起家人。

咨询师1：其实，很多主管都很自私，这种问题不是只你有，很多人都有。如果你学会拒绝，或许可以减少一些工作量，这样一来，就有更多的时间跟家人相处。

咨询师2：你的工作量很大，每天忙到三更半夜，快让你喘不过气来了。

咨询师3：你的主管很自私，为了自己利益，牺牲别人，让你忙得连家庭都无法照顾，你对主管愤怒，也对家人愧疚。

咨询师4：你的主管为了自己利益，不断剥削你，害你愧对家人。虽然你有无比的愤怒，可是他是主管，你对他束手无策，只能任他宰割，你怨恨自己无能力反抗。

点　评

咨询师1没有使用共情技术，也没有专注与倾听当事人语言与非语言行为。咨询师2只反映当事人部分的表面信息，而且反映的感觉，并非当事人的关键性感觉，因此对当事人问题的探讨没有帮助。咨询师3只反映当事人表面的感觉，并未触及当事人深层的想法与感觉，因此对当事人问题的帮助有限。咨询师4的回应触及当事人深层的想法与感觉，因此有助于当事人问题的探讨。

案例2

求助者30岁，大学教师，女性，她与男朋友是师生恋，男朋友是她曾经的学生，男友家人本来就反对，现在男友要出国留学4年，求助者因为担心自己的感情而来求助。

求助者：我男朋友最近要出国留学。这一去需要4年才能完成学业。他的父母坚持他完成学业后才能结婚，他很听父母的话，所以要我等他4年。4年不算短，英国又很远，时间与距离是感情的杀手。说实在的，我渐渐对这段感情没有信心。我已经30岁了，年纪又比他大，本来我就不看好这段感情，果真如我所预料的一样，没有好结局。

咨询师1：男朋友要你等他4年，你已经30岁，又比他大，你认为感情禁不起时空的隔阂，恐怕你们不会有结果；这正如当初你所预期的一样，你觉得好感慨。

咨询师2：男朋友要你等他4年完成学业。因为时间与空间容易让感情生变，因此你对这段感情已没有信心，这段感情正如当初所预料的一样，没有好结果。

咨询师3：男朋友没替你着想，竟然要你等他4年，这种无情的要求，令你觉得辛苦。这段感情正如你所预期的那样脆弱，你悔不当初。

点　评

咨询师1使用的技术是初层次共情技术，有利于咨询关系的建立，但并非高层次共情技术。咨询师2使用的技术是简述语意技术，非高层次共情技术。

咨询师3运用高层次共情技术，正确地反映了当事人深层的想法与感觉，包括对男朋友的抱怨，以及对这段感情的悔不当初。

案例3

求助者21岁，大四学生，男性，因为不敢追求自己喜欢的女孩前来求助。

求助者：从大一开始，我就喜欢本班的一位女同学。她人长得非常漂亮，学习又好，家庭又很富裕（眉头紧皱，音量变小）。我只敢远观，不敢近处。其实有几次好机会可以增进彼此的关系，可是，当她靠近我时，我就不自主地退缩（双手交叉放在胸前，上半身往前缩），然后借故跑开。每当听到她有男朋友的时候，我就难过到几乎绝望。当听到她跟男朋友分手的消息，我就兴奋异常，然后告诉自己，要好好把握机会。可是，因为自己胆怯，到最后还是被别人捷足先登，就在这种情况下过了3年（右手握拳，往胸前捶打）。我现在已经大四了，转眼机会就没了，可是不知为什么，还是提不起勇气对她表白（皱眉）。

咨询师1：3年过去了，你已经丧失了很多机会。我知道你是因为退缩才这样。不过，第一次都是比较困难。只要你鼓起勇气，突破第一次障碍，未来的路自然顺畅多了。你的时间已经不多，如果再不鼓起勇气的话，可能会终身遗憾。

咨询师2：由于你的退缩，3年来没有机会跟喜欢的女孩交往。眼看就要毕业，可是仍然无法鼓起勇气采取行动，因而焦虑不已。

咨询师3：这位女同学的家世与外表让你自卑，所以你一直没有勇气追求她。眼看着就要毕业，转眼机会就无，内心虽心急如焚，却无能为力。你痛恨自己的胆怯，担心将会失去机会。

点 评

咨询师1和咨询师2没有使用高层次共情技术。咨询师3回应的内容，正确地反映了当事人深层的想法与感觉，所以能够协助当事人进一步了解自己。

3. 小组分享　就每一个组员的回答，大家谈感受（评议），由此使每一个组员了解自己的共情是否适当。

（二）分组训练

1. 角色分配　在合组训练基础上，每3人一组，1人扮演求助者，1人扮演咨询师，另一人为观察者。

2. 准备案例 可以是资料中收集的案例，也可以是生活中的事件。

3. 训练方法 由观察者介绍案例，“求助者”与“咨询师”扮演案例中角色。或由“求助者”就生活中的事件进行求助，“咨询师”予以共情反应。“咨询师”反应时要结合训练要求与训练要点；“求助者”要仔细体会对“咨询师”的感受。

4. 感受的反馈 “求助者”要将自己的感受反馈给“咨询师”。

5. 互换角色继续训练。

四、注意事项

1. 咨询师应走出自己的参考框架而进入求助者的参考框架。
2. 咨询师必要时要验证自己是否做到共情。
3. 表达共情要因人而异。
4. 表达共情要善于使用躯体语言。
5. 表达共情要善于把握角色。
6. 表达共情应考虑到求助者的特点和文化背景。

五、相关理论要点

（一）共情技术的主要内容

1. 共情技术的结构 咨询师使用共情技术时，所表达的内容通常包括两部分，一部分为简述求助者叙述的内容，另一部分为求助者所经验到的情绪。这两部分类似简述语意技术与情感反应技术的联合运用。

2. 共情技术的种类 共情技术可以分为初层次共情技术与高层次共情技术。

咨询师运用共情技术时，必须根据咨询的阶段以及跟求助者的关系，来决定使用初层次共情技术或高层次共情技术。

（1）初层次共情技术：咨询师使用初层次共情技术时，回应的内容，是求助者“明白表达”的感觉与想法。初层次共情技术适用于咨询初期，或咨询师与求助者良好关系未建立之时。

（2）高层次共情技术：咨询师使用高层次共情技术时，回应的内容，是求助者叙述中“隐含”的感觉与想法。高层次共情技术不但传递咨询师对求助者的了解，同时也协助求助者了解自己未知或逃避的部分。高层次共情技术适用于咨询的中、后期，以及咨询师与求助者已有良好关系之时。因为高层次共情技术有助于求助者了解自己未知或逃避的感觉与想法，除非咨询师与求助者已有良好关系，否则咨询师回应的内容容易引发求助者的防卫，使得咨询滞碍难行。

3. 共情技术的层次　一般将同理心归纳成四个层次，并设定4点计分的评定量尺，最高层次为4点，最低层次为1点，各点之间的评定等级为1.5，2.5，3.5点。现将四个层次的同理心回应说明如下：

层次一（1.0）

咨询师没有专注与倾听求助者语言与非语言行为，因此回应的内容，不能反映求助者表面或隐含的信息，对求助者问题的探讨没有帮助。

层次二（2.0）

咨询师回应的内容，只反映求助者表面的想法与感觉，而且反映的情感并非关键性的感觉，因此对求助者问题的探讨没有帮助。

层次三（3.0）

咨询师回应的内容，能够完全反映求助者的想法与感觉，没有缩减或过度推论求助者表达的内涵，不过，无法反映求助者深层的感觉。

层次四（4.0）

咨询师回应内容，能够反映求助者未表达的深层想法与感觉。这种回应，可以协助求助者觉察与体验先前无法接受或未觉察到的感觉。

（二）共情技术的适用时机

1. 初层次共情技术　初层次共情技术适用于任何咨询阶段，但是，更适用于咨询初期，当咨询师与求助者未建立良好关系之时。

初层次共情技术的回应，是顺着求助者的思考方向，反映求助者的感觉与想法，让求助者感到被支持、被了解，所以能够帮助咨询师与求助者建立良好关系。由于咨询初期，咨询重点放在建立咨询师与求助者良好关系上，所以初层次共情技术虽然适用于咨询的任何阶段，但是，更适用于咨询初期。

2. 高层次共情技术　高层次共情技术适用于咨询的中、后期，当咨询师与求助者已有良好关系时。在咨询中、后期，咨询的重点在于协助求助者探讨问题的根源。这时候咨询师的回应，目的在于协助求助者觉察未觉察或在逃避的想法与感觉。如果咨询师与求助者没有良好的关系，求助者在高层次共情技术的挑战之下，必然穿上防卫的甲胄，让咨询陷入僵局。

2 第二章 参与性技术训练

训练一 倾听训练

倾听技术是指咨询过程中，咨询师得全神贯注地聆听求助者的语言表达，细读求助者的非语言行为，关切、疼惜并重视求助者的遭遇，愿意伴随求助者共同关注和分析问题的始末。

一、训练目的

1. 掌握倾听技术的基本技巧，懂得利用倾听技术，建立并维持良好的咨询关系。

2. 激励求助者开放自己、坦诚表白。

3. 聆听与观察求助者语言与非语言行为，深入其内心世界。

二、训练要点与要求

1. 掌握倾听的含义，区别积极倾听和消极倾听。

2. 注意倾听中的言语和非言语特点。

3. 掌握倾听中合适的回应。

三、训练实施

（一）相关理论复习

实践训练前，简要讲授此次训练的相关理论、要点、注意事项，以便起到复习、强化和巩固的效果。具体讲授内容见下述“相关理论要点”部分。

（二）合组训练

1. 小组组成　每组10~15人，设训练主持一人，主持助理一人。

2. 角色扮演及案例分析　设置不同情境下的求助者案例多个。选择其中一个案例，推选几名组员进行角色扮演，分别扮演咨询师、求助者，其余人观察并练习倾听。

训练指导语：在这一训练中，将进行倾听训练。下述案例可能有不同的处理方案，扮演咨询师、求助者的学员可根据自己的理解进行表演。每一个表演结束后，请讨论案例后面设置的不同咨询师的反应及问题，并请每一位小组成员做出自己的回答，小组讨论之后请训练主持点评。

案例1

求助者22岁，教师，女性。因为无法接受好朋友与丈夫有染，前来求助。

求助者：我先生的外遇对象竟然是我的好朋友（双手紧握）。让我无法相信，她竟然是那种人（叹气，头垂下来，摇头）。

我跟先生相恋5年才结婚，感情一直很好。我这位朋友感情很不顺，恋爱几次都不成。我一直努力帮她，没想到，她竟然勾引我先生，还厚颜无耻地告诉我，她忌妒我的幸福（双手紧握）。我的幸福是我自己努力付出得来的（语气加重、声音高亢）。她从前脚踏两只船，堕胎时我陪她去，照顾她。还替她保守秘密好几次，每次都是我替她收拾残局。她今天竟然破坏我的幸福（双手紧握）。这种女人还活着干什么，该受报应（声音高亢、呼吸急促）！

咨询师1：面对求助者、身体微微往前倾、眼神与求助者接触、表情凝重、双手随着求助者的动作而变化、偶尔点头表示了解求助者的感觉。

咨询师2：面对求助者、身体往后仰、眼睛直视地下，面部毫无表情。

咨询师3：面对求助者、身体往后仰、眼睛望向远方、沉思。

点　评

咨询师的专注与倾听技术，分为身体与心理的专注与倾听。身体的专注与倾听是指咨询师：面对当事人，身体姿势开放，身体稍微倾向当事人，保持良好的目光接触和身体放松。

本案例中，三个咨询师的反应如下：第一个咨询师面对当事人、身体微微往前倾、眼神与当事人接触、身体动作随着当事人的叙述而变化，这种神态能够传递出对当事人的专注、倾听与了解。第二个咨询师身体往后仰、眼睛直视地下，面部毫无表情的动作，表明咨询师并未投入当事人的问题中。第三个咨询师虽面对当事人，可是身体往后仰，眼睛望向远方，表明咨询师并未专注于倾听当事人的问题，只是专注在自己的思考上。

案例2

求助者：我和女友交往好几年了，是她的第一个男人，我以为会有结果。没想到，现在对她愈来愈没有感觉。最近我喜欢上另一个女孩。一开始，我以为只是感情的过渡。可日子愈久，我愈无法自拔（音量降低，头低下）。就像初恋一样，没她不行。我不知怎么办。如果我女朋友知道，一定会恨死我（音量降低，头低下）。可是，我对她没有感觉，我很痛苦，我不知道怎么办。

咨询师1：你爱上另一个女人，无法控制地被她所吸引，已经到了非她不行的地步。可是，你的女朋友在中间作梗，让你无法全心全意追求她。

咨询师2：你对女朋友已没有感觉，而且喜欢上别的女人，却因为觉得愧对女朋友，而不敢提出分手。因为无法放心追求你爱的人，而痛苦不堪。

咨询师3：你跟女朋友，情同夫妻，你以为你们会终老一生。没想到，另一个女人的出现，破坏了你们两人的关系。你觉得愧对女朋友。

请回答下列问题：

1. 咨询师的倾听反应对于咨询关系有什么样的影响？
2. 咨询师是积极倾听还是消极倾听，你的理由是什么？

点　评

咨询师心理的专注与倾听是指咨询师倾听当事人叙述的内容、语调的抑扬顿挫与音量的高低强弱，同时仔细观察当事人的非语言行为。从倾听与观察中，打破当事人的防御，走进当事人的内心世界。

本案例中当事人通过语言和非语言行为表达出的信息包含三方面内容，第一是当事人爱上另一个女人；第二是当事人对女朋友已经没有感觉，继续维持感情让自己很痛苦；第三是当事人觉得对女朋友有责任，他无法提出分手。

第一个咨询师的回答，只偏向重点一，扭曲与忽略重点二与重点三。这显示出，咨询师没有专注与倾听当事人语言与非语言行为，因此无法正确反映当事人的想法与感觉。第二个咨询师的回应，能够正确反映当事人语言与非语言行为的重点，表示咨询师专注与倾听当事人的表达。而第三个咨询师的回应，则是完全扭曲了当事人叙述的重点，对于当事人的语言和非语言行为均未做到仔细倾听。

（三）分组训练

训练一：

1. 每人预先准备一个案例，相互不能预先沟通，进入训练现场。

2. 两人一组，一人扮演咨询师，另一人扮演求助者。求助者叙述问题，咨询师表现心理与身体非专注、非倾听的态度。约10分钟后，以咨询师态度带给求助者的感觉为主题，二人进行讨论。

3. 求助者继续叙述问题，这一次，咨询师表现心理与身体的专注与倾听。10分钟后，两人一起讨论，咨询师专注与倾听的态度，带给求助者的感觉。

4. 角色对调，重复以上的步骤。

训练二：

1. 每人预先准备另一个案例，相互不能预先沟通，进入训练现场。

2. 3人一组，一人扮演咨询师，一人扮演求助者，另一人扮演观察员。求助者叙述问题，咨询师表现心理与身体的专注与倾听。每3分钟，求助者就停止叙述，然后3人讨论咨询师的回应是否正确。

3. 10分钟之后，角色对调，重复以上步骤。

四、注意事项

初学者往往不重视倾听，不愿意倾听，容易犯以下的错误：

1. 急于下结论。

2. 轻视求助者的问题。认为对方是大惊小怪、无事生非，有轻视、不耐烦的态度。

3. 干扰、转移求助者的话题。不时打断求助者的叙述而转移话题，使求助者无所适从。

4. 做道德或是否正确的评判。

五、相关理论要点

（一）倾听的意义

听明白求助者的问题是治疗的基础。咨询过程倾听的意义包括：一是倾听求助者的声音，了解其苦恼和问题，知道求助者的难处在哪里。倾听可使求助者把他们的思想和情感具体化，通过咨询师对其问题的倾听和理解，使求助者对问题产生新的认识和理解，从而更加开放自己，更加暴露自我，更容易在双方之间产生共同的语言，达到双方的交流，便于建立良好的咨询关系，将求助者的思路引向预定方向；二是通过倾听，教会求助者也学会倾听，让求助者复述咨询师的谈话时就会发现他经常把咨询师的话理解错，实际生活中求助者就是经常误解别人的话才引发心理上的问题，听“懂”别人的话，才能使人际关系顺畅起来，减少心理问题；三是倾听是咨询师职业的基本功。在整个咨询过程中都必须认真倾听，不掌握这种倾听的技能，就不能成为一个合格的咨询师。

（二）积极倾听与消极倾听

积极倾听与消极倾听的判别不在表面，而在于倾听的效果，不论是否专注地倾听，咨询师都可以摆出倾听的样子。常见的消极倾听有以下表现：判断先于倾听；听到只是自己想听的部分，用自己的故事去解读求助者；没有耐心，认为自己已经了解全部细节；分神或者分心；倾听的敏感力不够；因倾听不充分而提出求助者已经尝试过的无效方法。

（三）言语倾听和非言语信息的观察

倾听技术在咨询中的重要性是毋庸置疑的，倾听包括言语和非言语两方面的内容，咨询师对于言语的倾听反映在对求助者说话内容的及时反馈上，要倾听、理解求助者的言语信息；要觉察求助者的非言语行为，“察言观色”（表情、下意识动作）；倾听求助者的整个人（言语、工作、生活、社会环境等等）；倾听那些不友好的带有挑战性的言语。

咨询师非言语的倾听反映在身体的姿势、目光的接触及对求助者所说内容的关注，咨询中咨询师要表现专注的倾听行为：面对求助者；身体姿势开放；身体稍微倾向求助者；良好的目光接触；身体放松。

善于倾听，不但要听还要参与，要有适当的反应，可以是言语的，“嗯”、“请继续”、“然后呢”等，也可以是非言语的，微笑、点头、日光接触等。

训练二 内容反应技术训练

内容反应技术是指咨询师用自己的话，提纲挈领、简单扼要地将求助者所表达的内容回应给求助者。咨询师所简述的语意，没有超越或减少求助者叙述的内容。内容反应技术可以使用在求助者单一的描述上，也可以使用在多个描述上。

一、训练目的

1. 掌握内容反应技术的理论含义。
2. 掌握内容反应技术使用技巧。

二、训练要点与要求

1. 准确理解内容反应技术的含义及功能。
2. 掌握内容反应技术的基本技巧，学会使用该技术，协助建立良好的咨询关系，提高求助者咨询的动机。

三、训练实施

根据训练实施要求进行内容反应技术训练。

（一）相关理论复习

实践训练前，将此次训练的要点、注意事项、相关理论进行简单的讲授和复习，可以起到复习、强化和巩固的效果。具体讲授内容见后相关理论要点。

（二）合组训练

1. 小组组成　每组10~15人，设训练主持一人，主持助理一人。

2. 角色扮演及案例分析　设置不同情境下的求助者案例多个。选择其中一个案例，推选几名组员进行角色扮演，分别扮演咨询师、求助者，其余人观察并练习倾听。

训练指导语：下述案例可能有不同的处理方案，扮演咨询师、求助者的学员可根据自己的理解进行表演。每一个表演结束后，请讨论案例后面设置的问题，并请每一位小组成员做出自己的回答，小组讨论之后请训练主持点评，指出其中的关键点，回答各组问题。

案例1

求助者：一说到我那顶头上司，我就来气。什么好事都是他的，责任却往别人身上推。他什么事情都不做，出了事却要我们扛责任。

上个月，我们业绩第一，这是我们的功劳，但被奖励的、领奖金的人却是他。我们一致认为，奖金应该平分。没想到他独吞了。后来业绩一直下滑。他就生气，就开始乱骂人、乱挑剔，我们忍无可忍，就去告上级。

咨询师1：你的顶头上司玩忽职守，却硬抢你跟同事的功劳，独吞奖金。因为你跟同事不愿意为他拼命，他就给你们找茬，你们只好告到上级那里。

咨询师2：你们业绩第一却没得到应得的奖励，你们领导就怪你们，就越级上告。

咨询师3：你们领导推过揽功，你们非常生气，所以告到上级那里去了。

请回答下面的问题：

咨询过程中，咨询师是如何使用内容反应技术的？效果如何？对咨询关系有什么影响？

点　评

本案例中咨询师1的反应是合适的，比较全面恰当的使用自己的语言将求助者的语义内容进行了反馈；咨询师2的反应不全面，忽略了引发事件；咨询师3的反应超过了求助者叙述的内涵。

案例2

求助者：我很混乱，无法信任别人。我最好的朋友竟然抢了我男朋友。两个月前，我跟男朋友发生争执。以前我们吵架都是他先认错。没想到，这次都过去半个月了，他还没来找我，我真着急。好朋友劝我一定要等对方主动找我，免得以后无法驾驭他。她说她会帮我劝劝他，让他主动找我。就这样，几天前我的男朋友来找我，我很高兴，以为他来道歉。没想到，他竟然说要分手，还骂了一些莫名其妙的话。我要他说清楚，他却头也不回走了。我试着跟他联络，可是他避而不见。昨天，我看到他跟我的好朋友在一起，突然明白一切。如果他真的不要我，也不要这样羞辱我（哭泣）。我很难过也很生气，为什么我对他们两人这样好，而他们竟然这样对我。我不甘心！我很不甘心！

咨询师1：你的好朋友在你和你男朋友之间制造误会，导致你们分手，她趁机抢走你男朋友，你觉得不甘心。

咨询师2：你的好朋友乘机抢了你的男朋友，而你的男朋友不明事理地诬赖你，并且要跟你分手。这两个人都是你信任的人，竟然这样对你，你觉得很不甘心。

咨询师3：你被好朋友和你男朋友做的事伤害，非常不甘心。

请扮演咨询师的同学做出各自的反应。

针对“咨询师”的反应，请回答下面的问题：

咨询过程中，当咨询师使用内容反应技术时，对求助者有怎样的影响？

点 评

本案例中，咨询师1没有对求助者表达的实质内容做出反应，而是根据自己的猜测妄加推论，所以背离了求助者的真实反应；咨询师2比较全面、恰当地对求助者表达的内容进行了反馈，涵盖了言谈和思想两个方面，这有助于进一步深化会谈的内容；咨询师3将反馈的内容放在求助者的情感上，使用的是情感反应而不是内容反应技术。

（三）分组训练

训练一：

1. 在前面训练基础上，每3人一组，1人扮演求助者，1人扮演咨询师，另一人为观察者。
2. 准备初诊案例，可以是资料中收集的案例，也可以是生活中的事件。
3. 由观察者介绍案例，“求助者”与“咨询师”扮演案例中角色。或由“求助者”就生活中的事件进行求助，“咨询师”予以回答。“咨询师”回答时要结合训练要求与训练要点；“求助者”要仔细体会对“咨询师”的感受。
4. “求助者”要将自己的感受反馈给“咨询师”。
5. 互换角色继续训练。

训练二：

1. 两人一组，准备一台录音机，一人扮演咨询师，另一人扮演求助者。咨询师对求助者咨询时，请使用内容反应技术及前几节所学的技术，并且全程录音。15分钟后，两人听咨询录音过程，讨论咨询师的内容反应技术是否正确。
2. 角色互换，重复以上步骤。

四、注意事项

1. 咨询师所反应的内容不得超越求助者叙述的内涵，避免掺杂个人主观看法，也不得遗漏求助者重要的想法与感觉。

2. 尽量使用自己的语言，不要重复求助者的话。

3. 使用内容反应技术回应求助者的叙述，注意不可超越求助者叙述的范围。

4. 使用内容反应技术时不可遗漏任何重点。

五、相关理论要点

（一）内容反应技术使用时机

内容反应技术可以使用在咨询的任何阶段，任何时机，尤其是当咨询师想要核对他对求助者的了解是否正确时。

当求助者的叙述冗长，内容繁多，咨询师必须确定他对求助者的了解，是否就是求助者想要表达的内容。此时咨询师可以使用内容反应技术，提纲挈领，将他所了解的重点传递给求助者知道，以确定两人的互动是在有共鸣的基准线上进行。

在咨询的任何时候，咨询师想要确定自己所理解的，正是求助者所关切的，此时咨询师可以使用内容反应技术加以检验，以免你走阳关道，我过独木桥，两身虽同在，两心却相离。

有时候求助者叙述的内容五花八门，足以让咨询师眼花缭乱。内容反应技术可以协助咨询师将求助者的叙述分门别类，归纳、比较，从中理出重要的咨询方向。

（二）内容反应技术的作用

1. 协助建立良好的咨询关系，提高求助者咨询的动机　可以从两个方面来说明，第一，咨询师在提纲挈领回应求助者的过程中，能够传递出咨询师对求助者的用心与关心。求助者久被问题纠缠，因无人了解而更觉沉重，内心的悲鸣无法言喻。第二，咨询师的提纲挈领，只是顺着求助者的心思流转，凸显求助者关心、关切的重点。这种顺势与接纳，不但不会触动求助者的防卫，反而可以促使求助者滔滔不绝，尽情吐露。

2. 求助者的澄清，可以协助咨询师正确了解求助者　咨询师提纲挈领回应求助者的叙述后，如果咨询师有所误解，或是未能切中要害，透过求助者的澄清，可以协助咨询师正确了解求助者。

3. 协助求助者了解自己　咨询师简述求助者叙述的同时，求助者有必要重新回顾刚刚的叙述，并且摒除琐碎细节，抓出关键要点，检验咨询师的回应内容，是否与自己所表达的重点符合。透过这个过程，求助者有机会发现未觉察的信息，进一步了解自己。

4. 将谈话转移到重要方向　有时候求助者叙述的内容五花八门，方向驳杂，难有头绪。咨询师使用内容反应技术除了可以确认是否正确了解求助者，还可以通过提纲挈领的过程，凸显重点，让求助者依循重点的方向，继续谈下去。

训练三　情感反应技术训练

情感反应是指咨询师把求助者语言与非语言行为中包含的情感整理后，反应给求助者。

一、训练目的

掌握情感反应技术的基本技巧，懂得利用情感反应技术，促使求助者觉察情感；协助求助者重新拥有自己的感觉；让咨询师正确了解求助者，或求助者了解自己；建立良好的咨询关系。

二、训练要点与要求

1. 熟悉情感反应技术的含义和技巧。
2. 掌握情感反应技术的技巧和注意事项。
3. 在咨询过程中能熟练使用情感反应技术。

三、训练实施

（一）相关理论复习

实践训练前，将此次训练的要点、注意事项、相关理论进行简单的讲授和复习，可以起到唤起、强化和巩固的效果。具体讲授内容见相关理论要点。

（二）合组训练

1. 小组组成　每组10~15人，设训练主持一人，主持助理一人。

2. 角色扮演及案例分析　设置不同情境下的求助者案例多个。选择其中一个案例，推选几名组员进行角色扮演，分别扮演咨询师、求助者，其余人观察并练习情感反应。

训练指导语：下述案例可能有不同的处理方案，扮演咨询师、求助者的学员可根据自己的理解进行表演。每一个表演结束后，请讨论案例后面设置的问题，并请每一位小组成员做出自己的回答，小组讨论之后请训练主持点评，指出其中的关键点，回答各组问题。

案例1

求助者：我们结婚7年，她很有事业心，由业务员晋升到经理。7年来她为了事业不肯生孩子，我爱她，就顺着她。我是独子，需要有孩子延续香火。我的父母为这急得不得了，不愿意再容忍她。前天我跟她谈这件事，没想到，她不但不检讨自己，还骂我没有升官，瞧不起我心无大志，如果我再不努力，她不打算继续跟我在一起。人各有志，我现在的工作以兴趣为主，她以升官、发财为目标，两人都没错。我不反对女人有事业，但是，她需要先扮演好自己的角色才行。

咨询师1：太太一再升官，你却一事无成，觉得脸上无光，羞愧异常。

咨询师2：你一味溺爱自己的太太，造成她变本加厉，无法无天，再也无法约束她。

咨询师3：太太忽略自己的责任，让你觉得不高兴。因为无法完成延续香火的重任，你觉得愧对父母。

请回答下列问题：

1. “咨询师”有没有准确的辨认求助者的情感？

2. “咨询师”对求助者情感的反馈是否到位？

3. “咨询师”在何处使用了情感反应技术，使用是否准确？

4. 情感反应技术的使用对求助者有什么影响？对咨询关系有怎样的影响？

点　评

本案例中，咨询师1误解当事人的意思，所以无法反映当事人的真正感觉；咨询师2没有专注于倾听当事人的叙述，因此不但误解当事人的意思，也没有反映当事人的情感；咨询师3反应正确，当事人的情感有二：一是对太太生气，因为太太热衷事业，忽略家庭责任；二是愧对父母，因为至今未有孩子延续香火。

案例2

求助者：我们上英文课时，老师分组，一些作业要同组的同学共同完成。

我们组有4个人，除了我之外，其他3位同学对作业都漠不关心。每一次的作业，都是我周日一整天完成。我跟他们说过好几次，这样对我不公平，他们却说自己英文不好，不知道如何写。

我很想将这件事告诉老师，干脆我一人一组好了。可是，这3位同学都不好惹，我还很担心。我左右为难，真不知道该怎么做？

咨询师1：你不确定是否该让老师知道这件事，因此左右为难，不知如何是好。

咨询师2：你觉得自己很可怜，因为你的英文比较好，所以必须承担所有的作业。

咨询师3：你觉得好苦恼，因为不知道如何才能让同组的3位同学愿意一起完成英文作业。

请回答下列问题：

在这一案例中，你将怎样使用情感反应技术？对求助者有什么样的影响？

点 评

本案例中咨询师1反应正确，当事人在不甘心与害怕两种情感的冲突下，不知道该怎么做；咨询师2的回应无法反映当事人内在的冲突、矛盾。当事人不甘心承担整组的作业，但是若让老师知道这件事，她害怕同组同学报复。所以当事人内在感觉是不甘心与害怕两种感觉的冲突，不是可怜自己；咨询师3没有正确掌握当事人的意思，所以无法正确反映当事人的内在感觉。

（三）分组训练

1. 在合组训练基础上，每3人一组，1人扮演求助者，1人扮演咨询师，另一人为观察者。

2. 准备初诊案例，可以是资料中收集的案例，也可以是生活中的事件。

3. 由观察者介绍案例，“求助者”与“咨询师”扮演案例中角色。或由“求助者”就生活中的事件进行求助，“咨询师”予以回答。“咨询师”回答时要结合训练要求与训练要点；“求助者”要仔细体会对“咨询师”的感受。

4. “求助者”要将自己的感受反馈给“咨询师”。

5. 互换角色继续训练。

四、注 意 事 项

使用情感反应技术时，需要注意以下几点：

（一）辨认求助者情感

1. 注意求助者叙述中的情感部分。

2. 注意求助者的行为（姿势、语调、说话速度、其他的态度）。

3. 适当地、广泛地标示情感。

4. 全面辨认求助者情感，即辨认从求助者语言或非语言行为所传达的不同情感进行。

（二）反应求助者情感

1. 清楚、正确地摘要求助者体验到的情感。

2. 反应混合的情感（亦即一种以上的情绪）。

3. 所用的语言，不要重复求助者所用的语词。

4. 焦点放在此刻情感上。

5. 不要一再运用相同的语词。

（三）常用的情感语句

正确的情感反应，除了靠咨询师聆听与观察求助者的语言与非语言信息，辨认求助者情绪外，还有赖于咨询师丰富的情感词汇。

为培养咨询师更敏感地体验、更准确地理解求助者的情感，可以进行增进情感知觉和情绪表达能力的训练，以及进行增进情感能力与情感词汇量的练习。有关训练项目见“第十一章心理咨询师的自我情绪”。

五、相关理论要点

情感反应技术可以应用在咨询的任何阶段上，在咨询中有重要作用。

（一）促使求助者觉察情感

在求助者语言与非语言行为的引导下，咨询师进入求助者的感情世界，融入求助者不愿回顾的经验，体验求助者的主观世界体验，感同身受地与求助者的感觉亦步亦趋。咨询师跳出求助者的内心世界后，用自己的语言，将自己的体会传达给求助者。咨询师走进求助者的经验后的情感反应自然能引起求助者的共鸣，催促着求助者觉察自己的情感。

（二）协助求助者重新拥有自己的感觉

求助者透过否认或隔离情感，可以忽略经验中关键性、伤害性的信息，再重大的伤害，也只剩下浮光掠影、微不足道的细节，激不起求助者内心的伤痛。例如，一些童年被虐待的小孩，靠着否认感觉、否认经验，让自己存活下来。这种方式虽然可以帮助求助者逃避经验带来的痛苦，可是受伤的伤口不会因求助者的自我欺骗而自动痊愈。在求助者毫无觉察的情况下，这些伤口仍然继续发生着作用，影响着求助者的行为。影响所及，任何能够触动求助者过往情事的新经验，求助者将其视之为洪水猛兽，避之唯恐不及，要协助求助者改变原来的生活，改写创伤经验对求助者的意义，就必须协助求助者觉察自己的情感，重新拥有过去否认、隔离的情绪。当这些被隔离的情感重新被接受，成为生命的一部分后，人格会因为重新被统整、扩大而生机盎然。情感反应技术可以带领求助者面对自己的情感，觉察自己的情感，进而接纳自己的情感，让被否认的情感成为生命的潜力。

（三）让咨询师正确了解求助者，或求助者了解自己

有时候咨询师的敏感度不够，误解了求助者的感觉，以至于反应的情感，并非求助者真正的感觉。透过求助者的修正，咨询师得以正确地了解求助者。当咨询师反应求助者情感时，提醒了求助者回头去整合自己的经验，觉察自己的感觉，核对咨询师反应的情感是否正确。这个过程，让求助者有机会进一步了解自己、表达自己。

（四）建立良好的咨询关系

求助者来找咨询师协助之时，已经受到问题的影响很多了，内心的焦虑与无助，无法言喻。咨询师对求助者的情感反应，除了协助求助者觉察自己的感觉，更清楚知道自己的状态外，还传达出咨询师对求助者的关心与用心。这种设身处地的体贴，足以让求助者因为被了解、被重视、被支持而感动，进而愿意打开心胸，让咨询师进入他的内心世界。换句话说，情感反应技术可以帮助咨询师与求助者建立良好的咨询关系。

训练四　具体化技术训练

具体化技术是指咨询师协助求助者清楚、准确地表达他们的观点、所用的概念、所体验到的情感以及所经历的事件。

一、训练目的

1. 掌握具体化技术的含义及功能。

2. 掌握具体化技术的使用技巧。

3. 掌握具体化技术的适用问题。

二、训练要点与要求

1. 掌握具体化技术的含义、功能及使用技巧。

2. 通过具体化技术的使用明确咨询问题，使求助者更好地了解自己。

三、训 练 实 施

（一）相关理论复习

实践训练前，将此次训练的要点、注意事项、相关理论进行简单的讲授和复习，可以起到唤起、强化和巩固的效果。具体讲授内容见相关理论要点。

（二）合组训练

1. 小组组成　每组10~15人，设训练主持一人，主持助理一人。

2. 角色扮演及案例分析　设置不同情境下的求助者案例多个。选择其中一个案例，推选几名组员进行角色扮演，分别扮演咨询师、求助者，其余人观察并进行练习。

训练指导语：下述案例可能有不同的处理方案，扮演咨询师、求助者的学员可根据自己的理解进行表演。每一个表演结束后，请讨论案例后面设置的问题，并请每一位小组成员做出自己的回答，小组讨论之后请训练主持点评，指出其中的关键点，回答各组问题。

案例1

求助者：孩子每天早上上学之前，我会叮咛他，检查一下书包，东西是否带齐。孩子放学后，有时候我偷偷检查他的书包。有一次竟然发现一本黄色书刊，当时我很生气，骂了他一顿，想将书没收。没想到，他大发脾气，不肯将书给我，说那是同学的。我问是哪个同学的，他硬不肯说。那天晚上，我们耗到很晚，互不相让。

咨询师1：你刚刚提到，每天在孩子上学之前，你会叮咛他检查书包，以确定该带的东西都带了。请你对这部分再多说一些？

咨询师2：你刚刚提到，你偷偷检查孩子的书包，想知道孩子书包里是否藏有不当的书籍。告诉我，你认为哪些书籍是不当的？

咨询师3：当你检查孩子书包时，竟然发现书包里有黄色书刊，使你又着急又担心。告诉我，当时你看到什么样的黄色书刊？

咨询师4：你想没收孩子书包里的黄色书刊，因此跟孩子有了争执。详细告诉我，你们那天发生的事，让我更清楚你们之间的争执？

请回答下面的问题：

咨询过程中，各位“咨询师”是如何使用具体化技术的？效果如何？

点 评

本案例中，咨询师1运用具体化技术，使得谈话方向转至探讨当事人为何需要这样叮咛孩子，以及当事人相关的感觉与想法；咨询师2运用具体化技术，将谈话方向转至探讨当事人对“不当书籍”的看法、此看法的来源，以及当事人相关的感觉与想法；咨询师3运用具体化技术，将谈话方向转至探讨当事人对“黄色书刊”的界定、对儿子看黄色书刊的感觉与想法等问题；咨询师4运用具体化技术，将谈话方向转至探讨当事人与孩子之间的争执，以及当事人对此问题的感觉与想法。

案例2

求助者：昨天我终于有勇气反对我婆婆，并且向我先生提出离婚的要求。虽然他没有任何反应，不过我很高兴，终于跨出了第一步，勇敢地反对我先生一家人。

咨询师1：你婆婆听说你要求离婚，有何反应？

咨询师2：你高兴自己终于为自己做了一些事，敢于反抗你先生一家人。

咨询师3；听起来你终于敢为自己做了一些事，告诉我事情是如何发生的？

请回答下面的问题：

在这一案例中，你将怎样使用具体化技术？对求助者有什么样的影响？

点 评

咨询师1并未使用具体化技术，并且将注意力放在别人身上，不是放在当事人身上；咨询师2使用的技术不是具体化技术，而是内容反应技术；咨询师3，咨询师使用具体化技术，协助当事人详细说明。

（三）分组训练

1. 每人预先准备一个案例，相互不能预先沟通，进入训练现场。

2. 两人一组，一人扮演咨询师，另一人扮演当事人，咨询师对当事人咨询时，请使用具体化技术与前几章所学的技术，并且全程录音录像。20分钟后，两人分析录音录像资料，讨论咨询师的具体化技术是否正确。

3. 评估咨询师扮演者表情、姿势、语气语调的合理性。

4. 角色互换，重复以上步骤。

四、注 意 事 项

1. 当求助者的叙述有多个含糊不清的地方时，咨询师可以选择最关键的一个，让求助者具体化。

2. 咨询师通过具体化技术，不仅要澄清问题，还要让求助者学习如何就事论事，如何对事不对人。让其明白自己的思维方式是如何影响自己情绪和行为的。

3. 咨询师的回答也应该是针对求助者特殊的、此时此刻的情况，不可随便地使用一些常见的、普遍的词汇或随便地贴标签，比如，“我觉得你很自卑”、“你太情绪化”等。因为咨询师的不当言语很容易对一部分求助者产生消极的暗示作用。

五、相关理论要点

心理咨询中，我们常会遇到一些求助者，他们所叙述的思想、情感、事件是模糊、混乱、矛盾、不合理的。这些模糊不清的东西常常是引起他们困扰的重要原因。为此，咨询师需要使用具体化技术。以“何人、何时、何地、有何感觉、有何想法、发生什么事，如何发生”等问题，协助求助者更清楚、更具体地描述其问题。

具体化技术是咨询中经常使用的一种基本技术，可以澄清求助者所表达的那些模糊不清的观念、情感以及遇到的问题，明了求助者的真实感受、真实事件，可促进对求助者的了解，也有助于求助者的自我认识和自我认识能力的提高；把话题引向深入，鼓励求助者表达；让求助者弄清自己的所思所感，明白自己的真实处境，这本身就有助于改善求助者的状态；提供具体性的榜样。

具体化技术的使用范围：

1. 求助者的问题模糊不清　比如，求助者说“我很烦”，“我很自卑”，当人处于这种状态时，往往会被它所笼罩。咨询师可以说，“你能否告诉我你因为什么而自卑。”通过分解问题，就可以清楚是怎么回事，把问题缩小。

2. 过分概括化 一些求助者以偏赅全，容易把个别事件扩展开来，使事情越搞越复杂。咨询师使用具体化技术还事情以本来的面目。比如，求助者说“人们都不喜欢我”，运用具体化技术，让他具体说说是谁不喜欢你，结果发现除了个别人对他有些看法外，事情远不像他所说的那样。

3. 概念不清 一些求助者一知半解，容易随便地给自己扣上帽子，比如，“我有同性恋倾向”，“我有抑郁症”。经具体化技术，让求助者具体说明这是什么意思，往往发现所谓的同性恋，只是与一位同性朋友比较好，情同手足，关系密切。所谓的抑郁症，是因为最近不太开心。与同性恋或抑郁症相去甚远。

训练五 复述技术训练

咨询师就求助者描述的内容，选择重要的部分，将该部分复述一次，让求助者就复述的部分进一步说明，或是顺着复述的方向继续会谈。

一、训练目的

掌握复述技术的基本含义；掌握复述技术的基本技巧，懂得利用复述技术，协助咨询师进一步了解求助者；协助求助者进一步了解自己；决定谈话方向。

二、训练要点与要求

1. 掌握复述技术的含义和技巧，掌握复述技术的注意事项和适用范围。
2. 区分复述技术与内容反应技术。
3. 能够通过复述技术的使用决定谈话方向，促进咨询进程。
4. 能够通过使用复述技术协助求助者进一步了解自己。

三、训练实施

（一）相关理论复习

实践训练前，将此次训练的要点、注意事项、相关理论进行简单的讲授和复习，可以起到复习、强化和巩固的效果。具体讲授内容见第五部分相关理论要点。

（二）合组训练

1. 小组组成 每组10~15人，设训练主持一人，主持助理一人。

2. 角色扮演及案例分析 设置不同情境下的求助者案例多个，选择其中一个案例，推选几名组员进行角色扮演，分别扮演咨询师、求助者，其余人观察并进行练习。

训练指导语：下述案例可能有不同的处理方案，扮演咨询师、求助者的学员可根据自己的理解进行表演。每一个表演结束后，请讨论案例后面设置的问题，并请每一位小组成员做出自己的回答，小组讨论之后请训练主持点评，指出其中的关键点，回答各组问题。

案例1

求助者：我的女朋友时时刻刻调查我的行踪，不给我一点儿自由，我觉得整个人的活力都被压制。现在我后悔跟前一任女朋友分手。前一任女朋友给我许多自由，我却认为她爱我不够，才跟她分手。

咨询师1：你的女朋友时时刻刻调查你的行踪，好像警察监视犯人一样。

咨询师2：你觉得不该跟前一任女朋友分手。

咨询师3：前一任女朋友给你许多自由。

请回答下面的问题：

1. 咨询过程中，各位“咨询师”如何使用复述技术？是否到位？

2. “咨询师”使用复述后，对咨询进程有何影响？

点 评

咨询师使用复述技术时，复述的部分应该是当事人此时此刻的感觉与想法，而非过去的经验。本案例中，咨询师1的反应正确，咨询师复述的地方，是当事人此时此刻的想法与感觉；咨询师2复述的内容，并非当事人此时此刻的经验，而是过去经验，因此对当事人的问题没有帮助；咨询师3复述的内容，并非当事人此时此刻的经验，而是过去经验，因此对当事人的问题没有帮助。

案例2

求助者：我父亲辛苦经营的公司，因为小人陷害，不得不宣告破产，父亲因受不了打击而自杀，母亲也伤心过度而病逝。为了扶养弟妹，我放弃学业、婚姻。

我不甘心让那些小人逍遥法外，所以打算用一生报复他们，让他们也尝尝家破人亡的滋味。

咨询师：你父亲受不了打击而自杀，你母亲因伤心过度而病逝。

咨询师：你父亲的公司因为小人的陷害而破产，因此不得不转让给别人。

咨询师：你要让他们也尝尝家破人亡的滋味。

请回答下面的问题：

对上述案例，你将怎样使用复述技术，对求助者将有什么影响？

点 评

本案例中，咨询师1复述的内容，不是放在当事人身上，而是放在他父母身上，因此对当事人的问题没有帮助；咨询师2复述的内容，不是放在当事人身上，而是放在当事人父亲的公司，因此对当事人的问题没有帮助；咨询师3复述的内容，放在当事人身上是合适的。

（三）分组训练

1. 在合组训练基础上，每3人一组，1人扮演求助者，1人扮演咨询师，另一人为观察者。

2. 准备初诊案例，可以是资料中收集的案例，也可以是生活中的事件。

3. 由观察者介绍案例，“求助者”与“咨询师”扮演案例中角色。或由“求助者”就生活中的事件进行求助，“咨询师”予以回答。“咨询师”回答时要结合训练要求与训练要点；“求助者”要仔细体会对“咨询师”的感受。

4. “求助者”要将自己的感受反馈给“咨询师”。

5. 互换角色继续训练。

四、注意事项

1. 咨询师复述的部分，必须是关键性的值得探讨的部分。

2. 咨询师复述的部分，是重复求助者说的话，不是用自己的语言来讲述。

3. 在一般情况下，最后面的信息，常常比其他部分的信息来得重要。初学者如果无法抓到关键性信息时，可以复述求助者叙述中最后面的信息。

4. 咨询师使用复述技术时，复述的地方应该是求助者此时此刻的感觉与想法，非过去的经验。

5. 咨询师使用复述技术时，复述的地方应该是求助者本人的感觉与想法，而非别人的感觉与想法。

五、相关理论要点

在很多时候，求助者叙述的内容，开辟了一个以上的谈话方向。这时候，咨询师可以从求助者的叙述中，选择重要的部分复述，将谈话的方向转到某个重要的主题上。当然，咨询师复述的部分必须是值得探讨的关键性主题，否则会将谈话导引到无关的方向去，浪费两人的时间与精力。换言之，复述技术协助咨询师集中火力到重要的主题上，并且鼓励求助者提供该主题更多相关的信息。

另一方面，复述技巧具有具体化技术的某些功能。咨询师复述求助者某一部分叙述时，可以鼓励求助者针对咨询师复述的部分进一步的说明，让谈话的主题更加深入。

（一）咨询过程中，复述技术的内容包括：

1. 谈话的重要主题
2. 谈话的关键问题
3. 谈话的尚需补充的问题

（二）咨询过程中，复述技术的适用时机：

当咨询师想将谈话引导出某一个主题，或是希望求助者就某一重要部分进一步说明时，都可以使用复述技术。

（三）复述技术的功能：

1. 协助咨询师进一步了解求助者　咨询师对关键性信息的复述，可以鼓励求助者就该部分进一步说明，提供给咨询师其他相关资料。

2. 协助求助者进一步了解自己　求助者表达更多的细节来回应咨询师的复述，这种过程，可以协助求助者进一步探讨问题，了解自己。

3. 决定谈话方向　咨询师复述之后，求助者会顺着咨询师复述的方向，进一步表达，所以咨询师的复述可以决定谈话的方向。

3 第三章 摄入性会谈

训练一 确定会谈问题与目标的训练

确定会谈问题与目标（依据求助者主诉）是指咨询师根据求助者的叙述，探寻求助者存在的问题，并初步确定心理咨询的目标。

一、训练目的

1. 掌握根据求助者主诉找出会谈问题并加以确认的技术。
2. 根据求助者主诉确定会谈的初步目标。
3. 巩固在初诊时建立的良好咨询关系。

二、训练要点

1. 倾听求助者的主诉。
2. 确定会谈目标，选择优先解决的问题。
3. 确定会谈目标要注意近期目标和长期目标结合。

三、训练要求

1. 抓住求助者主诉，全面掌握求助者的资料，列出求助者全部问题，以此为基础判断求助者心理问题的类型和严重程度。

2. 要与求助者共同探讨，选择会谈目标。

四、训练实施

（一）相关理论复习

实践训练前，将此次训练的要点、注意事项、相关理论进行简单的讲授和复习，可以起到唤起、强化和巩固的效果。具体讲授内容见相关理论要点。

（二）合组训练

1. 小组组成　每组10~15人，设训练主持一人，主持助理一人。

2. 角色扮演及案例分析　设置不同情境下的求助者案例多个。选择其中一个案例，推选几名组员进行角色扮演，分别扮演咨询师、求助者，其余人观察。

训练指导语：

在这一训练中，进行的是依据求助者主诉确定会谈问题和目标的训练。请根据案例中的描述进行扮演，每一个表演结束后，请讨论案例后面设置的问题，并请每一位小组成员做出自己的回答。然后进行组内分享，请咨询师、求助者分别谈一下自己的感受，小组成员可以谈谈自己观察到的现象和自己感受。

案例1

求助者21岁，女，某医学院大二学生。

咨询师："请问有什么可以帮你的吗？"

求助者："我来这里是有些事情。（拿出一张纸）第一个问题是这学期我学不进去。我同桌学习压力很大，她学不下去的时候就出去打电话，或者唉声叹气，我就认为是我自己的错，她看着我学习太投入了她就学不下去了。但是我又不愿去劝她，现在我也学不下去了。第二个问题是我最近老是完不成我的计划。马上就要考试了，我给自己定的计划是一天背一章，刚开始还能很轻松地完成任务，后来效率越来越低，要是从后面开始背的话会好一点。当我背诵的好的时候，我心里就喜滋滋的，我感觉我很容易骄傲自满。第三个问题是我经常想起其他人对我不好的地方，并且不能原谅他们。比如我们学习皮下注射，同桌怕我不让她给我打针（同桌之间相互扮演病号进行练习），在老师还没讲完的时候就拉着我的胳膊要给我打，针还没有消毒呢！我很惊讶，又害怕，当时就发火了。她很不严谨，让人难以忍受。到现在我也不能原谅她。第四个问题是我老是担心、害怕朋友以后不和我好了。我不能保证他们以后对我好，所以我宁愿不付出，也不想以后伤心。再就是我从小几乎不和男生说话，因为没有安全感。虽然现在好一点了，但是还是很不自然。"

咨询师："你刚才说了5个问题，还有其他问题吗？"

求助者："嗯，还有个问题，我喜欢和其他人比较。我目前在班里学习成绩很好，拿奖学金没问题。但是我感觉我的竞争力很弱，有能力和其他人竞争，但是心态不好，所以效果不好。我聪明，有能力，就是面对竞争时心态不好。”

咨询师：“那这些问题中，你认为最严重的或者最想解决的是什么问题呢？”

求助者：“我很看重学习成绩，但是人际交往不好，对人太苛刻。我怎样才能快乐地和同学交往呢？”

请回答以下问题：

1. 通过求助者的主诉，你可以确定她目前存在哪些问题？你判断的依据是什么？

2. 通过求助者的主诉，你认为会谈的目标是什么？你的理由有哪些？

3. 假如你自己是咨询师，面对以上案例你会如何反应？请进行模拟面谈，并请小组成员对模拟面谈的内容和效果进行感受、讨论。

点 评

该案例中，求助者事先有所准备，列举了6个问题，反映了其生活的不同侧面。求助者的主要问题包括学习与人际交往，通过其后面的叙述可以看出来，其问题主要体现在人际交往方面。会谈的目标主要是解决人际交往问题。

案例2[①]

咨询师：小李，你说你昨天去看你母亲了，情况怎么样啊？

来访者：我不知道她到底中了什么邪，老是不断重复她以前总是唠叨的话，问我为什么不多来看看她。当她没完没了地说下去的时候，我的火气越来越大（来访者将目光从咨询师那里移开，转向地面），最后我终于开始对她尖叫起来。我告诉她别再管我的事情（来访者用手捂着自己的脸）。我简直无法相信，自己究竟做了什么。我骂她是老妖婆（来访者直摇头）。我骂了她好几次老妖婆，然后起身走了，并当着她的面“呼”地一声把门使劲关上了。

请回答以下问题：

1. 通过求助者的主诉，你可以确定其目前存在的问题是什么？你判断的依据是什么？

① [美]吉拉德·伊根，著.心理助人技能练习.郑维廉，译.上海：上海教育出版社，2008.32.

2. 通过求助者的主诉，你认为会谈的目标是什么？你的理由有哪些？

3. 请对两种处理方案做出分析和评价，并谈谈你从中学到了什么或者受到哪些启发。

4. 假如你自己是咨询师，面对以上案例你会如何反应？请进行模拟面谈，并请小组成员对模拟面谈的内容和效果进行感受、讨论。

点 评

来访者因为对母亲发脾气而感到难为情，有负罪感、羞耻感，并感到心烦意乱。他对自己感到失望，并后悔自己的行为。需要注意的是，来访者并没有表达他的怒气，而只是在谈论他的怒气，即他如何让自己的脾气发泄出来的方式。

案例3①

求助者为男孩，6岁。

咨询师："你想让我帮你做哪些事情呢？"

年幼的求助者看了咨询师一眼，低下头，又摇摇头。

咨询师："让我换一种方式来问。如果你有三个愿望，或者如果你像《阿拉丁》里一样有一盏神灯，你可以想去改变你自己、父母或学校，你会想要什么呢？"

求助者四处看了一下，最终还是摇摇头。

咨询师："你没有任何愿望要让你的生活变得更好？喔！我的生活还不完美，也许我应该希望和你换一换？关于你的父母呢？对他们你没有一点想要改变的吗？（停顿，等待回答）那么你自己呢？你没有任何一点哪怕是很小的方面希望自己改变吗？（再停顿）现在，我知道一定是你的学校或老师有些什么你希望改变……不可能一切都是完美的。"

咨询师："你现在放弃这个问题吗？我可以先问你的父母。不过，当你想到任何愿望时，你任何时候都可以说出来。

请回答以下问题：

1. 该案例中，咨询师都运用了哪些方法来确定求助者的问题和会谈目标？

---

① [美]Rita Sommers-Flanagan，John Sommers-Flanagan，著. 心理咨询面谈技术. 陈祉妍，等译. 北京：中国轻工业出版社，2001：404.

2. 该案例中，咨询师的哪些做法值得你借鉴？

3. 假如你自己是咨询师，面对以上案例你会如何反应？请进行模拟面谈，并请小组成员对模拟面谈的内容和效果进行感受、讨论。

点 评

年幼的来访者大都不是自愿来寻求心理健康帮助的。他们通常是由父母、监护人、照看者或学校人员推荐到心理咨询师这里的。对于自己要见谁、会谈的目标是什么，他们可能了解，也可能不了解。有些情况下，他们可能根本没有感到自己的世界中有什么不对劲，在另一些情况下，他们可能十分清楚自己的不适或者带给别人的不适。咨询师利用愿望、神话的方式来探究年幼的求助者的会谈问题和目标是一种不错的选择。在咨询中还要注意使用年幼者容易接受的语言。如果求助者仍有阻抗，可以用停顿、夸大等方式继续咨询过程。若紧张或羞怯的孩子仍拒不回答这些问题，咨询师应该让年幼的求助者有机会马上放弃回答这个关于愿望的问题。这样，可以让年幼的来访者在有些游戏性的、刺激的，甚至幽默的方式下分享他们的生活情况。

案例4

求助者为女性，49岁。

咨询师："能说说你为什么来这里吗？"

求助者："是这样的，我近两年发现我老公和另一个女人关系很密切，我心里很乱，现在不知道该怎么办。"

咨询师："能详细说说吗？"

求助者："那个女人是我老公的初恋情人，最近几年和我老公联系上了，两个人交往越来越密切。我非常气愤，就不停地和我老公吵架，摔东西，去找婆家人控诉他的恶劣行径，还去他单位找他的领导了。他不承认和那个女的有亲密关系，但是对我越来越冷淡，和这个家越来越疏远，最近还提出要离婚。这是不可能的！我出生于高干家庭，家族在当地很有影响，绝对不能因为这种事情离婚。"

咨询师："哦，你发现你老公和一个女人关系密切，最近他提出离婚，你不同意，是这样吗？"

求助者："嗯，差不多。"

咨询师："假如你的老公没有婚外情，你会感觉生活怎么样呢？"

求助者："他不可能没有婚外情，他就是那种花心的人！没有这一个女人，就会有另外的女人出现。"

咨询师："你认为你老公要离婚是因为要和那个女人结婚吗？"

求助者："不是的，那不可能，他们这么多年都没结婚，现在都这么大年纪了，更不可能结婚了。"

咨询师："那你今天来咨询的目的是什么？"

求助者："唉，我的婚姻是无可救药了，我认了！我就是想让我的女儿过得好，能够理解我这件事情不是我的错，这就足够了。"

请回答以下问题：

1. 该案例中，通过求助者的主诉，你认为求助者目前面临的问题有哪些？

2. 该案例中，求助者的咨询目标是什么？你的依据是什么？

点 评

该案例中，求助者坚信老公有婚外情，但是碍于面子、家族的名声坚决不离婚，自己与老公整日打闹，情绪不良。二人的婚姻已经名存实亡，求助者也没有意愿要挽救这段感情。求助者的咨询目标是获得心理安慰，并取得女儿的理解和支持。

五、注 意 事 项

1. 通过摄入性会谈来确定会谈问题与目标时，有的求助者的问题及目标不止一个，所以咨询师要注意不要听到一个问题或目标的描述后就立即开始就这一问题进行咨询，而是要继续进行启发和引导，直至把问题、目标都说出来为止。有时求助者的主诉非常含混，如"我感觉我什么事情也做不好，情绪总是很低落"、"别人老是来惹我，烦死了"、"我不能静静地想事情，必须要忙起来才行"。咨询师要注意用各种方法把这些表述模糊的主诉转变为明确而具体的问题表述。

2. 求助者并不一定都能够提供有效的目标。有时求助者在阐明目标时会存在一系列的困难，如求助者咨询的是其他人的问题，或者求助者不是自愿来进行咨询的，还有的求助者自己也不清楚有什么目标，或者其目标是不现实的。咨询师可以通过一系列的开放式询问促使求助者思考自己前来咨询的目的。

3. 面对特殊人群进行会谈时，应当注意采用一些技巧。如有些年轻求助者可能行为粗鲁或者做出防御、抵抗的行为。你此时可能产生反移情冲动，想要退缩、指责甚至惩罚孩子。咨询师要小心避免对抵抗、防御或沉默的年轻求助者表现出生气或失望，这些反应很可能会使他们将来更不愿意寻求专业人员的帮助。相反，你要力图保持乐观。

4. 会谈目标中若有一个以上的内容，应进行深入分析后分别处理。如某40岁的女性求助者说："我女儿一临近考试就头疼，现在已经在家休息一个多月了，马上就要中考了，我急得要命，她爸爸也不管，为这事我经常与他吵，可是一点也不管用。并且，我最近几个月听说她爸爸在外面找了个女的，我想只要不离婚，我就忍着吧！谁知道她爸爸上周和我摊牌了，说孩子中考完就去办理离婚手续。你说，我该咋办啊？"这一会谈中，最少包括两方面的内容，一是孩子学习问题，二是夫妻关系问题。此时，咨询师应当迅速将这两个问题区分开，建议求助者找两个咨询师分别处理这两个问题。

六、相关理论要点

（一）确定会谈问题与目标所依据的参照点

1. 求助者主动提出的求助内容　如："我是高二的学生，现在学习成绩下降很快，已经接近班级最后一名了，心里很着急"、"我一和老公说话，心里就冒火，然后就不可避免地要吵架，这是怎么回事？"等。咨询师可以将求助者提出的上述问题确定为摄入性会谈的目标。在与求助者的交谈中，可以围绕这些问题收集有关资料。

2. 心理咨询师在初诊接待中观察到的问题　如：身体紧张，坐立不安，眼神游离，回避谈到某些问题等等。这些可能并不是求助者的有意行为，其背后可能潜藏着深层的心理问题。此时，咨询师应从了解求助者的一般资料入手，进行摄入性会谈，把探索深层心理问题作为工作的目标。

3. 心理测评结果的初步分析　例如，求助者在汉密尔顿焦虑量表的测评中得分很高，这时就要把澄清焦虑的程度与表现、摸清引发焦虑情绪的原因定为会谈目标，围绕焦虑情绪了解相关问题。

4. 上级心理咨询师为进一步诊断而下达的谈话目标。

（二）识别会谈目标的引导方式

1. 提供理论依据　咨询师可以对求助者讲述目标设定的基本原理，包括对目标的描述、目标的意义及在目标设定过程中求助者参与的意义等。

2. 引出结果陈述　咨询师可以通过以下例句来帮助求助者限定目标，并表述自己所期望的结果状态。

“假设咨询结束以后，一位好长时间没有见面的朋友来访，那时与现在的情况会有何不同？”

“你希望咨询的结果如何？”

“你认为咨询对你有什么好处？”

“假定我们成功了，你会做什么或者你的生活会有什么变化？”

3. 设立正面目标　咨询师要帮助求助者确立、描述积极的目标。如：

“你希望你自己的生活在未来5年应该是什么样子呢？”

“上网是你不想做的事情，请你描述一下你想做的事情。”

4. 确定咨询目标　相当一部分求助者咨询的目标是改变他人。咨询师要帮助求助者做出决定：究竟是他们自己还是别人需要改变，在目标选择过程中是否还需要他人参与进来。如果求助者的目标是改变他人，咨询师则需要将这一点明确指出来，并帮助求助者认识自己在他人改变过程中的角色。

5. 权衡目标的利弊　考虑利与弊有利于求助者评价目标的可行性，并可以预见结果，从而他们可以判断对自己或其他重要他人来说是否值得为改变付出这样的代价。利弊可能是短期的，也可能是长期的。咨询师应帮助求助者辨别各种设计目标的短期或长期利弊，并提供各种选择以扩展求助者改变可能性的范围。

（三）判定咨询目标是否有效的标准

通过与求助者共同协商，确立双方共同接受的有效咨询目标并加以整合。一个有效的咨询目标，应该具有以下基本要素：

1. 具体　目标越具体就越容易见到效果，也容易评估。有时求助者目标比较模糊或抽象，咨询师就该和求助者共同讨论分析使目标逐渐清晰起来。

2. 可行　目标超出了求助者可能的水平或咨询师所能提供的条件，就很难达到，经济条件等因素也会成为影响可行性的因素。

3. 积极　符合人们发展需要的目标是积极的，有些目标虽能解决求助者问题，但却是消极的，那就是不足取的。

4. 双方可以接受　咨询目标应该由双方共同商定，若双方目标有差异，应通过交流来修正。若无法协调，则应以求助者的要求为主。若咨询师无法认同，也可以终止咨询或转介给别的咨询师。

5. 属于心理学性质　心理咨询与治疗主要涉及心理障碍问题、心理适应问题、心理发展问题。对于有躯体疾病又有心理问题的求助者，心理咨询与治疗的目标针对躯体疾病引起的心理不适，或针对引起躯体疾病的心理因素。

6. 可以评估 目标无法评估，则不称其为目标。及时评估有助于看到进步，鼓舞双方信心，可发现不足，及时调整目标或措施。

7. 目标的多层次统一 有些求助者只有一个治疗目标，而有的求助者则可能同时有多个治疗目标，应分清目标的轻重缓急，以便实施咨询时做到有条不紊。咨询的目标并不是固定不变的，必要时应随着咨询的进展，适时修改协议中的内容。

训练二 摄入性询问训练

摄入性询问是在初诊询问基础上对求助者的进一步询问，咨询师通过多种提问方式，以获取咨询所需的求助者信息。

一、训练目的

1. 掌握摄入性询问中的基本提问方式。
2. 能够根据求助者的特点向求助者进行提问。
3. 巩固与求助者的咨询关系。

二、训练要点

1. 根据求助者特点、谈话目的和收集资料内容，确定提问方式。
2. 提问要切中要点。
3. 提问要具有明确的目的。

三、训练要求

1. 提问时应注意自己的语气、语调与神态，避免不恰当提问。
2. 要围绕求助者问题、会谈目标进行提问。
3. 会谈中，咨询师应灵活运用各种提问方式。

四、训练实施

（一）相关理论复习

实践训练前，将此次训练的要点、注意事项、相关理论进行简单的讲授和复习，可以起到唤起、强化和巩固的效果。具体讲授内容见相关理论要点。

（二）合组训练

1. 小组组成　每组10~15人，设训练主持一人，主持助理一人。

2. 角色扮演及案例分析　设置不同情境下的求助者案例多个。选择其中一个案例，推选几名组员进行角色扮演，分别扮演咨询师、求助者，其余人观察。

训练指导语：

在这一训练中，进行的是摄入性询问的训练。请根据案例中的描述进行扮演，每一个表演结束后，请讨论案例后面设置的问题，并请每一位小组成员做出自己的回答。然后进行组内分享，请咨询师、求助者分别谈一下自己的感受，小组成员可以谈谈自己观察到的现象和自己感受。

案例1①

咨询师：你能想起的最早发生的事情是什么？

求助者：我记得我的哥哥们把我放进我爸爸的运货汽车里，他们想让我扮演司机，他们都在笑。我爬进驾驶室，不知怎么搞的弄掉了刹车，它真的开动起来了。我爸爸快气疯了，但是我的哥哥们总是想让我做这些出格的事。

咨询师：那时候你多大？

求助者：我想大概四五岁。

咨询师：你还能记起什么事情？

求助者：我记得有一次我在家里的储藏室里敲破了一根管子。我拿了爸爸的锤子敲打一根露在外面的管子。它开始漏水，淹了整个储藏室。我闯了大祸。

咨询师：听起来你好像讲的都是些遇到麻烦的记忆。你能想起来一些小时候快乐的事情吗？

求助者：哦，当然可以。我还记得和隔壁的小孩一起玩。我妈妈经常让他来我家，我们在一起玩所有的玩具和各种游戏。

咨询师：你能想起某一次他和你一起玩的情况吗？

求助者：哦……可以。他老想玩军队的游戏，但是我喜欢恐龙。我们打起来，然后我把所有的士兵玩具都扔到院子里，我们就不打架了，坐下来玩恐龙。

请回答以下问题：

1. 咨询师使用了怎样的提问方式？

2. 咨询师为什么要问“你能想起的最早发生的事情是什么？”这对咨询

---

① [美]Rita Sommers Flanagan，John Sommers Flanagan，著. 心理咨询面谈技术. 陈祉妍，译. 北京：中国轻工业出版社，2001：245.

的进展有什么作用？

3. 咨询师为何要问“听起来你好像讲的都是些遇到麻烦的记忆。你能想起一些小时候快乐的事情吗？”这对咨询的进一步开展有什么影响作用？这种提问适合于哪种情况下使用？

点 评

求助者的回忆内容对了解他们当前的生活具有重要意义，反映出他们当前的主要关注点和困扰。本案例中，求助者讲述的回忆是非常正性或者非常负性的，咨询师的一个恰当的提问方法是询问求助者是否具有相反类型的回忆。即使咨询师要求求助者做正性的回忆时，得到的依然是负性的、冲突的回忆。咨询师需要做的就是记录回忆的内容、质量并继续进行会谈。

案例2

求助者：当我和太太在美国做访问学者的时候，我女儿认识了一个29岁的乡村医生，很快同他交往，并且决定大学毕业后也去农村跟那个人结婚。我女儿才19岁啊！我们本来打算等她毕业后就让她去美国留学呢，这下可怎么办啊？

咨询师：这个问题还有其他含义吗？

求助者：嗯？什么意思？

咨询师：是你自己的女儿变坏了？还是她男朋友是个坏人？还是女儿想离开家庭、父母，过自己的生活？

求助者：我女儿要变坏了，那个男的也不是什么好人。

咨询师：你女儿在你面前和在男朋友面前是一样的吗？（求助者沉思后摇头）为什么女儿在家里和家外不一样呢？

求助者：不清楚。

咨询师：如果你女儿决定不和这个乡村医生谈恋爱、不结婚，同意去美国，谁会对这个问题最关注？

求助者：肯定是那个乡村医生男朋友。

咨询师：当你女儿伤心难过的时候，或者身体不舒服的时候，谁去安慰她、照顾她？

求助者：一定是这个男的。他对我女儿更加关注。

咨询师：如果你女儿的问题有其他原因，会是什么？

求助者：是那个男孩更优秀？还是女儿更喜欢农村？还是我们对女儿照顾不周？

咨询师：你的女儿要和男孩结婚，还有不同的意义吗？

求助者：就是为了结婚，还是为了得到不同的东西呢？她未必喜欢和这个男孩结婚，可能就是为了得到情感的满足。

咨询师：你女儿要是和男孩结婚了，问题就必然会很糟糕吗？还有什么好处吗？有好处的话会是什么呢？

求助者：其实也有好处。最起码在我们远离女儿的这几年，我女儿还在健康地成长，顺利地度过了青春期，没有走上逃学、吸毒、犯罪的道路。

请回答以下问题：

1. 在该案例中，咨询师运用了哪些提问方法？咨询师的哪些做法值得你借鉴？

2. 若你是咨询师，你会如何运用提问的方式完成会谈？请进行模拟表演，并请小组成员对模拟面谈的内容和效果进行感受、讨论。

点 评

咨询师在提问过程中充分运用描述、假设等方式，使求助者意识到，男孩给女儿的，是父母对女儿所缺乏的东西，那就是情感上的关注。

（三）分组训练

1. 角色分配　在合组训练的基础上进行分组，每3人一组，1人扮演求助者，1人扮演咨询师，另一人为观察者。

2. 准备确定摄入性会谈方面的案例，可以是资料中收集的案例，也可以是生活中的事件。

3. 训练方法　由观察者介绍案例，“求助者”与“咨询师”扮演案例中角色，或由“求助者”就生活中的事件进行求助，“咨询师”予以回答。“咨询师”回答时要结合训练要求与训练要点；“求助者”要仔细体会对“咨询师”的感受。

如求助者主诉考试焦虑。请按照下列问题进行提问①。

（1）病症是从什么时候开始的？

（2）当你第一次注意到这个病症的时候，你在哪里，那时候究竟发生了什么事？

（3）为了应付或是减轻病症，你做了什么呢？

（4）在所有你为了减轻病症而做的尝试中，哪种方法最有效呢？

（5）你能不能指出通常你会在什么环境里，或者有哪些人、哪些事件是在病症发作之前出现的呢？

（6）当病症开始发作时到底发生了些什么呢？

（7）当病症发作时，你有什么想法、打算呢？

（8）在病症发作前、发作的时候、发作之后，你会有什么身体上的反应吗？

（9）如果有的话，是哪个部位呢，是什么样的感觉呢？请尽可能准确地描述一下。

（10）一般多长时间就会发作一次呢？

（11）病症发作起来一般会持续多长时间呢？

（12）病症是否影响到你的工作、学业、和家人的关系及休闲呢？

（13）病症是怎样影响你的工作、学业、和家人的关系及休闲的？

（14）请讲讲病症最严重时你的状况。什么时候是最糟糕的呢，你有什么想法、打算和感受呢？

（15）有没有出现过这种情况：你预期病症会发作而实际上没有发作，或者出现后很快就消失了？

（16）如果让你评价一下这个问题的严重性，从1~100排列，1表示没什么，不严重；100表示非常严重，让你感觉到不如去死。你会将它评价为多少分呢？

（17）在最严重的时候，你会打多少分呢？

（18）最轻的时候，你会打多少分？换句话说，有没有一段时间病症曾完全消失过呢？

（19）自从在咨询中我们开始谈论这个病症以来，你感到有什么变化吗？比如，变得更糟了或是更好了？

（20）如果让你给这个病症对你的影响起个名字，就好像给一本书或是一出剧目起名一样，你会起一个什么名字呢？

---

① [美]Rita Sommers Flanagan，John Sommers Flanagan著. 心理咨询面谈技术. 陈祉妍，等译. 北京：中国轻工业出版社，2001：238.

4. 组内分享，请咨询师、求助者分别谈一下自己的感受。观察者可谈自己观察到的现象和自己感受。

5. 角色互换，再次体验。

五、注 意 事 项

1. 要根据谈话目标、收集资料的性质和内容来确定提问方式。在实际提问中使用怎样的提问，要根据咨询的需要灵活运用。若需要的资料是唯一的，或者为了确认某种现象是否存在，可以使用封闭式提问；若需要的资料尚不确定，最好使用开放式提问。

2. 在进行提问时，态度要温和，避免使求助者觉得自己处在被审问的地位。

3. 提问不可过多或过少，最好一次只问一个问题。提问过多会造成求助者的依赖、责任转移、减少自我探索、产生不准确信息、产生防卫心理和行为等等，最终影响咨询的效果。提问过少则会造成求助者信息遗漏，甚至会导致错误的判断。

4. 尽量避免指责性、面质性问题。这种问题常由于咨询师的语调和使用了“为什么”一词，而使会谈带有对立性。用“什么”代替“为什么”一词，咨询师可以获得同样的信息。指责性、面质性的问题会使求助者产生防卫心理。

六、相关理论要点

（一）提问方式

提问方式一般可分为开放式和封闭式两种。

1. 开放式提问　开放式的提问常常以“什么”、“怎样”、“为什么”、“何时”、“何地”或“谁”等疑问代词开头。根据对案例的分析，我们发现大多数有效的问话都是开放式的。以“什么”开始的问句更倾向给出事实和信息，以“怎样”开始的问句与过程和情绪相关联，以“为什么”开始的问句多给出原因，以“何时”和“何地”开始的问句要提供出时间和地点的信息，而以“谁”开头的句子则与人物联系在一起。

开放式的提问在咨询情境中会起到多种作用，包括：

（1）开始咨询会谈；

（2）鼓励求助者说更多的信息；

（3）诱导求助者讲出行为、想法和感受的具体例子，以便于咨询师能更好地理解那些造成求助者当前问题的原因；

（4）通过鼓励求助者讲话以及指导他们进行有目的的沟通，促使求助者发展其与咨询师之间的关系。开放式的提问容易让求助者感受到咨询师对自己的关心，更容易使咨询师扮演好他的亲近者角色。

2. 封闭式提问　封闭式提问往往以助动词和情态动词开始，并要求求助者以“是”、“不”、“对”、“不对”或一个短句作为回答。如果咨询师需要得到特别事实或寻求某一具体信息时，封闭式或集中式问句则是很有用的。如：“在我们讨论的所有问题中，哪一个问题令你最感困扰？”“你以前有抑郁症病史吗？”“你计划今年辞掉这份工作吗？”“你和领导的关系好吗？”

封闭式的问句有如下几个作用：

（1）通过要求求助者给出具体的回答来缩小讨论的范围；

（2）收集特别的信息；

（3）确认问题的指标参数；

（4）打断喋喋不休讲故事的求助者，提醒其要集中围绕当前咨询目标进行会谈。

从多数案例上看开放式提问更有助于让咨询师扮演亲近者角色，能够更有效地打开求助者的心灵世界，但是同时也不能否认了封闭式提问的作用。需要注意的是，在咨询过程中不要随便地使用封闭式问句，过多地应用会妨碍讨论，也会令求助者觉得咨询师允许他们只进行简单的回答，因而可以避开谈论敏感、重要的话题。

（二）临床交谈提问性质的分类

凯利（1977）曾经把临床交谈提问的性质做过如下归类[①]：

1. “为什么……”的问题　这类问题要求求助者具体说明理由，对求助者形成了强烈的暗示，并且带有一定的指责性，暗示求助者的行为或情绪是错误的。这类问题可以改变形式，可以改为“怎样”和“什么”的形式。如：“为什么你要和别人争吵？”改为“你和某人一起时发生什么了吗？”“你为什么失约？”改为“你出什么事情了吗？”等等。改变形式以后的问题，不带指责性，求助者不会防御性地进行自我辩解，反而能引导他自我探索。

2. 多重选择性问题　比如：“你现在是什么感觉，紧张还是恐惧？”“周末你干什么了，在家还是外出了？”等等。这类问题仍然是封闭性问题，所以会限制我们的信息获取量。避免这种问题的办法是去掉选择部分，“你现在是什么感觉？”“周末你都做了些什么？”

3. 多重问题　缺乏训练和经验的咨询师往往较缺乏耐心，容易急躁，易

① 郭念峰. 心理咨询师（三级）. 北京：北京民族出版社，2005：12.

提出连环炮式的多重问题。如："你认为他对这个问题的看法怎样呢？"或者，"他的父亲是怎样看这个问题的呢？你本人又是怎样做这件事的？"这样会使求助者不知所措，也只会对他自认为最重要的一个方面进行回答，一些对咨询有价值的信息可能会被忽略。

4. 修饰性反问　修饰性反问不需要回答，实际上也无法回答，它并不构成问题。比如"您只是一味地抱怨社会竞争激烈，可是当代青年又为此而奋斗过多少呢？"这样的问题，往往使求助者不知该怎么回答，导致会谈陷入僵局，即便是进行下去，也会把所谈的内容引向空洞和抽象的评价，离开具体问题，对求助者毫无益处。

5. 责备性问题　这类问题实际上是在指责求助者，违背了非评判性的原则。比如"早知今日，你何必当初？""这件事你凭什么能肯定？"类似这样的问题马上就会引起求助者的自我防御，阻碍会谈的顺利进行和深入，在咨询中应严加杜绝。

6. 解释性问题　这类问题实际上是心理咨询师在表达自己对求助者问题的看法和理解，和责备式提问一样，这类问题对求助者的自我探索作用很小，在以推动求助者自我探索为目标的咨询阶段不宜使用。

（三）探究童年经历的询问法

在提问中，常用的探究童年经历的方法是询问童年最早记忆。另一个探究童年经历的方法是询问父母–子女关系，即让求助者用三个词形容他们的父母。（见表3–1）

表3–1　咨询中关于个人经历的示范问题①

内容	问题
1. 最初记忆	你最早的记忆是什么
	那时候你有多大
	你有什么特别正性（或负性）的早期记忆吗
2. 对父母的记忆和描述	请用三个词形容你的母亲（父亲）
	你和母亲还是父亲在一起的时间更多呢
	你父母通常是怎么管教你的
	你和父母在家里一起做什么休闲活动呢

① [美]Rita Sommers Flanagan，John Sommers Flanagan，著. 心理咨询面谈技术.陈祉妍，等译. 北京：中国轻工业出版社，2001：248.

续表

内容	问题
3. 对兄弟姐妹的记忆和描述	你有兄弟姐妹吗（如果有，有几个）
	你有什么和他们在一起的时候的记忆吗
	你和他们中的哪个人最亲近，为什么
	在家里你和谁最相像
	和谁最不像
4. 小学的经历	你还记得第一天上学吗
	你觉得学校怎么样（你喜欢学校吗）
	你最喜欢（最好）的学科是什么
	什么是你最不喜欢（最不好）的学科
	你对学校有什么生动的记忆吗
	你最喜欢（最不喜欢）的老师是谁
	你曾经退学或被开除过吗
	你在学校最糟糕的事是什么
	你上过什么特殊或是补习课程吗
5. 同伴关系（校内外）	你在学校里有很多朋友吗
	你和朋友在一起时有哪些快乐的事呢
	你和男孩或是女孩相处得好吗
	你对小学时和朋友的关系有什么特别的正性或是负性的回忆吗
6. 中学、大学经历	你在中学里有很多朋友吗
	你和朋友在一起时有哪些快乐的事呢
	你和男孩或是女孩相处得好吗
	你对中学有什么特别的正性或是负性的记忆吗
	你还记得第一天上中学的情景吗
	你觉得中学怎么样（你喜欢中学吗）
	你最喜欢（最好）的学科是什么
	什么是你最不喜欢的（最不好）的学科
	你对中学有什么生动的记忆吗
	你最喜欢（最不喜欢）的老师是谁

续表

内容	问题
	他最让你喜欢（不喜欢）的是哪一点呢
	你曾经退学或被开除过吗
	你在中学里最糟糕的事情是什么
	你在中学获得的最大成绩（奖励）是什么
	你上大学了吗
	你为什么上大学
	你在大学的专业是什么
	你获得的最高学历是什么
7. 第一份工作和工作经历	你第一份工作是什么，或者你第一次是如何挣钱的呢
	你和同事相处得如何
	你对工作有什么正性或负性的记忆
	你被解雇过吗
	你最终的职业目标是什么
	你希望年薪是多少
8. 服兵役的经历	你参过军吗
	你是志愿参军还是被征兵的呢
	讲讲关于军队的最正性（最负性）的经历
	你最后的军衔是什么
	你受过处罚吗？你犯了什么错
9. 恋爱关系史	你曾经和某个人有过恋爱吗
	你记得你第一次约会吗
	你认为是什么造成良好的恋爱关系呢
	你认为恋爱（结婚）对象应该是什么样呢
	一开始你的伴侣（有重要意义的人）吸引你的是什么呢
10. 性经历	描述一下你的第一次性经历
	你从你的父母（学校、兄弟姐妹、同伴、电视或电影）中学到什么关于性的东西呢
	你认为在性关系中最重要的是什么呢
	你有过创伤性的性经历吗（比如，强奸或乱伦）

续表

内容	问题
11. 攻击经历	你最生气的时候是什么样的呢
	你曾经打过架吗
	你被别人殴打过吗
	你从你的父母（兄弟姐妹、朋友或电视中）学到了什么关于愤怒以及如何应付它的东西呢
	你生气的时候经常做什么呢
	请讲述一次你非常生气而过后又后悔的经历
	你最后一次打架是什么时候
	你在打架的时候使用过武器吗（或有什么人对你使用武器吗）
	你对他人最严重的身体伤害是什么
12. 医疗和健康史	你小时候得过什么病吗
	有过住院史吗？什么病症
	你现在有什么疾病吗
	你购买处方药吗
	你上一次健康体检是什么时候
	你的饮食睡眠或是体重的变化有什么问题吗
	你有过丧失知觉的经历吗
	你家族中有什么遗传病吗（比如，心脏病或癌症）
	请讲讲你的饮食习惯
	你对食物、药物或其他东西有什么过敏史吗
	你怎么锻炼身体
	你多久做一次有氧运动
13. 心理治疗史	你以前接受过心理治疗吗
	如果是，是谁为你治疗的，因为什么问题，治疗持续了多长时间
	你还记得你以前的治疗师做过的对你最有帮助（最没有帮助）的事吗
	治疗师对解决你的问题有帮助吗？如果没有，那是什么起到作用了呢

续表

内容	问题
	为什么结束治疗
	你曾经因为心理疾病住过院吗
	你的家族中有谁因为心理疾病而住过院吗
	你家族中有什么人有明显的精神问题吗
	你还记得那个人的病症吗
14. 酒精、药物史	你第一次饮含酒精的饮料是什么时候
	你每天（每周或每月）大概喝入多少酒
	你在饮酒或药物上的选择是什么
	你有过与饮酒有关的药物、法律、家庭或工作上的问题吗
	在什么情况下你最想喝酒
	你觉得喝酒对你有什么好处吗
15. 犯罪史	你曾经因为法律原因被拘留或是被警告吗
	你曾经因为酒后驾驶而收到罚单吗
	你曾经因为超速而收到罚单吗
	你收到过多少罚单或多久就会收到一张
	你曾宣布过破产吗
16. 休闲经历	你最喜欢的休闲运动是什么
	什么休闲活动是你讨厌或是避免参加的
	你最擅长的运动、习惯或娱乐方式是什么
	你多长时间参加一次最喜欢（最擅长）的活动
	什么事情最经常地让你不能参加这项活动呢
	你和什么人一起参加这项活动呢
	有没有什么休闲活动是你想做却没有时间或机会做的呢
17. 发育史	你知道你母亲怀孕时的情况吗
	你是正常分娩的吗
	你出生时体重是多少
	你是母乳喂养的吗
	你什么时候学会坐、站、走的呢

续表

内容	问题
	你什么时候开始来月经（对女性）
18. 宗教、信仰背景	你的宗教背景是什么
	你现在信奉什么宗教或是有什么信仰
	你有什么宗教偏好吗
	你平时去教堂、做祷告、参加布道或是其他宗教活动吗
	你以前还参加过其他的信仰活动吗

训练三 引导会谈内容与方向的技术训练

引导会谈内容与方向技术是指咨询师根据求助者的问题和会谈目标，引导求助者展开会谈，掌握会谈的内容、时间、节奏等，以获取与咨询目的相关的信息。

一、训练目的

1. 掌握引导会谈内容与方向的基本技术。
2. 能够围绕会谈目的引导会谈方向。
3. 进一步巩固咨询关系。

二、训练要点

1. 把握会谈问题与目标。
2. 设计会谈的时间、方向、问题。
3. 随机应变，灵活引导谈话进程。

三、训练要求

1. 能够按照主要问题与会谈目标引导会谈的方向，不谈题外话。
2. 在会谈中能够控制会谈的时间。
3. 在会谈中能够搜集所需要的资料。

四、训练实施

（一）相关理论复习

实践训练前，将此次训练的要点、注意事项、相关理论进行简单的讲授和复习，可以起到唤起、强化和巩固的效果。具体讲授内容见相关理论要点。

（二）合组训练

1. 小组组成　每组10~15人，设训练主持一人，主持助理一人。

2. 角色扮演及案例分析　设置不同情境下的求助者案例多个。选择其中一个案例，推选几名组员进行角色扮演，分别扮演咨询师、求助者，其余人观察。

训练指导语：

在这一训练中，您将学习如何引导会谈的内容和方向。请根据案例中的描述进行扮演，每一个表演结束后，请讨论案例后面设置的问题，并请每一位小组成员做出自己的回答，然后进行组内分享，请咨询师、求助者分别谈一下自己的感受，小组成员可以谈谈自己观察到的现象和自己感受。

案例1[①]

咨询师：你说你睡眠不好，能详细谈谈吗？

求助者：一想起睡觉，我就紧张，怕自己失眠。结果越怕睡不着，就越不能入睡。越睡不着，心里就越急了。

咨询师：刚才你说越急就越不能入睡，这是情绪对睡眠的干扰作用。心理学家认为，任何失眠都是情绪性的，都是情绪干扰的结果，毫无例外。但不知你最初不能入睡时是什么情绪干扰，你愿意谈一谈吗？”

请回答以下问题：

1. 在该案例中，咨询师运用了什么方法促进了会谈的进一步进行？

2. 该种方法一般在什么情况下适用？

3. 如果你是咨询师，你会如何处理该案例？请您进行模拟面谈，并请小组成员对模拟面谈的内容和效果进行感受、讨论。

点　评

在本案例中，咨询师运用了释义的方法引导了会谈的方向。这样做，有助于心理咨询师了解求助者最初失眠的原因，并据此开展进一步的咨询工作。

① 郭念峰. 心理咨询师（三级）. 北京：北京民族出版社，2005：6.

案例2[①]

求助者（太太）：我先生一点也不顾及我的感受。比如在看电视时，他总是霸占着遥控器，并且每天都在看一些足球、股票、军事类的节目，有什么意思啊？净是些……

咨询师：太太，等一下。先生看来好像要说点什么。我知道你还没说完，但让我花一小会儿看他想说什么。（转向先生）先生，我注意到当太太谈到关于电视的问题时你皱眉并转移视线了。太太还没有说完她的感觉，你觉得愿意让她说完再回来谈这个问题，还是你想现在与她交流？

请回答以下问题：

1. 在该案例中，咨询师的会谈方式有哪些地方值得你借鉴？

2. 对于本案例中会谈方向的引导和改变，你还有其他的方法吗？请进行模拟表演，并请小组成员对模拟面谈的内容和效果进行感受、讨论。

点　评

在家庭咨询中，咨询师需要同时注意到参与会谈的所有人。本案例中，当咨询师观察到先生有皱眉、转移视线等行为时，恰当地运用了中断技术，以对参与会谈的2个人都予以关注，并为求助者提供了沟通交流的榜样。

案例3

求助者为22岁女大学生。

求助者：我妈妈精神有点问题，经常在家里叫骂。我大姐二姐在外地打工，婚姻都很不幸福，二姐上个月离婚了，自己带着2岁的小外甥生活，吃饭穿衣都成问题。爸爸很无奈。我在家里一般不说话。我感觉自己缺乏交流，不知道该怎么和其他人交流。现在感觉每天对我来说都是一种煎熬，因为我总是感觉到恐惧、紧张，无论是在教室还是在餐厅。这种恐惧总是缠着我，每天像生活在悬崖边上。我没有力量战胜这种恐惧。我真想离开这个世界，就再也不用痛苦了。

咨询师：这种感觉你和谁说过？

---

① [美]Rita Sommers Flanagan，John Sommers Flanagan，著. 心理咨询面谈技术. 陈祉妍，等译. 北京：中国轻工业出版社，2001：442.

求助者：和我宿舍的一个舍友说过。她经常安慰、鼓励我，但是我还是觉得难受，现在还是觉得心里的事情压得很重，越来越觉得生活太难了。现在我在教室不敢说话，不敢抬头看老师，整天战战兢兢的。（开始哭泣）

咨询师：（递纸巾，倒水）在你看来，生活实在是太沉重的一个话题。你和家里人说过这种感觉吗？

求助者：没有，说了也没用。我经常做噩梦，一般都会哭着醒来，心里特别痛苦。

咨询师：我能理解你的心情。对于家里的这种情况，你怎么看待？

求助者：我感觉特别自卑，没有地位，经常被人看扁。所以我在家都不出门，也不和其他人交流。我很内向，没法和别人交流。这种日子太难过了。

咨询师：你现在很难受，觉得自卑。那想过自己存在的价值吗？

求助者：想过，觉得活着没什么意义，很压抑，以后不是死就是疯，前途黑暗，压抑、拘束。人活着就是要学习、工作、结婚、生子，老了就当爷爷、奶奶，经历不经历都是一样的，对自己没有什么吸引力。我也想多一些美好的体验，但是活得太压抑了，美好的东西不一定是美好的了，如爱情、母爱。（低头，眼里含着泪）

咨询师：假如你以后当了妈妈，有了自己的女儿，你会告诉她该怎么生活呢？

求助者：我绝对不会让自己的女儿过我这样的生活，我要告诉她要快乐，要和其他人玩，要开开心心的。（抬起头，语气坚定）

咨询师：那你的女儿一定很幸福。你认为怎么样才能帮你完成这个任务呢？有没有谁可以给你提供榜样呢？

求助者：嗯，我爸爸。我以前和爸爸谈论过这个问题。我说活着没什么意思，不如死了省事。爸爸说他曾经也有这样的想法，觉得活得很累，没有任何价值，死了就解脱了。要是爸爸死了，我也会跟着。

咨询师：要是你选择了死亡，爸爸会怎么选择呢？

求助者：爸爸肯定不会选择死，因为他不会丢下其他家人不管的。

咨询师：那你爸爸为什么没有选择离开你们呢？

求助者：我爸爸说虽然很累，但是有我们几个孩子，是他生活的支柱，要是他死了，我们肯定接受不了，就没法生活了，所以他要好好的工作、照顾家、照顾妈妈，有妈妈总比没有强。

咨询师：那你怎么解释爸爸的想法呢？

求助者：我理解爸爸的苦处，但是我从来没想过爸爸为什么没选择离开。

可能死就是为了逃避责任。我爸爸有责任心、爱心，没有抛弃妻儿，把所有的精力都给了家人，他已经坚持了30多年了！我爸爸对我评价很好，说我懂事，看着我他很欣慰。没有了我，家里会更糟的。也许，我也应该像爸爸那样承担起自己的责任，当一个好女儿、好妹妹、好学生。

请回答以下问题：

1. 在该案例中，咨询师的会谈方式有哪些地方值得你借鉴？

2. 对于本案例中会谈方向的引导和改变，你还有其他的方法吗？请进行模拟表演，并请小组成员对模拟面谈的内容和效果进行感受、讨论。

点 评

在本案例中，求助者将注意力集中于自己的恶劣情绪中，着重描述自己目前的糟糕体验。咨询师通过中断技术（递纸巾、倒水等）让她不再沉浸在自己的情绪世界中；然后咨询师通过假设性提问，让求助者对生活有所希望；再提示求助者寻找生活中的榜样，使她认识到自己生命的价值和生活的意义，对自我有了新的认识。

五、注 意 事 项

1. 运用引导会谈的内容与方向技术时要注意引导的非指导性，不能用指责、批判性语言阻止或扭转求助者的谈话内容。

2. 面对特殊的求助者（如过度沉默的求助者和话多的求助者），应注意区别对待。

六、相关理论要点

（一）引导会谈内容与方向的常用技术①

1. “释义” 所谓“释义”，就是征得求助者同意后，把求助者的话重复一下并做解释，解释完以后，立即顺便提出另一个问题。这样做，使求助者感到很自然，会感到心理咨询师的问题提得合理。

2. 中断 所谓中断就是在会谈中暂时休止一下，当求助者因情绪激动或思维混乱而喋喋不休时，不能够硬行迫使他停止会谈，这时，可以请求助者给自己倒一杯水，请他取一样东西过来，或者建议他换一个地方再继续谈等等。

① 郭念峰. 心理咨询师（三级）. 北京：北京民族出版社，2005：6.

如果时间有限，也可以建议暂时停止会谈，下次再来。

3. 情感的反射作用　为控制会谈的方向，也可以使用情感的反射作用，即心理咨询师有意识地激一下求助者，使他把会谈转向某类问题。这里必须注意的是，在初次会谈时尽量不使用这种方法，因为这往往会引起求助者的情绪紊乱，一时难以控制。这种方法在治疗中较多使用，但也得慎用。

4. 引导　当心理咨询师有经验而且足够机敏时，他们最常用的方法是引导，即由目前的话题引向另一话题。引导不是直接建议转换话题，而是由原来的话题引申出新话题。

（二）谈话内容的选择

谈话内容的选择与引导应当符合以下要求[①]：

1. 适合求助者的接受能力，符合患者的兴趣。

2. 对求助者的病因有直接或间接的针对性。

3. 对求助者的个性发展或矫正起关键作用。

4. 对深入探索求助者的深层病因有意义。

5. 对求助者症状的鉴别诊断有意义。

6. 对改变求助者的态度有积极作用，对帮助求助者改善认知和正确理解问题有帮助。在选择谈话内容时有一大禁忌，即不可把精神分裂症的症状作为谈话和讨论的内容。

简单地说就是三个方面的要求：可接受性，针对性，建设性。

（三）防止求助者偏离关键主题的方法

1. 提前告诉求助者只有有限的时间，因此一定不能偏离关键主题或重要因素。

2. 温和的催促。如“我很愿意听你讲你母亲是如何看待计划生育政策的（或是其他任何正在谈论的事，如某人的堂弟的姥爷不太经常来串门之类的），但是我们的时间很有限。我想问你一些其他的问题。我希望你能写一份两三页的关于你的个人经历和对你有影响的事件的自述。如果你愿意，可以在自述中谈到你的母亲，并在下次咨询时交给我。”

训练四　保持中立态度的训练

保持中立态度是指心理咨询师在接待、提问、倾听等过程中，咨询师必须尊重求助者的价值观，态度保持中立，不可表达出自己的偏好与主观评价。

---

① 郭念峰. 心理咨询师（三级）. 北京：北京民族出版社，2005：12.

一、训练目的

在与求助者的会谈过程中，能够对会谈内容及求助者保持态度中立。

二、训练要点

1. 咨询师语气、动作、表情等表现出的中立态度。
2. 求助者表现方式与咨询效果的关系。

三、训练要求

1. 耐心倾听求助者的谈话，用心体会求助者内心的想法、价值观，而不可以用自己的价值观来评价求助者的行为和想法。

2. 不能用指责、质问、批判性的语言阻止或者扭转求助者的会谈内容。

四、训练实施

（一）相关理论复习

实践训练前，将此次训练的要点、注意事项、相关理论进行简单的讲授和复习，可以起到唤起、强化和巩固的效果。具体讲授内容见相关理论要点。

（二）合组训练

1. 小组组成　每组10~15人，设训练主持一人，主持助理一人。

2. 角色扮演及案例分析　设置不同情境下的求助者案例多个。选择其中一个案例，推选几名组员进行角色扮演，分别扮演咨询师、求助者，其余人观察。

训练指导语：

在这一训练中，你将进行保持中立态度的训练。请根据案例中的描述进行扮演，每一个表演结束后，请讨论案例后面设置的问题，并请每一位小组成员做出自己的回答。然后进行组内分享，请咨询师、求助者分别谈一下自己的感受，小组成员可以谈谈自己观察到的现象和自己感受。

案例1①

李立刚和张杰在一起三年了，他们开始遇到关系中的困难。两个人都是学生，经济不宽裕。李立刚打电话预约时说他希望做伴侣咨询，接待员问了几个基本问题，并为李立刚和张杰定了一个时间。

当咨询师见到李立刚和张杰时有些吃惊。咨询师决定利用接待员的失误开

① [美]Rita Sommers Flanagan，John Sommers Flanagan，著. 心理咨询面谈技术. 陈祉妍，等译. 北京：中国轻工业出版社，2001：464.

始与李立刚和张杰讨论，他们是一对同性恋而她是一位异性恋的女治疗师，并且很少有与同性恋者面谈的经验。带着热情的微笑，咨询师说："李立刚，很明显你是一位同性恋，而我们的接待员以为张杰是一个女性。刻板印象有时对我们的愚弄很有趣，是吗？"李立刚和张杰微笑但不多说话，他们显然很紧张。咨询师继续说："我猜想你们也有许多刻板印象甚至恶劣的态度，我对任何误解感到抱歉。让我向你们介绍一些我是如何与伴侣工作的，然后我们谈谈我的工作方式是否看来会对你们有帮助。"

咨询师接下来简要说明了自己的相关信息。李立刚和张杰放松了一点，并说他们认为学习一些理解和处理冲突的新方式会对他们有帮助。咨询师："是的，我想这种方式适合许多伴侣。但是我知道你们作为一对同性伴侣会有一些独特的情况和需求。我读过一些关于同性伴侣需求的书，但我可能会疏忽一些事情。我希望当你们感到我做出错误的假设时，能够对我诚实说出来。"

请回答以下问题：

1. 在您的咨询经历中，与接待员类似的失误您遇到过吗？当时是什么样的情景？请您详细描述一下。

2. 您周围的人怎么看待同性恋这一问题的？您是如何看待的？您的态度是中立的吗？

3. 如果您是该案例的咨询师，您会如何反应？请您进行模拟面谈，并请小组成员对模拟面谈的内容和效果进行感受、讨论。

点　评

大部分的同性恋伴侣比较关注咨询师的态度和表现，咨询师在谈话中需要敏感性、机智与坦诚。在本案例中，咨询师较机智地引导话题，很坦然地谈论同性恋、一般人的观点、自己的立场等，使求助者逐渐放松下来。同时，咨询师没有忘记自己可能存在的盲点，提醒求助者要指出咨询中可能存在的失误，与求助者建立了较好的咨询关系。需要注意的是，咨询师作为异性恋，可能需要求助于特殊督导来指导自己的工作。如果咨询师感到自己无法保持中立态度，应当及时进行转介。

案例2①

咨询师："好的，我希望你们两个现在停止争吵（根据冲突的强度，这句话也许需要重复或以坚定、权威的方式说出来）。你们让我对于你们有时如何处理冲突有了大致了解。让我告诉你们我看到了什么。首先，李太太，我看到你对贝尔表达了对他不够参与打扫卫生的批评。然后，李先生，我看到你为自己辩护、抱怨太太对卫生的标准太高了。然后，太太反驳先生的话，说他的卫生标准低得没边儿。然后，先生开始说男人和女人常常有不同的卫生标准，太太需要放松标准。最后，我打断了你们的争执，是因为你们两人看来越来越有挫折感，但没有什么进展。是这样吗？"

请回答以下问题：

1. 您在家庭咨询实践中遇到过求助者在咨询室吵起来的场景吗？请您详细描述一下。您当时是如何反应的？

2. 在该案例中，您如何看待这两个求助者之间的争吵？

3. 如果您是咨询师，您会如何反应？请您进行模拟面谈，并请小组成员对模拟面谈的内容和效果进行感受、讨论。

点　评

在家庭和伴侣咨询中，若求助者存在争执和冲突，咨询师应当避免充当裁判，或者站在一方指责另一方。就像在本案例中看到的，咨询师应当对求助者进行细致观察，搜集各种信息，在了解了他们通常的争吵方式之后进行干预，并对求助者在冲突时发生了什么进行冷静、理性的讨论。

案例3②

咨询师：我对我所听到的任何你愿意和我分享的、任何令你烦恼的、任何你头脑中的东西，都感兴趣。

求助者：现在最困难的是我的体重。每当我感到焦虑和沮丧，就常常暴饮

① [美]Rita Sommers Flanagan，John Sommers Flanagan，著. 心理咨询面谈技术. 陈祉妍，等译. 北京：中国轻工业出版社，2001：459.

② [美]Gerald Corey，著. 心理咨询与治疗经典案例. 第六版. 石林，等译. 北京：中国轻工业出版社，2004：80.

暴食。最近我已经长了约4.5公斤。我感到胖了，而且我讨厌这个样子。

咨询师：因为你的饮食和外形，你感到不开心。

求助者：我的丈夫也是这样认为的。当我瘦一点时，他更喜欢我。我曾努力节食，但似乎总不能坚持下去。

咨询师：你丈夫和你都不高兴。我猜想，你对自己能否减轻体重没有信心。

求助者：并不仅仅是减肥，还有我着手去做的一些事情，我似乎不能坚持到底。通常是我能有一个好的开始，但一旦出了差错，就垂头丧气失去信心。

咨询师：当你受到挫折时你……

求助者：就停下来，感到抑郁。

咨询师：当感到抑郁时你……

求助者：我吃。

咨询师：也就是你用吃来减轻这种感觉。

求助者：我想是。

咨询师：如果你的情感会说话，它们将说些什么？

求助者：我想它们会说“你什么也做不好”。

咨询师：很严厉的话。

求助者：当我犹豫时我就会看不起自己。有时把事情停下来。也许，我需要参加一个减肥小组，每周测量体重。如果没有减肥，而领导和其他任何人看到我又增重了的话，我会很尴尬不安。我猜想，我需要有人推我一把来达到目标。

咨询师：有时你需要别人帮助你渡过难关。

请您回答以下问题：

1. 您的身边有体重偏重的人吗？您对他们的体重有什么看法？您的态度是中立的吗？

2. 该案例中，咨询师持什么样的态度？咨询师的会谈方式中哪些方面值得你借鉴？

3. 如果您是咨询师，您会如何反应？请您进行模拟面谈，并请小组成员对模拟面谈的内容和效果进行感受、讨论。

点 评

求助者在会谈的开始时比较犹豫。她对生活、自己及其生理症状感到不满。最初她对咨询师的非指导性的会谈有点焦躁不安，希望咨询师能够给她一个“正确”的方向，告知她“应该”做什么，“推动”她去做。然而咨询师不愿意直接提供给她指导和建议，提供给求助者的是“这是你的生活，你是未来生活的主人”这一信息。此时，求助者会发现她所具有的能量和资源比她目前所能意识到的多得多。

五、注意事项

1. 咨询师的面部表情、提问的语调、动作等，均不可以表达出对会谈的哪类内容感兴趣、赞赏或者鄙视、不以为然等。

2. 在咨询中，咨询师不要以自己的价值观来揣摩求助者的看法，必须以求助者的看法为核心展开会谈。

3. 在咨询中，只能向求助者摆出几种解决问题的可能性，但是不可替求助者进行选择，会谈中不应给出绝对性的结论。如果会谈的气氛迫使心理咨询师非表明态度不可，不表明态度会谈就无法进行时，心理咨询师的态度必须是中性的，可以说：“你所谈的情况，从心理学角度完全可以理解”或“我十分理解你的情况（或心情）”等等。“理解”是态度中最中性化的和非评判性的，它可以使求助者得到知己，但并非是支持者或反对者①。

4. 在摄入性会谈过程中，有些话咨询师是不能讲的，如：“你的做法太荒唐了”、“你傻啊？”“这件事不符合原则”等等。一旦说出这样的话，会谈气氛会立刻改变。

六、相关理论要点

中立态度也称作非批判性态度、价值中立，源自于罗杰斯于20世纪40年代创立的“求助者中心疗法”。

美国咨询与发展协会订定的《美国咨询与发展协会会员伦理守则》中要求咨询员尊重求助者的价值观，不强迫求助者接受咨询员的价值观。但是，尊重求助者的价值观并不等于价值中立，并非就是不干预求助者的价值观，而是要求咨询员把握好干预的重点和干预的程度。干预的重点在于“求助者所带来的有待解决的问题，而不冀求纠正求助者本人”，干预的程度以“不为求助者做决定”为限。

我国于2001年8月实行《心理咨询师国家职业标准》，该《标准》提出了中国心理咨询的职业守则，对中国心理咨询师的职业道德也提出了明确的要

① 郭念峰. 心理咨询师（基础知识）. 北京：北京民族出版社，2005：401.

求。《标准》指出，心理咨询师要“与求助者建立平等友好的咨询关系”；“心理咨询师不得因求助者的性别、年龄、职业、民族、国籍、宗教信仰、价值观等任何方面的因素歧视求助者。”从以上规定可以看出，中国的心理咨询界同样也主张尊重求助者，强调咨询员与求助者人格的平等性，要求咨询师与求助者形成良好的咨询关系①。

训练五　确定求助者问题关键点的训练

综合分析求助者的所有问题，确定某一项关键问题作为咨询的首要问题或者优先解决的问题。

一、训练目的

学习将各种方式获取的临床资料相互对照印证和比较，通过提问、释义、重复等方法抽象概括出求助者问题的关键点。

二、训练要点

1. 求助者问题关键点的寻找。
2. 多种提问方式的练习和关键点的确认。

三、训练要求

1. 咨询师应当灵活运用多种方法确定求助者问题的范围和关键点。基本的方法是，分类整理求助者叙述的问题，并将收集到的各种资料进行对比，然后找出求助者问题的关键点。

2. 在确定求助者问题的关键点之后，要通过多种方法向求助者进行确认和具体化。

四、训练实施

（一）相关理论复习

实践训练前，将此次训练的要点、注意事项、相关理论进行简单的讲授和复习，可以起到唤起、强化和巩固的效果。具体讲授内容见相关理论要点。

（二）合组训练

1. 小组组成　每组10~15人，设训练主持一人，主持助理一人。

---

① 何光耀. 论心理咨询中价值中立原则的非普遍适用性. 改革与战略，2007：3.

2. 角色扮演及案例分析　设置不同情境下的求助者案例多个。选择其中一个案例，推选几名组员进行角色扮演，分别扮演咨询师、求助者，其余人观察。

训练指导语：

在这一训练中，你将进行确定求助者问题关键点的训练。请根据案例中的描述进行扮演，每一个表演结束后，请讨论案例后面设置的问题，并请每一位小组成员做出自己的回答。然后进行组内分享，请咨询师、求助者分别谈一下自己的感受，小组成员可以谈谈自己观察到的现象和自己的感受。

案例1[①]

咨询师：我觉得从你刚才的谈话中，可以看出你的主要问题是你消沉的情绪、对职业的焦虑、社交障碍或是害羞。这些问题中你觉得哪一个在现在这段日子里最让你烦恼呢？

求助者：它们都让我烦恼，不过我想我的情绪问题是最严重的，如果我整天都不起床的话，我就不用面对其他问题了。

请回答以下问题：

1. 咨询师是采取何种方法确定求助者的问题范围的？

2. 在本案例中，你认为求助者问题的关键点是什么？你做出判断的依据是什么？其他小组成员和你的意见一致吗？

点　评

咨询师通过会谈发现了求助者的几个问题，然后开始对问题的优先性进行选择。由于在咨询中不可能同时涉及所有的问题，咨询师和求助者必须共同做出选择，商定应该最关注哪个问题。在本案例中，求助者认为抑郁是他最大的问题。也有一种可能是求助者的社交障碍和焦虑引发了抑郁。通常来说最好还是尊重求助者的意见，心理分析学家往往把求助者认为最主要的问题称为主要原因。在本案例中，也许实际上这三种问题是相互关联的。咨询师也许可以先从抑郁入手，最后把抑郁和焦虑、社交障碍联系起来一同处理。

① [美]Rita Sommers Flanagan，John Sommers Flanagan，著. 心理咨询面谈技术.陈祉妍，等译. 北京：中国轻工业出版社，2001：236.

案例2[①]

求助者为女性，39岁，家庭主妇，4个孩子的妈妈，目前想找工作，但是认为丈夫不支持，迟迟未行动。

求助者：我想成为对其他人有用的人，实际上，孩子们不是问题，而我丈夫是问题的所在。对丈夫来说，接受我的改变需要一段艰难的时间。有时他抱怨我不如过去那样对他感兴趣，或者只是生闷气。我想我已经宠坏他了，他需要一段时间调整。

咨询师：看来，获得一份属于你自己的生活，对你来说是一种冒险；对你丈夫来说，是一种威胁。你似乎正在与丈夫的情感问题进行挣扎。

求助者：是的。但是我不知道自己的感觉。有时我觉得他就像一个大孩子。有时我为他感到遗憾，或感到悲哀。

咨询师：主要情感是什么？

求助者：感到悲哀和生气。没有道理。

咨询师：注意到了这些情感在身体里的哪一部分吗？

求助者：主要是在胃里。

咨询师：你能描述胃里的感觉吗？

求助者：有点乱和害怕。

咨询师：乱和害怕的感觉？

求助者：是。

咨询师：注意这种感觉一会儿。看看是不是有一个词或者一个形象可以适合这种乱和害怕的感觉。

求助者：这种感觉就像害怕不能控制什么事时的感觉。觉得害怕，无能为力。

咨询师：嗯，害怕。无能为力。

求助者：我脑子里想的是当我要离开教堂时和父母吵架的事。我知道那样做是对的，但是我很害怕失去他们的支持。

咨询师：更像害怕。

求助者：我害怕就剩下自己。被抛弃！就是这样。

咨询师：被抛弃，感觉就剩下自己了没有人可以支持你。

求助者：是。当我做什么父母反对的事情时，他们就会疏远我，有时甚至不和我说话，我丈夫也是这样。当我是一个好妻子，围着他转、在家时，他对

---

① [美]Gerald Corey，著. 心理咨询与治疗经典案例. 第六版. 石林，等译. 北京：中国轻工业出版社，2004：82.

我很满意。但是当我做对自己重要的事时——如想教书和结交新朋友，他就会郁闷，疏远我。所以我觉得被他抛弃了。就是这样。

咨询师：这听起来对。害怕被抛弃，对丈夫感到难过。

求助者：是，就是这样。

请回答以下问题：

1. 该案例中，求助者问题的关键点是什么？
2. 咨询师运用了哪些方法来确认求助者问题的关键点？
3. 该案例中咨询师的哪些做法是值得你借鉴的？

点评

在本案例中，咨询师鼓励求助者聚焦于最初感到不清楚的感觉。通过这种集中于体验的过程，咨询师鼓励求助者注意她的情感在什么时候及怎样在身体中表现出来。通过一系列的步骤，求助者能够弄清自己的情感，了解她的情感与恐慌之间以及情感与主要的人之间的关系。更重要的是，求助者学会了能够帮助自己弄清自己体验的非常有价值的方法。

案例3[①]

某女，36岁，未婚，美容师，因腹痛半年四处求医，但是医治无效，近半个月来失眠心烦。

求助者：医生，您看我的气色怎么样？

咨询师：您的气色看起来很好。

求助者：很好？没有面黄肌瘦吗？

咨询师：没有，看起来很正常。

求助者：可是我有消化系统的毛病。书上说有消化系统毛病的人都会气色很差，面黄肌瘦。最近我还老失眠，心里很烦，您看我有什么毛病吗？

咨询师：你去医院检查了吗？

求助者：我有时肚子疼，去了很多大医院检查，能做的都做了。大夫说胃镜检查就是有点胃黏膜充血，诊断为“浅表性胃炎”，给开了些药吃，一点也没有效果。有的大夫说“胃炎”应该是上腹疼痛，可我是下腹痛，而且位置很不固定，有时左边，有时右边，窜来窜去，没有个准地方。偶尔有便稀，医院

① 郭念峰. 心理咨询师（二级）. 北京：北京民族出版社，2005：12.

给做了结肠镜检查，也没查出什么，大夫说可能是“应激性结肠炎”。我已经折腾了半年多了，花了一万多块钱，胃镜、结肠镜都做了，但是最后还是没有确诊。我怕是得了癌症了，早期检查不出来，把病给耽误了。我想再去北京、上海查查。我总想有病怎么会查不出来呢？还是技术水准不行。家里人也让赶快把病治好，都这么大了。越催我越心烦，最近半个月失眠，开始吃安眠药还管用，现在也不行了。弄得我生意也懒得做了，有大夫建议我看心理医生，这和心理有关系吗？

咨询师：有些病确实和心理有关系，您刚才说家里人催您说“都这么大了”是指您的婚姻大事吗？

求助者：您怎么知道的？

咨询师：您看，您的登记表上写着36岁，未婚，家里能不着急吗？

求助者：着急也不是一年两年了。近一年来，家里人一个劲地催我结婚，但是我就是不想结。

咨询师：男大当婚，女大当嫁，您本人条件不错，却不想结婚，一定有您的道理吧。

咨询师：和谁结婚？男的碰碰我，我都会起鸡皮疙瘩。

咨询师：讨厌男性？

求助者：虽然说不上讨厌，但是不能谈论婚事。我是个男孩子脾气，怎么能和男人结婚？我喜欢和女孩子接触，所以干了美容这一行，真要结婚的话，我倒想找个女孩子和我过。有人说这是“同性恋”，您说我是吗？

请回答以下问题：

1. 该案例中，求助者目前存在的问题有哪些？

2. 该案例中，求助者问题的关键点是什么？你判断的依据是什么？你的答案和其他小组成员相同吗？

点　评

在本案例中，求助者存在“疑病症”的问题，其表现为对身体的过分注意和感觉过敏，怀疑自己得了癌症，各种检查不能动摇她对“疾病”的恐惧，交谈中注重的是诊断而不是治疗。她出现的一些情绪反应也是疑病症的常见现象。求助者的父母不知内情，催促其结婚，引起求助者内心冲突，可能是导致其“腹痛”的原因，而“疑病”所导致的反复求医可以理解为是对父母施压的一种反抗策略。

五、注 意 事 项

1. 在确定求助者问题的关键点时，对求助者的会谈内容进行区分和鉴别十分重要。对求助者的会谈内容首先要做程度上的区别。由于人在对待生活事件时受情绪的干扰，所以心里想的和实际做的有时并不完全一致。有时，患者谈的是一种情绪体验或一种想法，在强烈程度上可能有夸张成分，而在他的行为中未必表现得那么强烈。所以咨询师必须认真对待资料来源的可靠性和资料的真实性，未经验证的资料不能作为分析问题关键点的依据。

2. 在确定求助者问题关键点时，必须让求助者说得十分具体，因为把关键问题具体化，是区别问题真、假、轻、重的关键，也是进行诊断、治疗的重要步骤。为了更好地完成这一任务，对无关紧要的问题必须忽略，不可深究。

3. 对求助者资料的分析不能有主观随意性，要符合客观逻辑。

六、相关理论要点

所谓求助者问题的关键点，其内涵包括以下两个方面：

1. 该问题是求助者多数问题表现的原因或者与多数问题表现有着内在的联系。

2. 该问题在求助者发展中持久地存在着并随着生活环境的变化而改变自身的形式，但是无论形式如何改变，其本身性质不变。

4 第四章 影响性技术训练

训练一　面质技术训练

面质技术是指当咨询师发现求助者语言与非语言行为不一致、逃避面对自己的感觉与想法、语言行为前后矛盾、不知善用资源、未觉察自己的限制等行为时，咨询师指出求助者矛盾、不一致的地方，协助求助者对问题有进一步的了解。

一、训练目的

掌握面质技术的基本技巧，懂得利用面质技术，协助求助者觉察不一致的地方；协助求助者探讨不一致的地方，进一步了解自己；协助求助者了解自己的优点、缺点、资源与不足；协助求助者看到妨碍自己与他人权益的行为。

二、训练要点和要求

1. 发现并识别求助者身上存在的矛盾。

2. 在良好的治疗关系的基础上尝试使用面质。

3. 咨询师不要因为担心使用面质技术会伤害求助者及破坏咨询关系，而在该使用时不愿意使用，以至于错失良机。

4. 咨询师不可借着面质技术来表达自己对求助者的负面情绪，或借此机会惩罚求助者。

5. 咨询师使用面质技术时，必须依据求助者实际呈现的矛盾来面质，而非出自于咨询师的推论与猜测。

三、训练实施

（一）合组练习

1. 小组组成　每组10~15人，设训练主持一人，主持助理一人。

2. 角色扮演及案例分析　设置不同情境下的求助者案例多个。选择其中一个案例，推选几名组员进行角色扮演，分别扮演咨询师、求助者，其余人观察并练习。

3. 小组分享　针对每一个组员的回答，大家谈感受（评议），由此使每一个组员了解面质技术的要点。

训练指导语：下述案例可能有不同的处理方案，扮演咨询师、求助者的学员可根据自己的理解进行表演。每一个表演结束后，请讨论案例后面设置的不同咨询师的反应，并请每一位小组成员做出自己的回答，小组讨论之后请训练主持点评。

案例1

求助者17岁，高三学生，男性，因为学习问题前来求助。

求助者：其实我很想好好用功，考上重点大学给我父母争光。不过我周围的朋友都很爱玩，他们每天都有一些好玩的点子，让我无法自拔。我想过要先避开他们一段时间，考上大学后再跟他们联络。不过现在离高考还有2个月的时间，人家都说最后一个月才是关键时刻，我想，到那个时候再冲刺也不晚。

咨询师1：虽然你想用功，考个重点大学给父母争光，不过因为受到朋友的影响，到现在还无法收心。因为你认为最后一个月才是冲刺最重要的时刻，所以计划到那个时候再回避他们，专心准备高考。

咨询师2：虽然高考将至，你仍然无法收起玩心，专心准备高考，不过因为你已经有了计划，所以对自己信心十足。只是，在高考的前一个月，你是否有足够的定力，避开你的朋友，专心准备高考？再者，如果平时不看书，只靠一个月的冲刺，真的就能背熟3年的课程，考上大学？

咨询师3：到那个时候再冲刺也不晚。

点　评

咨询师1把求助者的主要言谈加以综合整理，是在进行释义，而非面质。咨询师2正确面质当事人想法的不切实际。咨询师3使用的技术是复述技术，非面质技术。

案例2

求助者34岁，公司秘书，女性，因为情感问题前来求助。

求助者：我们同居6年了，虽然他现在不经常来找我，不过我仍然相信他需要我，离不开我（双手紧握，眼神转离咨询师的注视），这是我继续跟他在一起的原因（头下垂，音量变小）。当初是我主动愿意跟他同居的，我觉得两个相爱的人能够在一起，是最幸福的事，所以我没有要求名分。最近一年来他不再勤于到我这里来，我相信他是因为生意忙，加上他孩子生病（眼神再次转离咨询师的注视）。不过我坚信他当初说的话，他爱我胜于爱他太太（眼神转离咨询师的注视），所以我对他很信任（声音转弱）。

咨询师1：6年前你不顾一切跟他同居，也没要求名分。虽然最近他不常来看你，可是你了解他，认为他这样做情非得已，而且你信任他说的话，所以对他很放心。

咨询师2：你刚刚提到，他最近一年不常到你这里来，不知道他这一年来共找过你几次?

咨询师3：虽然你没有名分，而他最近很少到你这里来，不过想到他6年前说的誓言，你就安心。虽然你这样认为，可是我却从你的动作表情看到你内心的焦虑，似乎你对他的誓言不再有信心。不知道我的感觉对不对?

点　评

咨询师1使用的技术是内容反应技术，非面质技术。咨询师2使用的技术是具体化技术，非面质技术。咨询师3面质当事人语言行为与非语言行为之间的矛盾，协助当事人觉察内在的冲突。

案例3

求助者35岁，公司业务员，女性，因为家庭和工作的冲突前来求助。

求助者：我对公婆已经尽心了，现在哪有媳妇像我一样愿意跟公婆住在一起，而且还照顾他们的生活起居。有时候虽然公司业务忙碌，为了照顾他们，我还是得请假，当然，这是媳妇该尽的责任（眼睛睁大往下望，脸部肌肉僵硬，双唇紧抿）。因为这样，我的上司很不满意，就将原本属于我的晋升机会给了别人（声音发抖）。其实，我也不想在事业上当女强人（身体往后仰，叹了一口气），毕竟女人的依靠是家庭。

咨询师1：为了照顾公婆，你无法兼顾事业，所以你的上司不愿意提拔你，而将机会给了别人，你觉得很委屈。虽然你认为为公婆牺牲是理所当然的事，也不在乎事业上的成就，可是你的动作表情似乎告诉我，你在乎事业，因此痛心公婆的拖累，让你丧失了晋升的机会，所以心中充满了委屈与无奈。不知道我的感觉对不对？

咨询师2：为了照顾公婆，你无法兼顾事业，所以你的上司不愿意提拔你，而将机会给了别人，你觉得很委屈。你为了照顾公婆，不管公司业务忙碌，还是请假。你这种不以公司为重的态度，当然上司会不满，他提拔别人不提拔你也是理所当然。

咨询师3：为了照顾公婆，你宁愿牺牲自己的事业，也要尽到媳妇的责任，所以当公司需要你时，你还是以公婆为优先。因为这样你丧失晋升的机会。不过你认为女人的依靠是家庭，所以不在意自己是否晋升。

点 评

咨询师1面质的地方，是当事人问题的关键部分。咨询师2面质的地方，并非当事人问题的关键部分。咨询师3没有面质当事人，只是使用内容反应技术扼要说明当事人语言叙述的重点。

案例4

求助者40岁，环卫工人，男性，因为家庭纠葛前来求助。

求助者：（求助者有4个孩子，老婆没有工作）我之所以选择这个工作，是因为这个工作比较轻松。既然工作轻松，钱当然不多，不过，只要工作轻松，没有什么工作压力，我就愿意接受。当然，我老婆一定会唠叨，说什么钱这么少要怎样养活一家人、对不起孩子、孩子可怜等，这些话真让我厌烦。为什么结婚的男人，不能有自己喜欢的生活。

咨询师1：你找到压力不大的工作，觉得很高兴。不过，老婆的唠叨让你很不耐烦。听起来，好像工作没有压力是你唯一的考虑，而老婆跟孩子的生活并不在你的考虑中。不知我这样的想法对不对？

咨询师2：你挑选工作时，似乎只考虑到自己的需要，没有考虑老婆跟孩子的需要。

咨询师3：你找到压力不大的工作，觉得很高兴。不过，老婆的抱怨让你觉得很不耐烦。

点　评

咨询师1面质当事人时，先使用共情技术，再面质当事人，避免当事人的防卫。咨询师2面质当事人的矛盾行为时，并未先使用共情技术，这种做法容易引起当事人的反感与防卫。咨询师3使用的技术是初层次共情技术，非面质技术。

（二）分组训练

1. 角色分配　在合组训练基础上，每3人一组，1人扮演求助者，1人扮演咨询师，另一人为观察者。

2. 准备案例　可以是资料中收集的案例，也可以是生活中的事件。

3. 训练方法　由观察者介绍案例，“求助者”与“咨询师”扮演案例中角色。或由“求助者”就生活中的事件进行求助，“咨询师”用面质技术予以回应。“咨询师”回应时要结合训练要求与训练要点；“求助者”要仔细体会对“咨询师”的感受。

4. 感受的反馈　“求助者”要将自己的感受反馈给“咨询师”。

5. 互换角色继续训练。

四、注意事项

面质技术在心理咨询中是非常必要的，能促进求助者对自己的防御、矛盾、优势和劣势的了解，激励自我面对。但面质技术的使用必须建立在良好的咨访关系的基础上，以情感反应、共情等技术做以铺垫，否则带有一定的危险性。因此，能否有效运用面质技术需要各种技术的融合。

1. 要有事实根据。
2. 避免个人发泄。
3. 避免无情攻击。
4. 要以良好的治疗关系为基础。
5. 可用尝试性面质。

五、相关理论要点

（一）求助者的常见矛盾

1. 言行不一致　求助者咨询时的言语和咨询外的行为不一致，如“你说你喜欢看书，可你似乎很少看书”；或求助者在咨询时的言行不一致，如“你说你很爱你的丈夫，可你在谈论他时却愤愤不平”。

2. 理想与现实不一致　求助者理想中的自己与现实的自己不一致；或求助者理想中的目标与实际的实现能力存在很大差异。

3. 前后言语不一致　求助者前后叙述的事实有差异；或求助者前后表达的情感有矛盾。

4. 咨访意见不一致　咨询师对求助者的评价与求助者的自我评价不一致；或咨询师对咨询关系的看法与求助者有差异。

（二）面质技术的功能

1. 协助求助者觉察不一致的逃避行为。

2. 协助求助者探讨不一致的地方，进一步了解自己。求助者不一致的地方，常常是求助者逃避或不愿意面对的经验。咨询师的面质，协助求助者整合经验，产生新的看法。

3. 协助求助者了解自己的优点缺点、资源与限制。咨询师面质的重点，除了须针对求助者不一致的地方外，还要强调求助者的优点缺点、资源与限制，让求助者看到解决问题的可能性。

4. 协助求助者看到妨碍自己与他人权益的行为。

训练二　解释技术训练

解释，即运用某一理论来描述求助者的思想、情感和行为的原因、实质等。解释使求助者从一个全新的、更全面的角度来重新面对困扰、周围环境及自己，并借助于新的观念和思想来加深了解自身的行为、思想和情感，产生领悟，提高认识，促进变化。

一、训 练 目 的

使学习者凭借自己的理论和经验，针对不同求助者的不同问题做出各种不同的合适解释，从而提高自己理论联系实际的能力。

二、训练要点和要求

1. 灵活地掌握理论、运用知识，注重理论与实践的联系。

2. 训练过程中注意解释技术的注意事项。

3. 解释不能凭感觉、凭经验，解释不能表面化或叙述不清或缺乏说服力，而要从理论的高度给予系统的分析解释，提高理论修养。

4. 咨询师不能把解释强加给求助者。

三、训练实施

（一）合组练习

1. 小组组成　每组10~15人，设训练主持一人，主持助理一人。

2. 角色扮演及案例分析　设置不同情境下的求助者案例多个。选择其中一个案例，推选几名组员进行角色扮演，分别扮演咨询师、求助者，其余人观察并练习倾听。

训练指导语：下述案例可能有不同的处理方案，扮演咨询师、求助者的学员可根据自己的理解进行表演。每一个表演结束后，请讨论案例中所用的心理治疗理论，并请每一位小组成员做出自己的回答，小组讨论之后请训练主持点评。

案例1

求助者22岁，大三男生，因为无法跟异性维持持久的关系而求助。

求助者：去年我总共交了四位女朋友，最长的有两个月，最短一星期。现在一想谈恋爱就害怕。我怀疑是自己魅力不够，无法拉住女朋友的心；但又觉得自己外表不差，就不知道为什么，女朋友老是跑掉。

咨询师：去年你交了四位女友，却留不住任何一个，让你觉得很泄气。你感到不解的是，自己的外表不差，可是却留不住女孩的心。

求助者：我现在对自己没有信心，可又不甘寂寞。真是不知道该怎么办了。

咨询师：你能谈谈跟妈妈的关系吗？这种情况可能与你的家庭关系有关。一般来说，亲子关系的好坏直接影响到我们的人际关系，包括异性关系，你与母亲的情感交流方式会潜移默化的影响到你跟女孩的沟通模式。你外表不比别人差，可是却留不住女孩子的心，说明你还有待于改进和挖掘，可以重新反省一下你跟妈妈的关系，从中找到启发。

点　评

咨询师用精神分析的理论对求助者的问题进行了解释。

案例2

求助者37岁，女硕士，因为找不到结婚对象而着急。

求助者：研究生毕业时我27岁，为准备结婚，就积极学习一些居家课程，也留意未婚男性。我周围未婚的不是学历跟我不相称，就是样子我不喜欢，或是职务不够高。后来，我请朋友积极为我介绍。但是10年间，没有人为我介绍对象。我今年37岁了，很着急。

咨询师：你积极准备结婚，却一直没有对象，眼看一天天老去，心里很着急。

求助者：我很着急。我妹妹都生孩子了，我却一次恋爱都没谈过。妹妹说我挑，但我不觉得。我的对象至少也要硕士以上，而且最好是副教授以上或经理级以上的职务。不是我挑，是因为我的条件确实不错。

咨询师：妹妹认为你太挑了才找不到对象，你觉得被误解，很无奈。其实你是找不到相配的人。

求助者：妹妹才大学学历，她男朋友却是硕士，如果我不找个优秀的，怎么会有面子？我各方面的能力都比我妹妹好，当然要找个比她男朋友优秀的人。更何况我虽然已经37岁，看上去不过二十几岁而已，我没有必要降低自己的条件。

我同事说如果我不放宽条件，再拖几年，恐怕也嫁不出去（音量提高）。我很生气，不是我的眼界高，而是她们对自己挑选的对象都没有严格筛选，我真替她们感到可怜。我不要像她们一样，所以我一定要坚持我的要求。

咨询师：我很理解你的要求，你现在很着急但很无奈，符合你要求的人太少了。听你讲，你好像比较在乎外在条件是否匹配，比如学历、职位、外貌等。你考虑过自己到底需要的是什么吗？倾听过自己内心真实的感受吗？按照自己内心最真实的经验去选择，也许就不会这么困难了，我们如果过于在乎外在的条件和他人的评价，就会丧失我们自己最真实的评价标准，就会活得越来越不真实，离自己最本真的经验越来越远，体验到的痛苦就会越来越多。

点 评

咨询师用人本主义的理论对求助者的问题进行了解释。

3. 小组分享　就每一个组员的回答，大家谈感受，由此使每一个组员了解解释技术的要点。

（二）分组训练

1. 角色分配　在合组训练基础上，每3人一组，1人扮演求助者，1人扮演咨询师，另一人为观察者。

2. 准备案例　可以是资料中收集的案例，也可以是生活中的事件。

3. 训练方法　由观察者介绍案例，“求助者”与“咨询师”扮演案例中角色。或由“求助者”就生活中的事件进行求助，“咨询师”用解释技术予以回应。“咨询师”回应时要结合训练要求与训练要点；“求助者”要仔细体会对“咨询师”的感受。

4. 感受的反馈　“求助者”要将自己的感受反馈给“咨询师”。

5. 互换角色继续训练。

四、注 意 事 项

解释被认为是面谈技巧中最复杂的一种，能使求助者从一个新的、更全面的角度来重新面对困扰、周围环境及自身，从而加深了解自身的行为、思想和情感，产生领悟，提高认识，促进变化。

1. 解释应了解情况，把握准确。

2. 应明确自己想解释的内容是什么。

3. 灵活运用，因人而异。

4. 咨询师应根据实际情况作出合适的解释，即咨询师所掌握的信息不一定都要告诉求助者，解释应有利于咨询的进行、有利于求助者解决问题，促进成长。

五、相关理论要点

1. 解释与释义的区别　解释是在咨询师的参考框架上，运用自己的理论和人生经验来为求助者提供一种认识问题以及认识自己与周围关系的新思维、新理论、新方法。

释义则是从求助者的参考框架来说明求助者表达的实质性内容。

2. 解释与内容表达的区别　解释侧重于对某一问题做理论上的分析，而内容表达是指咨询师提供信息、建议、反馈等。

训练三　指导技术训练

指导即咨询师直接地指出求助者做某件事、说某些话或以某种方式行动。

指导是影响力最明显的一种技巧。

一、训 练 目 的

使学习者了解指导技术的作用，掌握指导技术的运用方法，提高咨询效果。

二、训练要点和要求

1. 掌握指导技术的适用范围和内容。
2. 训练过程中注意指导技术的注意事项。
3. 指导技术的运用要以良好的咨询关系为前提。
4. 指导语要清晰、准确。

三、训 练 实 施

（一）合组练习

1. 小组组成　每组10~15人，设训练主持一人，主持助理一人。

2. 角色扮演及案例分析　设置不同情境下的求助者案例多个。选择其中一个案例，推选几名组员进行角色扮演，分别扮演咨询师、求助者，其余人观察并练习倾听。

训练指导语：下述案例可能有不同的处理方案，扮演咨询师、求助者的学员可根据自己的理解进行表演。每一个表演结束后，请讨论案例中指导技术的应用，并请每一位小组成员做出自己的回答，小组讨论之后请训练主持点评。

案例1

求助者26岁，公司职员，男性，因为不满妈妈对妹妹偏心而来求助。

求助者：我觉得妈妈偏爱我妹妹，说女孩子需要打扮，所以每个月给她的零用钱是我的两倍。我强烈抗议都没用。她从来都没想过，我交女朋友更需要钱。

咨询员：你对妈妈的偏心有强烈的不满。我们来做个角色扮演，看看对你的问题会不会有所帮助。在这里有一些垫子，请你挑一张代表妈妈，另一张代表你。你扮演两人并对话。谁说话就坐到代表谁的垫子上。现在开始。

点　评

以上案例是使用指导技术处理当事人“个人间”（当事人跟妈妈）的冲突。

案例2

求助者30岁，公司经理，男性，因为后悔自己对妻子的不良态度而过分自责前来求助。

求助者：我现在很后悔，一直在自责。我骂她自私自利，家里的事情不能尽心尽责。我知道她工作很辛苦。这几天都睡不好。

咨询员：你后悔当初不该这样责备她。

似乎你内在有个强烈的自责声音，让你无法安心。我想让你内心自责的声音具体化，看看它如何责备你，让你睡不好。这边有一堆垫子，请你从里面挑选一张，代表内心责备的声音，另一张代表自己。当责备的声音和你谁说话时，你就坐到相应的垫子上。好，现在开始。

点　评

以上案例是咨询师使用指导技术处理当事人个人内在的冲突。

3. 小组分享　就每一个组员的回答，大家谈感受（评议），由此使每一个组员了解指导技术的要点。

（二）分组训练

1. 角色分配　在合组训练基础上，每3人一组，1人扮演求助者，1人扮演咨询师，另一人为观察者。

2. 准备案例　可以是资料中收集的案例，也可以是生活中的事件。

3. 训练方法　由观察者介绍案例，“求助者”与“咨询师”扮演案例中角色。或由“求助者”就生活中的事件进行求助，“咨询师”用指导技术予以回应。“咨询师”回应时要结合训练要求与训练要点；“求助者”要仔细体会对“咨询师”的感受。

4. 感受的反馈　“求助者”要将自己的感受反馈给“咨询师”。

5. 互换角色继续训练。

四、注意事项

指导是影响力最明显的一种技巧，灵活正确地运用指导技术将会强有力地促进咨询效果，这需要我们准确领会并掌握指导技术的要点。

1. 使用指导性技巧时，咨询师应十分明确自己对求助者指导些什么以及效果怎样，叙述应清楚，要让求助者真正理解指导的内容。

2. 不能以权威的身份出现，强迫求助者执行。

3. 指导时言语和非言语行为都会同时对求助者产生影响。

五、相关理论要点

不同的心理咨询和治疗学派对指导的理解和运用不同，如心理分析学派常指导求助者进行自由联想以寻找问题的根源；行为主义学派常指导求助者做各种训练，如系统脱敏法、满贯疗法、放松训练、自信训练等；人本主义学派中的完形学派习惯于做角色扮演指导，使求助者体验不同角色下的思想、情感和行为。理性情绪学派则针对求助者的各种不合理信念予以指导，用合理的信念代替不合理信念。

但有些咨询师不赞同使用指导技巧，如非指导型的咨询师，他们反对操纵和支配求助者，避免代替求助者做决定，提倡让求助者自己确定要讨论的问题，也不要求求助者执行推荐的活动，认为指导会把自己的意志强加在求助者身上。当然，这与咨询师的人性观是密不可分的。

训练四　情感表达技术训练

情感表达即根据求助者的问题，咨询师告知自己的情绪、情感活动状况，让求助者明白。

一、训 练 目 的

使学习者学会正确情感表达的技巧及适用场合，并区分与情感反应的不同。

二、训练要点和要求

1. 既能体现对求助者设身处地的反应，又能传达咨询师自己的感受，使求助者感受到一个活生生的咨询师形象，了解咨询师的价值观。

2. 咨询师以这种开放的情绪分担方式为求助者做示范，促进求助者的自我表达。

三、训 练 实 施

（一）合组练习

1. 小组组成　每组10~15人，设训练主持一人，主持助理一人。

2. 角色扮演及案例分析　设置不同情境下的求助者案例多个。选择其中一个案例，推选几名组员进行角色扮演，分别扮演咨询师、求助者，其余人观察并练习倾听。

训练指导语：下述案例可能有不同的处理方案，扮演咨询师、求助者的学员可根据自己的理解进行表演。每一个表演结束后，请讨论案例中情感表达技术的应用，并请每一位小组成员做出自己的回答，小组讨论之后请训练主持点评，指出其中的关键点。

案例1

求助者21岁，大二女生，因为跟老师的冲突前来求助。

求助者：我觉得大学生已经成人，可是老师仍旧将我们当成小孩看，实行霸权，只能服从，不能有意见。亏他还是大学老师，连现在是什么时代都没有知觉。

咨询师：听起来，你对老师有许多的抱怨与生气。告诉我发生了什么事？

求助者：这学期我修了一门课，因为是必修，所以不得不选。选课前，就听说老师难缠，常常有过分的要求，成绩全凭他的心情。果然他要我们写3篇报告，每篇不少于1万字。此外，他还要我们每个人翻译两章原文书。

上课时，他都是坐着听我们的分组报告。只在下课前几分钟，点评两句。从头到尾，不但没学到任何东西，而且还花一大堆时间，做一些不知所云的事。如果不是必修，大概没有人愿意修这门课，我也不必忍气吞声。

每一届的同学都忍受同样的折磨。难道学生就没法保障权益吗？这么烂的老师怎么学？我很想学习，可是上课学不到东西，又浪费时间，怎不叫人难过呢？

咨询师：我能感觉到你的愤怒，你觉得你的自主权和民主权被限制了，自己的权益没有得到保障，讨厌你的这位老师。听了你的描述，我也觉得你的这位老师确实做得不到位，假如我碰到这样的老师，我也很生气。可他这种教学方式我觉得也有可取的地方，能增强学生学习的积极性和主动性，我还是挺喜欢的，你觉得呢？

点　评

咨询师从自己的角度对求助者的情况表达了自己的情感，是情感表达的运用。

案例2

求助者43岁，公司职员，男性，因工作问题前来求助。

求助者：公司不能公平对待员工。虽然我的学历低，可是我肯做、肯学，而且贡献不小，我以为公司会好好对待我。没想到，他们还是只看重学历，只晋升有学历的人。那些人只有学历，不肯努力，对公司会有什么帮助呢？

咨询师：听起来你对公司失望极了，可以说说发生什么事了么？

求助者：我在公司20年。从公司刚起步，到现在变成企业界老大。20年前，我是公司里不可或缺的人。后来公司扩展，分工愈来愈细，我能做的事愈来愈少，而且愈做愈基层。现在的新人，因为他们的学历比我高，都是我的上级。

几天前，因为别人工作的失误，主任责备我，说我这个位置，任何人都可以胜任。我很委屈，我觉得自己太傻，被人家利用了这么久，现在人家成功了，就一脚把我踢开。

咨询师：我理解你现在的感受，我也为你感到委屈和愤怒，有一种为人作嫁衣裳的感觉，公司让人感到很失望，自己的付出得不到相应的回报。我很欣赏你的直率和真诚，也佩服你对公司的付出，公司这样对你，确实让人接受不了。

点　评

咨询师运用情感表达技术表达了自己对公司、对求助者的情感，运用得当。

案例3

求助者24岁，大学刚毕业的公司职员，女性，因为人际问题而求助。

求助者：我从小就被教育，要信任别人、要坦诚待人。但是，我的经验却不是，告诉我对别人诚实是大傻瓜。我不知道该相信哪一方面？

咨询师：你觉得很矛盾，你不知道要遵从教育的教导相信别人，还是信任经验的启示不要相信别人。

求助者：我把我的室友当成好朋友看，心事都告诉她。没想到，她又告诉了别人，现在我看到其他同学，都觉得不好意思。我找她理论，她却说因为我心里有鬼，才会怕别人知道。我信任她，没想到她却出卖我，还反咬我一口。我觉得以后不能相信别人，但是却又有罪恶感，觉得自己很邪恶，做人真难。

咨询师：很感谢你能与我分享你的心事，我很欣赏你的真诚和善良，也能感受到你的失望、愤怒和无奈。我喜欢与诚实的人交朋友，你的这位朋友做得确实有点过分，她辜负了你对她的信任，我也不喜欢这种人，不讲信用，不真诚，没有安全感。

点　评

咨询师运用情感表达技术表达了自己的感受。

3. 小组分享　就每一个组员的回答，大家谈感受（评议），由此使每一个组员了解情感表达技术的要点。

（二）分组训练

1. 角色分配　在合组训练基础上，每3人一组，1人扮演求助者，1人扮演咨询师，另一人为观察者。

2. 准备案例，可以是资料中收集的案例，也可以是生活中的事件。

3. 训练方法　由观察者介绍案例，“求助者”与“咨询师”扮演案例中角色。或由“求助者”就生活中的事件进行求助，“咨询师”用情感表达技术予以回应。“咨询师”回应时要结合训练要求与训练要点；“求助者”要仔细体会对“咨询师”的感受。

4. 感受的反馈　“求助者”要将自己的感受反馈给“咨询师”。

5. 互换角色继续训练。

四、注 意 事 项

情感表达是为求助者服务的，表达内容和方式应有利于咨询的进行，而不是为反应而反应，更不是为了自己的表达和宣泄。

五、相关理论要点

情感表达既可针对求助者，也可针对咨询师自己，或针对其他事物。情感表达比情感反应影响力更公开、更主动、更直接，作用更大。巧妙地运用情感表达能促进咨询的顺利开展。

情感表达与情感反应的区别：情感表达是咨询师表达自己的喜怒哀乐，而情感反应是咨询师反映求助者叙述中的情感内容。

训练五　内容表达技术训练

内容表达是指咨询师传递信息、提出建议、提供忠告、给予保证、进行褒贬和反馈等。

一、训练目的

使学习者学会正确内容表达的技巧及注意事项，并区分与内容反应的不同。

二、训练要点和要求

1. 在使用内容表达技术前，往往先采用反应技术或共情技术等，即要以良好的咨询关系为基础。

2. 内容表达技术只是为求助者提供了新的思维视角，不一定要让求助者执行。

三、训练实施

（一）合组练习

1. 小组组成　每组10~15人，设训练主持一人，主持助理一人。

2. 角色扮演及案例分析　设置不同情境下的求助者案例多个。选择其中一个案例，推选几名组员进行角色扮演，分别扮演咨询师、求助者，其余人观察并练习倾听。

训练指导语：下述案例可能有不同的处理方案，扮演咨询师、求助者的学员可根据自己的理解进行表演。每一个表演结束后，请讨论案例中内容表达的应用，并请每一位小组成员做出自己的回答，小组讨论之后请训练主持点评，指出其中的关键点。

案例1

求助者25岁，公务员，女性，因感情问题来求助。

求助者：我不知道能否再相信别人。我最好的朋友竟然抢了我男友。三个月前，我跟男友有了冲突。以前我们吵架后，他都主动认错。这次没想到一个月过去了，他都没来，我开始着急。好朋友帮我出主意，她劝我一定要等对方主动，免得以后无法驾驭他。她说会帮我劝他，就这样过了两个月。几天前我的男朋友来找我，竟然说要分手。他骂我，说了些莫名其妙的话。我要他说清楚，他却甩头就走。我试着跟他联络，可是他避不见面。昨天，我看到他跟我的好朋友又抱又亲，我突然明白一切。如果他真的不要我，也不要这样侮辱我（哭泣）。我很难过也很生气，为什么他们这样对我。我很不甘心！

咨询师：你最好的朋友竟然背叛你，真是令人愤怒，真不甘心，这使你很难再相信别人。假如我碰到这种情况，我也会跟你有同样的想法。但是，我们静下来好好反思一下，自己是否有哪些地方做得还不够好呢？如果有，这次是给我们吸取教训的机会；如果没有，说明你的男朋友不适合你，他不懂得珍惜你，那么离开未必是件坏事。你的好朋友让你很伤心，但不一定你所有的朋友都是这样的，这只是个例，不要以偏赅全。你觉得呢？

点　评

咨询师从自己的角度发表了自己对问题的看法，并提供了一些应对问题的建议，属于内容表达技术。

案例2

求助者23岁，大四男生，因为不知该先参加教育实习还是先当兵前来求助。

咨询师：请到这边坐，看起来好像发生了一些事情，让你很苦恼，能告诉我发生了什么事吗？

求助者：我已经好几天无法入睡了。我今年可以选择先实习，或是先当兵。我在大学已经念了4年，觉得非常累，所以原本想先当兵，改变一下生活方式。可是，我的同学都认为先拿到合格教师证，当完兵就可以立刻就业。我开始动摇。我问我父母，父母让自己决定，因为他们也不懂这个。他们这样说，让我更慌乱。

咨询师：是啊，你确实碰到了令人苦恼的选择，到底是先实习还是先当兵。如果先实习，未来就业就会省些力气；如果先当兵，就能改变一下生活方式。两者都有利有弊，但关键是你最看重什么。关于想改变一下生活方式，实际上只要你毕业了，你的生活方式很快就会随之改变，不在乎这点时间了。你觉得呢？

点　评

咨询师直截了当地表达了自己的观点，符合内容表达技术的要求。

案例3

求助者32岁，职员，男性。因女朋友无意跟他结婚很苦恼而求助。

求助者：我们一见钟情，恋爱五年。开始，进展快速，一个月，就决定厮守终身。当时计划半年后结婚。半年之后，她热情降低，一拖再拖。我曾求婚，她都婉拒。我怀疑有第三者。但我不想去追查什么。如果我这样做，对我们的关系有害无利，而且给她借口。

咨询师：她不想实现过去的誓言，你怀疑有第三者介入，因为不想给她分手的借口，所以不敢问清楚，你觉得好无奈。

求助者：没错，我无法掌控这段感情，可又离不开她。真不知道该怎么办？她不喜欢我，应该对我直说。她觉得愧对我，又不想负责任，才不愿意主动提出分手。

咨询师：我理解你的感受，你虽然已经感受到了她对你的情感在慢慢冷淡，但又不愿承认这样的事实，你想让她亲口告诉你。实际上，你也害怕她主动跟你提出分手。无论是什么原因，这都让你感到痛苦。

点　评

咨询师用自己的话对求助者的问题进行了反馈，这也是内容表达的一种形式。

3. 小组分享　就每一个组员的回答，大家谈感受（评议），由此使每一个组员了解内容表达技术的要点。

（二）分组训练

1. 角色分配　在合组训练基础上，每3人一组，1人扮演求助者，1人扮演咨询师，另一人为观察者。

2. 准备案例　可以是资料中收集的案例，也可以是生活中的事件。

3. 训练方法　由观察者介绍案例，“求助者”与“咨询师”扮演案例中角色。或由“求助者”就生活中的事件进行求助，“咨询师”用内容表达技术予以回应。“咨询师”回应时要结合训练要求与训练要点；“求助者”要仔细体会对“咨询师”的感受。

4. 感受的反馈　“求助者”要将自己的感受反馈给“咨询师”。

5. 互换角色继续训练。

四、注 意 事 项

内容表达技术主要是咨询师表达自己的意见、建议等，表达要清晰、准确、通俗易懂，能让求助者准确理解并具有可操作性。内容表达时应注意措辞的和缓、尊重，不应该认为自己的忠告、意见是唯一正确的、必须实行的。

五、相关理论要点

（一）内容表达与内容反应的区别

内容表达是咨询师表达自己的意见，而内容反应是咨询师反映求助者的叙述。虽然内容反应中也含有咨询师所施加的影响，但比起内容表达来，则要显得隐蔽、间接、薄弱得多。求助者中心学派、非指导型的咨询师多用内容反应，而希望直接施加影响、表达自己观点的咨询师则多喜欢用内容表达。

（二）解释与内容表达的区别

解释侧重于对某一问题作理论分析；而内容表达则是咨询师提供信息、建议和反馈。

（三）何时使用反应技术，何时使用表达技术？

1. 与咨询的影响阶段有关　在咨询的最初阶段，多使用反应技术了解情况；在咨询的最后阶段，多使用表达技术。

2. 与咨询师所接受的理论流派有关　如求助者中心疗法更强调反应技术，而行为疗法更强调表达技术。

3. 与求助者的问题、需要或个性有关　如求助者希望被人理解，有倾诉欲望，则多使用反应技术；如求助者有依赖性，则需咨询师多表达。

4. 与咨询师的个性有关　如咨询师的主动性较强，希望对求助者施加影响，则多用表达技术。

训练六　自我开放技术训练

自我开放，亦称自我暴露、自我表露，指咨询师提出自己的情感、思想、经验与求助者共同分享。它是情感表达与内容表达的一种特殊组合。

一、训 练 目 的

掌握自我开放的基本技巧、适用时机及功能，以便更好地促进求助者自我开放。

二、训练要点和要求

1. 自我开放技术适用于咨询师与求助者已有良好咨询关系时。

2. 训练过程中，要时刻注意自我开放应以有助于促进咨询关系、促进求助者进一步自我开放和深入了解自己、加强咨询效果为准则。

三、训 练 实 施

（一）合组练习

1. 小组组成　每组10~15人，设训练主持一人，主持助理一人。

2. 角色扮演及案例分析　设置不同情境下的求助者案例多个。选择其中一个案例，推选几名组员进行角色扮演，分别扮演咨询师、求助者，其余人观察并练习倾听。

训练指导语：下述案例可能有不同的处理方案，扮演咨询师、求助者的学员可根据自己的理解进行表演。每一个表演结束后，请讨论案例中不同咨询师的反应，并请每一位小组成员做出自己的回答，小组讨论之后请训练主持点评，指出其中的关键点。

案例1

求助者31岁，建筑师，男性，因为女朋友移情别恋前来求助。

求助者：我想把她放下，重觅自己的春天，但我无法忘记她。

咨询师1：我们交往6年，她后来因为找到更好的对象而离开我。之后，我就像你现在一样。直到有一天，我听到一位亲戚因为肺癌只剩3个月的生命，让我突然清醒，我问自己：如果我的生命只剩3个月，我会怎样？我痛恨自己浪费生命在无可挽回的事上。在痛哭一场后，我决定让自己活过来。我很感谢那位亲戚，如果没有他的启示，我不知道我会怎么样。

咨询师2：你这样子太没出息了。天底下的女人多得是。我就是不断这样鼓励自己才走过来的。就像我现在的女朋友，各个方面都比我的前任太太好。有一次我搂着我女朋友在路上碰到她，看到她嫉妒的眼神，我简直乐死了。

咨询师3：我以前曾经跟一女友爱得死去活来，可是，有一天她的家人介绍了一位对象给她。她虽然说不会变心，不过终究还是离开了我。我虽然消极了一段时间，不过，我很快又振作起来，并没有像你一样一蹶不振。感情虽然重要，可是不是生命的全部，我不想让它耽误我的前程。

点　评

咨询师1的自我开放可以带给当事人积极的启示。咨询师2的自我开放，对当事人有消极启示，因此对当事人的问题没有帮助。咨询师3的自我开放，是对当事人现况的批评，因此对当事人的问题没有帮助。

案例2

求助者31岁，公关领班，女性，因男朋友去世后对其他男性无望前来求助。

求助者：他去世后，我一直过得很不安稳。想再找一个像他那样的知音，可是一再失望。渐渐地，我觉得孤单，后来我逐渐退出交友圈，总是独来独往。在夜深人静时，常常让我泪流满面。

咨询师1：我觉得你的想法有些偏激。知音本来就难找，如果将自己封闭起来，就更找不到知音。你这样下去，还可能失去大家的友谊，不但没有知音，恐怕连个普通朋友也没有。

咨询师2：我以前曾经跟你有类似的经验与想法，可是没有坚持多久。没有朋友的日子好可怕。有一次我生病，等人发现时已经昏死过去。所以，我劝你还是不要远离人群，毕竟人人都需要朋友的帮助。

咨询师3：自己相知相惜的人去世以后，觉得整个世界都没有人可以跟他相比，最后让自己陷入最深的孤独，这种经验我曾经有过。我的男朋友意外去世后，我觉得世上再也找不到人可以托付终身。经过一段很孤独的时间后，有个朋友告诉我，他想跟我交往，可是我的想法让他却步。他认为虽然跟我过去的男朋友不同，但他有他的特色，至少该给他机会让两人交往后再作论断，这也是给自己机会。

点　评

咨询师1的自我开放是对当事人行为的批评，因此对当事人的问题没有帮助。咨询师2利用自我开放的机会说服当事人做某种决定，这种做法有违咨询伦理，因此对当事人的问题没有帮助。咨询师3的自我开放，协助当事人注意问题的关键，以及可以运用的资源。

案例3

求助者29岁，厨师，男性，因自己想当神职人员与父母闹僵，前来求助。

求助者：我想要当神职人员，可是因为我是独子，直到最近，我才让我父母知道，结果他们勃然大怒，我也失去控制，大声吆喝他们的霸道。后来姐姐和妹妹也数落我，我气得搬了出来。那时我才知道生活处处都需要钱，我每个月的薪水都不够用，后悔负气离家。搬出来后我才发现，实在无法忍受孤独，我看我的确不适合当神父，但是如果现在回去太没面子了。

咨询师1：当初的决定并没有经过深思熟虑，等到冲动地离家后，生活上的压力与寂寞，才让你发现当初的决定并不正确，可是又觉得没有脸回家。这种情形跟我以前的经验很像。我曾经因为冲动做了后悔的事，不知道该如何面对家人。后来我体会到，我需要的是家人的体谅和尊重，不是他们的批评与责备。所以我就学习如何清楚地向家人表达我的需要。一开始很难开口，但是经过几次练习后就好多了。不知你听了我的经验后，有什么样的想法?

咨询师2：听到你这么说让我想到我以前的冲动行为。一次我离家出走，当时身上没什么钱，所以就到朋友家住。后来我朋友故意将我住在他家的事告诉我的父母。我父母知道后就到他家将我带回去…（咨询师继续谈论自己的经验，求助者成为倾听者，直到咨询结束）。

咨询师3：根据我过去的经验，年轻人容易冲动，做事不经思考，所以容易做出让自己后悔的事，就像你现在一样。天下的父母都是爱子女的，不管发生什么事，父母还是会原谅他。

点 评

咨询师1的自我开放具有示范的功能，让当事人从中获得一些启示。

咨询师2的自我开放，让自己为咨询中的主角，将咨询的重心转移至他的身上。咨询师3的自我开放的内容与当事人的问题无关，因此对当事人的问题没有帮助。

3. 小组分享　就每一个组员的回答，大家谈感受（评议），由此使每一个组员了解自我开放技术的要点。

（二）分组训练

1. 角色分配　在合组训练基础上，每3人一组，1人扮演求助者，1人扮演咨询师，另一人为观察者。

2. 准备案例　可以是资料中收集的案例，也可以是生活中的事件。

3. 训练方法　由观察者介绍案例，“求助者”与“咨询师”扮演案例中角色。或由“求助者”就生活中的事件进行求助，“咨询师”予以自我开放的回应。“咨询师”回应时要结合训练要求与训练要点；“求助者”要仔细体会对“咨询师”的感受。

4. 感受的反馈　“求助者”要将自己的感受反馈给“咨询师”。

5. 互换角色继续训练。

四、注意事项

1. 对求助者的体验感受若是正信息，必须是实际的、适度的、真诚的，否则适得其反。若是负信息，应注意它可能产生负面作用，语气要委婉。

2. 咨询师暴露个人经验时，要简洁。

3. 自我开放需建立在一定的咨询关系上，有一定的会谈背景。否则有逞能之嫌疑。

4. 自我开放的内容、深度、广度都应与求助者所涉主题有关。

5. 不能借助自我开放批评指责求助者，也不能以一种消极的经验给求助者留下不良暗示，而应通过自我开放使求助者更好地认识自己、给予积极经验、加强咨询效果为准则。

五、相关理论要点

在求助者心目中，咨询师原本就是一位解决问题的专家，再加上求助者被问题所缠久思不解，因而更容易将自己贬低，将咨询师神化，让自己依赖咨询师解决问题。

咨询的目的在于协助求助者面对问题、解决问题。在协助求助者的角色上，咨询师只是个催化者，只是导引求助者深入探讨自己，发现自己，进而解决问题。求助者问题的解决主要还是要靠求助者自己。所以，咨询中，求助者是主角，是该对问题负责的人。

要求助者愿意对自己的问题负责，就必须去除求助者对咨询师的依赖与崇拜，让咨询关系是平等的关系。在平等的关系上，求助者才会看重自己。在平等的关系上，求助者才不会高估咨询师，低估自己。否则，求助者会将责任推给咨询师，希望咨询师替自己负责。

咨询师开放自己的经验最重要的是让求助者领悟到咨询师的平凡，将自己与咨询师放在平等的位置上，并且愿意对问题负责。当求助者看到咨询师像自己一样也曾被类似的问题所扰，就比较能够客观地看待自己，并且增加披荆斩棘的勇气。

自我开放与内容表达、情感表达既有联系也有区别：

自我开放是内容表达和情感表达的结合，只是两者表达内容不同。

前者除表达对求助者的体验感受外，还表达的是与求助者的问题有关的自己的经验，而后者表达的则是对求助者问题的看法和意见。

训练七 影响性概述技术训练

咨询师将自己所叙述的主题、意见等经组织整理后，以简明扼要的形式表达出来，即为影响性概述。

一、训练目的

掌握影响性概述的基本技巧，了解其功能及相关注意事项。

二、训练要点和要求

1. 让求助者更清楚地了解咨询师的谈话重点，串联有关信息。

2. 咨询师有机会回顾讨论的内容，加入新的资料，强调某些特殊内容，提出重点，为后续咨询奠定基础。

3. 训练中要求学习者深刻体会案例中的情境，领悟求助者和咨询师的角色和内心情感，在建立良好的咨访关系的基础上进行影响性概述的训练。

三、训练实施

（一）合组练习

1. 小组组成　每组10~15人，设训练主持一人，主持助理一人。

2. 角色扮演及案例分析　设置不同情境下的求助者案例多个。选择其中一个案例，推选几名组员进行角色扮演，分别扮演咨询师、求助者，其余人观察并练习倾听。

训练指导语：下述案例可能有不同的处理方案，扮演咨询师、求助者的学员可根据自己的理解进行表演。每一个表演结束后，请讨论案例中影响性概述的应用，并请每一位小组成员做出自己的回答，小组讨论之后请训练主持点评，指出其中的关键点。

案例1

求助者35岁，律师，女性。求助者因为无法跟上司、同事相处而求助。经过6次咨询后，求助者的情况有了明显的改善，咨询师与求助者认为可以结束咨询关系。

咨询师：上一次咨询时，我们同意所定的咨询目标已经达成，也同意在这一次会谈结束咨询关系，所以今天一开始我们就来讨论这个问题。

求助者：我也觉得我的问题已经解决了，目前跟上司、同事的关系有了很大改善，工作比较愉快。不过当我们提到结束咨询时，总觉得非常不舍。我想我是个非常重感情的人，才会害怕分离。一碰到这种事，总是要好长一段时间才能习惯。

咨询师：我很理解你的这种感觉，很感谢你对我的信任。我为你能这么快走出来感到高兴，未来的路需要你自己去走，我也相信你能处理好未来的人际关系。就你的问题，我觉得有几点想跟你再分享一下：要处理好自己的人际关系，首先要遵循人际交往的基本原则，如尊重、平等、真诚等。其次，要掌握人际交往的一般技巧，如学会真诚地赞美他人、给人以友善的微笑、善于宽容他人等。最后，要优化你的人格素质，改变自己不良的认知模式。真诚地希望你能从跟同事、上司的交往中获得幸福。

点 评

咨询师不仅反馈了自己的情感，也总结了自己的要强调的内容，提出重点，符合影响性概述的要点。

案例2

求助者33岁，女性，护士。求助者因为无法跟婆婆相处，导致婚姻失调而求助。五次咨询后，求助者和婆婆的关系改善，夫妻的冲突已经降低。

咨询师：在前几次咨询中，我们同意今天是最后一次的咨询，并且在今天结束咨询。进入主题之前，我想了解，你对最后一次咨询的感觉与想法。

求助者：我觉得有些难过。我不能每个礼拜来找你，有了问题需要自己解决，我担心自己是否能应对得了。

咨询师：咨询结束后，你必须独自面对问题，但你担心自己的能力不足。

求助者：虽然现在和婆婆的关系有所改善。因为跟婆婆冲突少了，跟先生的关系就好很多。可是，这些是因为有你的帮助，让我能看清自己的问题。我不知道我和婆婆、先生以后会不会再有矛盾，到时候真不知道要怎么办。

咨询师：你觉得能力不够，感到有些着急。

求助者：没错！没错！我就是这个意思。

咨询师：我理解你的担心，人要独自面对一些困难时总会有这样的想法。不过，我相信你已经具备了这样的能力，即使以后再出现矛盾，你也会根据我们讨论的去妥善解决。就你跟婆婆、先生的问题，你也顿悟到是自己跟父母问题的反映，沿着这条思路去慢慢解决吧。首先要解决自己跟父母的关系，真正认清自己存在的问题，以此启发跟婆婆、先生关系的处理办法。你看是不是这么回事？所以，根源还在你跟父母的关系上。希望你以后能很好地处理自己的问题。

点 评

咨询师运用影响性概述将求助者的问题从头至尾理顺了一下，让求助者更清晰地理解自己的问题所在，这对于后续问题的解决奠定了基础。

3. 小组分享　就每一个组员的回答，大家谈感受（评议），由此使每一个组员了解影响性概述技术的要点。

（二）分组训练

1. 角色分配　在合组训练基础上，每3人一组，1人扮演求助者，1人扮演咨询师，另一人为观察者。

2. 准备案例　可以是资料中收集的案例，也可以是生活中的事件。

3. 训练方法　由观察者介绍案例，“求助者”与“咨询师”扮演案例中角色。或由“求助者”就生活中的事件进行求助，“咨询师”用影响性概述技术予以回应。“咨询师”回应时要结合训练要求与训练要点；“求助者”要仔细体会对“咨询师”的感受。

4. 感受的反馈　“求助者”要将自己的感受反馈给“咨询师”。

5. 互换角色继续训练。

四、注意事项

1. 影响性概述既可在面谈中使用，也可在结束时使用，有时常和参与性概述一起使用。

2. 咨询师要用心回顾整个咨询讨论的内容和阐述的观点，并以简明、清晰、条理、合逻辑的语言表达出来。

3. 要以良好的咨询关系为基础。

五、相关理论要点

影响性概述能使整个咨询过程脉络清楚、条理分明，有利于求助者把握全局、加深印象。一般表现在面谈结束时，咨询师会总结求助者的主要问题、原因及影响等，然后小结咨访双方所做的工作，概述自己所阐述的主要观点。

1. 影响性概述与参与性概述的区别　前者是咨询师表达的观点，后者是求助者叙述的内容。前者较后者对求助者的影响更主动、积极和深刻。

2. 影响性概述与自我开放的区别　两者都是表达咨询师的看法。不同之处在于：前者将自己所说的话进行总结，后者把自己的人生经验与求助者分享。

附：

会谈（心理咨询）结束的技术训练

会谈（心理咨询）结束技术是指当某次会谈或者整个心理咨询工作目标已经完成或者需要转介时，咨询师结束该次会谈或整个心理咨询活动所用的技术、方法和策略。

一、训 练 目 的

掌握结束会谈（心理咨询）的技术。

二、训练要点与要求

1. 提前确定咨询结束的时间。
2. 会谈结束之前要对会谈进行回顾和总结。
3. 正确处理求助者的离别情绪。
4. 掌握对求助者布置作业或者提要求的技术。

三、训 练 实 施

指导语：现在将要进行会谈（心理咨询）结束技术训练，请您按照训练实施的内容进行训练。

班内同学分为三组，每组设组长一名，选择其中一个案例推选几名组员进行角色扮演，分别扮演咨询师、求助者。每一个表演结束后，请讨论案例后面设置的问题，并请每一位小组成员做出自己的回答。然后进行组内分享，请咨询师、求助者分别谈一下自己的感受，小组成员可以谈谈自己观察到的现象和自己感受。

案例1

咨询师：好的，今天我们讨论了许多重要的内容。你目前经历了许多事情，你对于希望怎么处理这些问题也有一些想法。外婆的去世让你难以承受，虽然她已经病了很长时间，你心理也有所准备，但感情还是很难接受的。她的去世，加上你工作的压力、与领导关系紧张，已够心烦了。你和丈夫之间的关系也有些紧张，谈话也觉得不自然了，你觉得他对你不够关心，而他却没有任何回应，只是离你更远了。现在我可能无法重复你说的全部内容，但是我想这是你提到的一些主要内容。我漏掉什么重要内容了吗？

请回答以下问题：

1. 咨询师运用何种方法结束会谈？
2. 咨询师的哪些做法值得你借鉴？

点　评

本案例中，咨询师运用了概括总结的方式结束会谈。这是一种常用的结束方法，可以让求助者回顾自己在会谈中所说的内容。对谈过的内容一一总结，可以帮助求助者做好结束会谈的准备。

案例2①

咨询师：我想还有些东西要留到下次会谈时讨论。但是在你离开之前，我们再来探讨最后一件事情。在会谈中，我们谈过一些与问题有关的特殊时间和地点——比如你在什么地点、什么时间、什么情境，你表现得紧张焦虑、看低自己，并认为自己不如其他人聪明。我想让你在这个星期内写日记，收集有关这类问题的更多的信息。将这些事情写下来，可以帮助你发生改变，并且有利

① [美]Sherry Cormier，著. 心理咨询师的问诊策略. 第六版. 张建新，等译.北京：中国轻工业出版社，2009：206.

于将问题分类。你曾说过你是相当可靠的，做这件事是否也需要你的可靠性？

求助者：是的，这件事对我来说并不困难。

咨询师：很好，让我告诉你需要特别注意些什么。我们将在下周见面，请你将日记带来。（指导求助者记录日志表）

请回答以下问题：

1. 咨询师运用何种方法结束会谈？
2. 咨询师的哪些做法值得你借鉴？

点　评

布置家庭作业也是一种常用的结束方式。这有助于让求助者意识到自己的责任与重要性，积极参与到咨询与治疗中来，并使咨询具有延续性，有助于巩固咨询效果。作业的完成情况有赖于求助者的可靠性。咨询师要注意在下次会谈时进行检查和监督，并根据作业的完成情况调整咨询策略。

案例3

咨询师：鉴于你目前的状况，我想我应该给你介绍一位更适合你的咨询师。

求助者：我哪里也不去，就在你这里咨询！你休想让我走！

咨询师：您的信任，让我很高兴。我也能理解你的心情。但是为了获得更好的咨询效果，我建议将您转介给一位对您的问题更在行的咨询师。请您考虑一下。

求助者：我有点接受不了。好吧，我想想。

1. 咨询师运用何种方法结束会谈？
2. 咨询师的哪些做法值得你借鉴？
3. 若你是咨询师，你如何向求助者提出转介？请您进行模拟面谈，并请小组成员对模拟面谈的内容和效果进行感受、讨论。

点　评

当咨询师认为自己不再适合为求助者做咨询时，应当及时请教督导，或者进行转介。本案例中，当咨询师提到要进行转介时，求助者情绪反应强烈，咨询师用温和、理解又坚定的态度表达了自己的观点，使求助者能够理智考虑转介问题。

四、注意事项

1. 当面谈还剩5~10分钟时，停止提问和收集信息。结束语应当简洁、安抚和乐观。结束语要诚恳、客气，不能用生硬的话做结束话，以免引起求助者的误解。咨询师还要注意再次表达你对求助者能够前来会谈的尊重、感谢等。

2. 当在治疗结束时出现了新问题时，除非这个问题代表了真正的危机，否则都应结束治疗。咨询师可以将这一问题提出来，留到下一次咨询时进行讨论。

3. 多人面谈结束时，要知道他们的生活在这次治疗后会继续相互影响，所以咨询师应当提醒求助者在家里的情况会和在咨询室不同。

4. 如果发现求助者有其他疾病（躯体或精神疾病），咨询师应向求助者说明："就您谈的情况看，恐怕您应该先到某某科做个检查，我将会根据某某科的检查，再来考虑您目前状况是否有心理问题的因素存在。"（若发现有可能是精神疾病，可建议精神科会诊）

5. 咨询师可以采取逐渐结束的方法，渐渐缩短咨询的时间，加长咨询间隔，慢慢减少求助者的依赖感，使求助者在不知不觉中结束咨询。咨询师也可以提前制定咨询结束的期限，但是要提前通知求助者，使其有心理准备。

五、相关理论要点

会谈（心理咨询）结束技术包括某一次会谈的结束，也包括整个心理咨询过程的结束。

结束阶段最重要的任务可能就是坚定求助者进行第二次面谈或是按照咨询师的意见去做的信心。提高求助者再次前来面谈的可能性的最好方法之一就是在结束阶段中，清楚明确地指出求助者寻求专业帮助的原因。

在某次会谈的时间结束时，咨询师应当提醒求助者时间已到，会谈需要结束。一般咨询师应简要回顾此次谈话的内容，提出要求或者布置作业，并安排下次会谈。家庭作业有很多种形式，如记日记、行为记录、阅读、听指导录音或其他活动。在治疗外布置任务能使求助者认识到自己有能力改变自己。意识到自己的责任，他们就会去努力。

对于那些感到情绪困扰的求助者来说，合适的引向咨询结束的技巧是对求助者情绪的承认，包括对求助者情绪的了解和肯定。如咨询师可以说："我注意到你对我们今天谈到的内容感到悲伤或是难受。你这种悲伤是很正常的表现。很多接受这种类型咨询的人都会在结束后有矛盾的情绪。你要知道，如果你对今天所谈的内容没有表现出悲伤，我反而会为你感到担心。你的这种情绪是很正常的。”

会谈结束时，咨询师要有意识地将重心移到求助者身上，让他有多一点机会加强在面谈中的权利和对面谈的控制，是非常有益的。如：“你觉得有没有什么我们刚才没有谈的问题，你还希望能详细谈一下？”“我想知道，你觉得我在面谈中还应该做些什么，能使你觉得更自然（或者更自由地表达）？”

当咨询已经进行了多次，逐步达到咨询目标以后，就进入了心理咨询的结束阶段。咨询结束前，咨询师要综合所有资料，结合咨询目标和实施方案，与求助者做一次或两次全面的总结，帮助求助者回顾整个会谈的基本情况，强调咨询要点，使求助者对自己有一个更加清晰的认识，明确自己今后努力的方向。咨询师要注意强调咨询的成果，充分肯定求助者的进步与成功，强化求助者的正确思维和积极行动，帮助求助者获得重新返回社会生活的自信与能力。咨询师还要注意鼓励求助者将所学的方法和经验运用到日常生活中去，逐渐学会自己解决生活中所遇到的各种问题和挑战，逐步走向独立和成熟。

5 第五章 行为治疗基本技术训练

训练一　放松训练

放松训练（relaxation training）又称松弛训练，是指通过一定的肌肉松弛训练程序，有意识地控制自身的心理生理活动，降低唤醒水平，改善躯体及心理功能紊乱状态，达到治疗疾病的作用。

一、训练目的

1. 掌握放松训练的基本步骤。
2. 把握放松训练的进度和疗效。
3. 懂得把放松疗法运用到一些必要的治疗组合当中。

二、训练要点

1. 放松训练的指导语表述：声音要低沉、轻柔和放松。
2. 正确引导求助者清晰知觉肌肉不同程度的紧张状态。
3. 精确把握不同肌肉群放松的顺序、方法和间隔时间。

三、训练要求

1. 理解把握放松训练要点。
2. 仔细分析放松训练的过程，认真回答相关问题。
3. 主动参与模拟活动，积极配合其他组员。
4. 认真体验活动内容，自觉积累活动经验。

四、训 练 实 施

（一）相关理论复习

实践训练前，将此次训练的要点、注意事项、相关理论进行简单的讲授和复习，可以起到唤起、强化和巩固的效果。具体讲授内容见相关理论要点。

（二）合组训练

1. 小组组成　每组可6~7人，设主持一人，其他同学为组员。

2. 角色扮演及案例分析　呈现放松训练的完整过程（视频形式）。然后推选几名组员进行角色扮演，分别扮演咨询师、求助者，其余人观察。

训练指导语：

在这一训练中，将对求助者进行放松训练。扮演咨询师、求助者的学员可根据视频中演示的步骤进行表演。表演结束后，请讨论案例后面设置的问题，并请每一位小组成员做出自己的回答，小组讨论之后请训练主持点评，指出其中的关键点，回答各组问题。

案例

准备工作：让接受放松训练者靠坐在沙发上，尽量坐得舒服，最好轻轻地闭上眼睛。

治疗者指导语：我现在来教你怎样使自己放松。双肩下垂，闭上眼睛慢慢地做深呼吸。（治疗者可以配合对方的呼吸节奏给予如下指示语：呼——吸——呼——吸，或深深地吸进来，慢慢地呼出去，深深地吸进来，慢慢地呼出去——）为了做到这一点，我将让你先紧张，然后放松全身的肌肉。紧张及放松的意义在于使你体验到放松的感觉，从而学会如何保持松弛的感觉。好，我先让你体验一下肌肉紧张的感觉。

【治疗者用手握着患者的手腕，并告诉患者】

请用力弯曲你的前臂，与我的拉力形成对抗，体验肌肉紧张的感觉。（持续10秒）

好，请放松，尽量放松，体验感受上的差异。（停5秒）

这就是感觉与放松的基本体验。下面我将使你全身的肌肉逐渐紧张和放松，从手部开始，依次是上肢、肩部、头部、颈部、胸部、腹部、臀部、下肢，直至双脚，顺次对各组肌群进行先紧张后放松的练习，最后达到全身放松的目的。

【放松程序】

双肩下垂，闭上眼睛慢慢地做深呼吸，深深地吸进来，慢慢地呼出去，深深地吸进来，慢慢地呼出去。

（第一步，优势手紧握拳头，以右手为优势手为例。）首先考虑你的右臂，尤其是右手。握紧拳头，用力握紧，感觉右手和右前臂紧张，再感受这些紧张。（停5秒）

好，现在松开拳头，放松右手并将它放在椅子扶手（或地板）上休息。（暂停）注意体验紧张和放松之间的差异。（停10秒）

（第二步，非优势手紧握拳头。）现在左手做同样的动作。握紧左拳，用力握紧，感觉左手和左前臂紧张，再感受这些紧张。（停5秒）接着放松，感受紧张和放松之间的差异。（停10秒）

（第三步，一只或两只手腕。咨询师引导求助者同时弯曲或分别弯曲两只手腕。如果分开进行，可以从优势手臂开始。）现在让手腕向后弯曲，你的手背和前臂的肌肉紧张起来。胳膊不动，让手指指向天花板。感受手臂的紧张。（停5秒）现在放松，感受紧张和放松之间的差异。（停10秒）

（第四步，二头肌。咨询师引导求助者练习两个二头肌或一次一个。如果分开进行，则从优势胳膊的二头肌开始。）现在双手紧握，前臂向肩部弯曲，这使你上臂前面的肌肉变紧。感觉这些肌肉的放松。（停5秒）现在放松，让你的手臂落下，回到身边。注意紧张和放松之间的差别。（停10秒）

（第五步，肩部。通常要求求助者耸起双肩，也可以每次只耸一个肩膀。）现在我们向上移动到肩部。耸起你的肩部，向耳部靠拢。感觉和保持肩部的紧张。（停5秒）。现在让肩部放松。注意紧张和放松之间的差异。（停10秒）

（第六步，前额。这个练习和下面的三个练习都是面部肌肉练习。）现在我们来练习如何放松面部肌肉。首先皱起你的前额和眉头，感觉到眉头上有了皱纹。（停5秒）。现在放松，前额皱纹松弛下来。（停10秒）

（第七步，眼睛。这个练习的目的是让求助者能控制和调节眼部肌肉的运动。）现在紧闭双眼，你能感觉到眼睛周围的紧张吗？（停5秒）现在放松那些肌肉，注意紧张和放松之间的差异。（停10秒）

（第八步，舌头和咀嚼肌。）现在通过咬紧牙关，并将嘴角向后移动。感觉嘴部肌肉的紧张。（停5秒）现在放松，你能区别出嘴部肌肉紧张和放松的差异吗？（停10秒）

（第九步，嘴巴和下巴的肌肉。）现在紧闭双唇。感觉嘴部周围的紧张。（停5秒）。现在放松那些肌肉，感受嘴和整个脸部肌肉的放松。（停10秒）你的脸像你的手臂肌肉一样放松吗？（在肌肉群之间进行比较）

（第十步，头。）现在我们移向颈部肌肉。将头紧靠在椅背上。你能感受到颈部和后背的紧张吗？（停5秒）现在让头部休息，注意两者的差异，保持放松。（停10秒）

（第十一步，下颌向胸靠。这个练习仍然是颈部肌肉，主要是颈前部肌肉。）现在请继续注意颈部。头向前伸，看看能否将下巴接触到前胸。感觉颈前部肌肉的紧张。现在放松。（停10秒）

（第十二步，背部。做这个练习要小心，不要让求助者感到背部酸痛。）现在注意你的后背。将背向后弯曲，挺出胸和腹部。你能感觉到后背紧张吗？感觉这种紧张。（停5秒）现在放松，注意紧张和放松之间的差异。（停10秒）

（第十三步，胸部肌肉。）现在深吸气，充满你的胸腔，憋一会儿。感觉整个胸部和腹部的紧张。（停5秒）现在放松，自然地呼出气体，感受放松的感觉。（停10秒）

（第十四步，腹部练习。）现在将注意力放在腹部。绷紧腹部肌肉。（停5秒）。现在放松腹部练习。（停10秒）你的腹部是否像后背和胸部那样放松？（肌肉群之间的比较。）

（第十五步，臀部。肌肉群向下移到臀部。这组肌肉群可以不进行，直接做腿部练习。）现在收紧臀部肌肉，向地板（或椅子）上压。感觉它的紧张。（停5秒）现在放松。（停10秒）

（第十六步，腿部。）注意力集中到腿部。伸直双腿。感觉大腿的紧张。（停5秒）现在放松。感觉大腿的紧张和放松之间的差异。（停10秒）

（第十七步，脚部。）现在注意小腿和脚。将脚尖尽量向上跷，使你的小腿肌肉绷紧，好像有一根线正向上牵拉着你的脚尖。你能感觉这种牵拉和紧张吗？（停5秒）现在放松，让你的腿部放松。感受紧张和放松之间的差异。（停10秒）

（以上放松训练，休息2分钟后，再从头做一遍。）

【放松训练结束语】

这就是整个放松过程。现在，请感受你身上的肌群，从上向下，全身每一组肌肉都处于放松状态。你的脚趾、脚部、小腿、大腿、臀部、腹部、胸部、背部、颈部、嘴唇、舌头、眼睛、前额、肩部、双臂、双手。最后，你身体的全部肌肉都处于放松状态。（停10秒）

请进一步注意放松后的感觉，此时你有一种温暖、愉快、舒适的感觉，并将这种感觉尽量保持1至2分钟。然后我从一数到五，当我数到五时，你睁开双

眼，会有一种平静、安详、舒适、愉快、精神焕发的感觉。（停1分钟）

好，我开始计数，一，感到平静；二，感到非常安详平静；三，感到舒适愉快；四，感到精神焕发；五，请睁开双眼。

请您回答以下问题：

（1）放松训练对环境有何要求？如何布置？

（2）放松训练的语言有何特点？试表述之。

（3）如何体会肌肉紧张和放松的感觉？试体验之。

（4）肌肉群的放松遵循什么顺序？试体验之。

（5）不同肌肉群的放松有何异同？

3. 主持提出上述问题，组织组员围绕训练要点进行讨论或体验。

4. 小组分享 就每一个组员的回答，小组进行评议，归纳出放松训练的关键内容，并进行放松训练的初步体验。

注：若无相关视频，可采用音频形式，小组讨论（2）~（5）题。

点 评

在放松训练中，对环境方面的要求是：房间安静整洁，陈设简单，光线柔和，没有噪音和干扰。训练者在训练时，说话声音要低沉、轻柔、安详和愉快，吐字要清楚，发音要准确。

（三）分组训练

1. 角色分配 在合组训练基础上，每3人一组，1人扮演求助者，1人扮演咨询师，另一人为观察者。

2. 训练方法 “求助者”在安静环境下采取自己舒服的姿势坐在椅子上（有条件的可采用躺的姿势），“咨询师”按照放松训练的程序对其进行放松（可采用文字辅助，但应按照训练要点进行表述），此时“求助者”应仔细体会放松的感觉，观察者就“咨询师”的放松训练过程进行记录，找出优点和不足之处。

3. “求助者”、“咨询师”和观察者就训练过程中各自的认识和感受进行交流。

4. 互换角色继续训练。

五、注 意 事 项

1. 实际咨询时，放松训练前要做好准备工作。

2. 第一次对求助者进行放松训练时，作为示范，咨询师也应同时做。

3. 在放松过程中，为使求助者更好地体验其身体感受，咨询师可以在步与步的间隔指示求助者。

4. 放松训练时不要用意志努力，让其自然进行。

5. 要提醒求助者持之以恒地坚持训练。

六、相关理论要点

放松训练是一种旨在降低交感神经系统的活动水平、减低骨骼肌的紧张、减轻焦虑与紧张主观状态的训练。其核心理论认为放松所带来的心理改变的维持对应激所引起的心理改变是一种对抗力量。经过放松训练，通过神经、内分泌及自主神经系统功能的调节，可影响机体各方面的功能，从而达到增进心身健康和防病治病的目的。放松训练一般作为系统脱敏技术的一个组成部分，也可以单独使用；可用于治疗焦虑症、强迫症和恐怖症等多种心身疾病与神经症，也可用于正常人的保健。

放松训练有很多形式。本训练为渐进性肌肉放松训练，由雅可布松在其先驱著作《渐进性放松》中首次提出。雅可布松认为直接降低肌肉的紧张可以消除焦虑。他的放松训练程序基本上是使各肌肉群紧张与放松，使学会区分肌肉紧张与放松的感受，被称为渐进性肌肉放松训练。其他放松训练方法还有自生放松、生物反馈训练以及中国的静气功训练。它们虽然在基本原理和具体程序上有所不同，但都有精神专一、被动态度、减低肌肉能力、安静的环境四个特点。

放松训练在做法上要注意循序渐进，放松训练的速度要缓慢。对身体某部分肌肉进行放松时，一定要留有充分时间，以便让求助者细心体会当时的放松感觉。放松成功的标志是，面部无表情，各肌肉均处于松弛状态，肢体和颈部张力减低，呼吸变慢。受训练者若处于仰卧位置，则出现足外展。

训练二 系统脱敏技术训练

系统脱敏技术（Systematic Desensitization），是按一定的治疗程序诱导病人缓慢地暴露出导致焦虑、害怕及其他强烈情绪反应的情境，并通过心理放松来对抗这种情绪状态，从而达到逐渐消除不良情绪的目的。

一、训练目的

1. 掌握系统脱敏技术的基本步骤。
2. 正确制定系统脱敏等级。
3. 懂得把握脱敏进度和疗效。

二、训练要点

1. 建立焦虑或恐惧等级　协助求助者找出引起焦虑或恐惧的所有情境，将情境排列顺序（从引起最小的焦虑或恐惧到最大的焦虑或恐惧）；让求助者给每个情境赋予一个焦虑分数（即主观不适单位，简称SUD），最小焦虑是0，最大焦虑为100（也可采用5级或10级评定系统）。

2. 想象脱敏练习　在身体完全放松后进行；从焦虑或恐惧等级量表的低分情境到高分情境进行想象；想象要尽可能清晰、具体、生动；对求助者在想象过程中体验到焦虑的处理；脱敏要循序渐进进行。

3. 实地适应训练　从焦虑或恐惧等级量表的低分情境到高分情境进行；选择合适的训练场所；对求助者在适应过程中体验到焦虑的处理。

三、训练要求

1. 理解把握系统脱敏技术训练要点。
2. 深入分析系统脱敏技术相关案例，仔细思考案例后的问题。
3. 主动参与模拟活动和游戏活动，积极配合其他组员。
4. 认真体验活动内容，自觉积累活动经验。

四、训练实施

（一）相关理论复习

实践训练前，将此次训练的要点、注意事项、相关理论进行简单的讲授和复习，可以起到唤起、强化和巩固的效果。具体讲授内容见相关理论要点。

（二）合组练习

1. 按照每组6~7人进行分组，每组设一名同学主持，其他同学为组员。

2. 角色扮演及案例分析　设置不同情境下的求助者案例多个。选择其中一个案例，推选几名组员进行角色扮演，分别扮演咨询师、求助者，其余人观察并练习。

训练指导语：

在这一训练中，将对求助者进行系统脱敏技术训练。请根据案例中的描述进行扮演，每一个表演结束后，请讨论案例后面设置的问题，并请每一位小组成员做出自己的回答。然后进行组内分享，请咨询师、求助者分别谈一下自己的感受，小组成员可以谈谈自己观察到的现象和自己感受。

案例1

C小姐，艺术系学生，24岁，由于考试失败导致极度的焦虑。

进一步访谈表明她不仅对考试焦虑，对被别人观察或批评以及与别人争论也很害怕。

沃尔普的治疗分为三个主要过程：放松、建立焦虑等级、系统脱敏。

1. 放松　沃尔普运用5–6次的会面对C小姐进行放松训练，并请她每天用15分钟左右时间练习，以达到快速放松全身的目的。

2. 建立焦虑等级　在沃尔普的帮助下，C小姐建立了关于考试焦虑和争论吵架的几个不同的焦虑等级表。其中关于看到别人争论吵架的焦虑等级表如下表5–1：

表5–1　C小姐的焦虑等级表

等级	项目	单位
1	看到两个陌生人吵架	10
2	母亲对她姐姐喊叫	20
3	姐姐和父亲争辩	30
4	妹妹抱怨她姐姐	40
5	母亲对佣人喊叫	50

建立焦虑等级表后，沃尔普就准备开始脱敏过程。

3. 系统脱敏　沃尔普为了考察C小姐的视觉表象能力，首先让她想象一个中性的情境，然后让她想象等级表中最轻的恐惧情境，即第1个情境。

咨询师：现在我要求你想象一些场面。你要想象得清晰，它们也许会干扰你的放松，如果你感到焦虑，想让我注意，你随时可以告诉我。如果你已经清楚地想象出了一个情境，举起左手指让我知道。首先，你想象自己在一个熟悉的街角站着，这是一个愉快的清晨，你在看着车来人往。你看到汽车、摩托车、卡车、自行车、行人和交通灯，并听到相应的声音。（过了几秒钟，C小

姐举起了她的左手指，咨询师停顿了5秒）

咨询师：停止想象那个场面。在你想象的时候，你的焦虑增加了多少？

C小姐：一点也没有。

咨询师：现在注意力再回到放松上。（停止20~30秒，重复放松指示）

咨询师：现在想象你看到街道对面有两个陌生人在吵架。（在15秒后C小姐举起她的手指。等待5秒）

咨询师：停止那个场面。焦虑增加了多少？

C小姐：大约15分。

咨询师：现在继续想象那个情境。

（在第二次想象中焦虑分数仅增加5分，第三次是0分。处理完等级表的第一项，可以进入第二项）

经过脱敏治疗后，C小姐能够在看到别人争论吵架的等级表的所有项目上放松地想象，在实际情境中也可以放松了。之后，沃尔普用同样的方法解决了她的其他问题。

请您回答以下问题：

（1）系统脱敏技术的基本实施程序是什么？

（2）在使用系统脱敏技术时应注意哪些问题？请详细列出并与小组成员进行交流。

点 评

系统脱敏技术的基本实施程序是：放松、建立焦虑等级、系统脱敏。在使用系统脱敏技术时，要注意对求助者的视觉表象能力的测验；求助者达到较好的放松水平后再开始脱敏；建立恐怖或焦虑等级时要注意等级之间有一定的差距，不可过多，也不可过少。

案例2

求助者，S，35岁，男性，化学博士，独生子。母亲有焦虑性格与广场恐怖症，对他照顾过度，父已故，原是一个被动退缩与严重口吃、逃避社交的建筑工程师。S朋友不多，社交场合感到不自在，特别是被人注意时，他自信心不足，考试前有不适感，但在班上发言无困难。

第一次治疗：收集病史

咨询师：你有什么问题？

求助者：两年前开始，面对学生上课时感到很紧张，后来就避免教课，但学生或同事到办公室来讨论化学问题也使我很不自在。

咨询师：是只在大学里才感到焦虑呢？还是和朋友交谈时也是如此？

求助者：只要谈到化学专业问题时，我便立即感到心跳、口干、手抖，其他场合无所谓。

咨询师：你说两年前开始，当时有什么特殊情况吗？

求助者：平时在公开演讲前我虽然比一般人略为紧张一点，还能自己控制住。直到两年前我要上毕业班的课，这课程我比较生疏，虽然充分准备，但上课前与讲课时仍特别紧张，以后的情况越来越坏，在更多的情况下出现紧张，甚至一个学生来讨论化学问题时也是如此。

咨询师：现在想使用一张焦虑等级测量表来测量你的焦虑程度，表上有0－100单位，0是绝对平静，100是极度焦虑，即惊恐体验。那么你现在焦虑程度大概是多少单位呢？

求助者：15。

咨询师：如果是一个学生到办公室来问问题呢？

求助者：那可能是30。

咨询师：如果是两个学生一起来呢？

求助者：35到40。

咨询师：如果是10个学生呢？

求助者：那将达60－70，因为已经算正规上课了。

咨询师：面对50个学生上课会感到怎样？

求助者：上课前可达90，上课时为75。

咨询师：100个学生面前又怎样呢？

求助者：最紧张了，备课与上课时都将达95，人数再多也就无所谓了，反正一样。

咨询师：除了学生人数外，还有哪些因素影响紧张程度呢？

求助者：在听众注意幻灯片、演讲台遮住部分身体时，稍感轻松些，课程内容不太重要或随便交谈时也轻松些。讲授时间超过一小时或学生在课堂提问时，感到特别紧张。

咨询师：好，现在我们来治疗这种适应不良的习惯。这个方法叫系统脱敏方法，能使你在公开讲演时不再那么敏感。

求助者：治疗怎样进行呢？

咨询师：你首先应学会全身肌肉松弛的方法。

第二次治疗：放松练习（略，参见训练一的过程）

第三次治疗：设计焦虑程度等级，巩固肌肉松弛训练

根据公开讲课内容的重要性，听众的多少，讲课的时间，有无幻灯片及屏障来设计，并提出一个在全国性学术会议上作报告的现场练习。设想听众150人，没有幻灯，没有讲台作屏障，持续讲1小时，讨论半小时为现实情景，求助者三个月后将出席这个会议，咨询师问求助者现在主观不适程度是多少，根据0－100单位的主观不适程度计。

求助者：我现在不感到紧张，为时尚早。

咨询师：两个月后演讲，现在感觉怎么样？

求助者：也许是25个单位。

咨询师：六星期后呢？

求助者：还是25。

咨询师：一个月后演讲？

求助者：稍高一点，30个单位。

咨询师：三周后？

求助者：40个单位。

咨询师：二周后？

求助者：这才真正有点紧张。45。

咨询师：一周以后？

求助者：55。

咨询师：五天之后？

求助者：60，我会成天担心这事，睡不好，工作时分心。

咨询师：那么四天后呢？

求助者：65。

咨询师：三天以后呢？

求助者：很糟，75。

咨询师：明天怎么样？

求助者：接近于惊恐，80。

咨询师：7小时后，现在是上午8时，下午3时开始演讲。

求助者：此时真的坏透了，肯定达到90。

咨询师：进入会议室，开始演讲之前？

求助者：最糟糕，100。我想都不敢去想它。

根据上述谈话，设计了下列主观不适程度的等级（见表5–2）。

表5–2 求助者的焦虑等级表

等级	项目	单位
1	演讲前两个月	25
2	一个月前	30
3	三周前	40
4	两周前	45
5	一周前	55
6	五天前	60
7	四天前	65
8	三天前	75
9	一天前	80
10	7小时前	85
11	一小时前	90
12	进入会议室	100

第四至十次治疗：系统的脱敏治疗

咨询师：你在家做了肌肉松弛练习吗？

求助者：每天按你的要求做了15~20分钟。

咨询师：放松得怎么样？

求助者：比在实验室稍微差一点。

咨询师：现在开始放松，当你全身肌肉已经放松之后，伸出右手食指告诉我。（5分钟后患者伸手示意）

咨询师：现在焦虑程度单位有多少？

求助者：0。

咨询师：好！现在闭眼想象你坐在自己的卧房里看报纸，情景在脑中出现时以食指示意。（患者30秒钟伸手示意）

咨询师：持续想象这个情景。（10秒钟后）抹掉脑中想象，睁开眼睛。能把你想象的情景详细描述给我听吗？

求助者：我晚饭后坐在围椅上看报纸的头版新闻。

咨询师：你读的是什么内容?

求助者：是关于柬埔寨的新闻。

咨询师：景象清晰吗?

求助者：十分清晰。

咨询师：请你继续闭眼放松肌肉，完全放松后而焦虑程度为0时以食指示意。（30秒钟后病人示意）好！现在想象在你的办公桌上来了一张两个月后开会的通知书，景象清晰后以食指示意（病人旋即示意），保持这个景象，（10秒钟过去）停止这个景象，你的焦虑程度是多少?

求助者：25。

咨询师：请再闭眼放松，准备好了即示意（30秒钟后患者示意）。现在想象你正在准备两个月后的讲稿，景象清晰即示意，（15秒钟后患者示意）继续想象，（10秒钟过去）停止想象，告诉我焦虑程度。

求助者：15。

咨询师：请闭眼放松，准备好了即示意。（45秒钟后病人示意）想象准备讲稿一个月后参加会议的情景，情景清晰即示意（10秒钟后病人示意）继续想象，（10秒钟过去）停止想象，告诉我程度。

求助者：10。

如果按焦虑等级逐步脱敏，一次脱敏治疗可以推进几个等级。例如第三次治疗最终即让患者想象到一周后参加会议时的焦虑程度，原报55单位，但在肌肉松弛状态下首次想象焦虑程度已降至15。在想象中反复呈现情景5次后，焦虑程度降到0。

经过几次脱敏治疗，当求助者想象走上讲台，亦无明显焦虑反应时，再针对求助者害怕听众提问的特点，设计如下焦虑等级表5-3（后面的数字为不适感的主观单元，简称SUD）。

表5-3 求助者害怕听众提问的焦虑等级表

等级	项目（听众所提问题）	SUD
1	你从资料中还得到其他什么看法	20
2	你的资料是如何收集的	30
3	在我的实验中从来未遇过你说的情况	35
4	你是否说这个领域很少研究是有价值的	40
5	你的结果的信度与效度如何	50
6	别人有相反结果的报道，你如何解释	60

续表

等级	项目（听众所提问题）	SUD
7	我想有重要方面你忽略了	70
8	这个研究的统计方法是毫无价值的	80
9	你的报告没有说明问题，我们不感兴趣	90

又经过三次治疗，使患者对上述提问和批评，在放松状态下脱敏。紧接着最后一次脱敏疗法，求助者出席了会议并作了1个半小时重要演讲，演讲前焦虑程度为20个单位，演讲时自觉平静舒坦，两年随访证实已无公众前演讲的焦虑反应。

请您回答以下问题：

（1）本案例中，咨询师是如何根据访谈内容设计焦虑等级的？

（2）在按照所确定的焦虑情境进行想象脱敏的过程中，咨询师哪些做法值得你借鉴？

点　评

本案例中，咨询师在全面了解求助者个人资料的基础上，与求助者共同商定了焦虑等级。等级划分比较细致、确定。

（三）分组训练

1. 角色分配　在合组练习的基础上，每3人一组，1人扮演求助者，1人扮演咨询师，另一人为观察者。

2. 准备训练案例　可以是资料中收集的案例，也可以是生活中的事件。

3. 训练方法　由观察者介绍案例，“求助者”与“咨询师”扮演案例中的角色。或由“求助者”就生活中的事件进行求助，“咨询师”对其进行系统脱敏。“咨询师”进行脱敏时要结合训练要点，注意体会不同阶段的关键之处，总结实施过程中遇到的困难和疑惑；“求助者”要仔细体会“咨询师”的脱敏对自己产生的作用。

4. 感受的反馈　“求助者”要将自己的感受反馈给“咨询师”。

5. 互换角色继续训练。

五、注 意 事 项

1. 若引发求助者焦虑或恐惧情绪的情境不止一种，可以针对不同情境建立几个不同的焦虑等级表，然后对每个焦虑等级表进行逐步脱敏训练。

2. 系统脱敏时，求助者想象的次数多少，根据求助者的个体特征和引发焦虑的情境特征灵活确定。求助者想象的情境要尽可能清晰、具体、生动。

3. 在系统脱敏过程中，当一开始焦虑分数超过50，即使重复放松多次也很难降低了。此时应当将焦虑等级划分得细一些，使每个等级之间跨度不要太大。相邻层次之间的极差仍应是等距的。

4. 有的求助者不能用想象和放松的方法降低焦虑水平，可考虑用其他方法。

六、相关理论要点

系统脱敏技术也称为交互抑制技术，它是在引发焦虑的刺激物出现的同时让病人作出抑制焦虑的反应，这种反应就会削弱、最终切断刺激物同焦虑反应间的联系，即让一个原来可引起微弱焦虑的刺激，在求助者面前重复暴露，同时求助者以全身放松予以对抗，从而使这一刺激逐渐失去了引起焦虑的作用。系统脱敏技术是一种最为常用的行为治疗技术，可用于接触病人的与焦虑有联系的神经症等行为问题。

一般而言，系统脱敏包括三个基本步骤：肌肉放松训练，建立焦虑等级，实施系统脱敏。也就是说，首先要让求助者获得肌肉的深度放松能力，并做好放松准备。其次，求助者应当和治疗者一起，对引起其焦虑的刺激情境从低到高进行排序。最后，求助者根据焦虑等级排列的结果，从最小焦虑情境开始，逐步体验焦虑情绪。当求助者完成了等级量表中最后情境的体验时，他对该事物的焦虑感就消失了，系统脱敏程序即结束。

本章所介绍的系统脱敏技术为想象脱敏。采用想象脱敏时，咨询师难以有效控制求助者的想象活动，因此人们又在此基础上提出了系统脱敏疗法的一些变式。主要有：

（一）真实情境脱敏技术

也称为快速脱敏技术。该技术的主要特点是用造成恐惧反应的实际刺激物代替对它的想象，即咨询师要陪伴着求助者通过一系列令病人感到焦虑或恐惧的情景，直到抵达原先最害怕的情景也不再紧张为止。这种方法比较适用于广场恐怖症和社交恐怖症病人。

（二）接触系统脱敏技术

此技术特别适用于特殊物体恐怖症，例如对虫子和蜘蛛的恐怖症。接触脱敏技术除了要按照焦虑不同层次使求助者暴露于实际刺激物之下，还要采用示范和接触两项技术。可以让求助者首先观看咨询师或其他人处理引起求助者焦虑或恐惧的情境或东西，而后让求助者一步一步地照着做。如果求助者害怕的是一种东西，如虫子，那就让求助者观看过治疗者触摸、拿起和放下虫子的示范后，先从事一些与接近、触摸虫子有关的一些活动，而后逐渐接近虫子、触摸它，直到敢于拿起它而无紧张感为止。

（三）自动化脱敏技术

通过与求助者进行深入交谈，咨询师将所识别出的焦虑情境（如喧闹嘈杂的声音、拥挤的人群或蠕动的虫子）录音、录像，然后让求助者自己听录音、看录像，最终达到脱敏的目的。自动化脱敏技术可用于对即将接受接触脱敏、快速脱敏和冲击治疗的病人的准备中，也可以作为其他脱敏技术的一个补充，在其他脱敏治疗的间歇期作为一种家庭作业而采用。

（四）情绪性意象脱敏技术

这种技术的主要特点是通过形象化的描述，诱发求助者兴奋、骄傲和欢乐等积极的情绪情感活动。这些积极的情绪情感活动显然与由恐惧刺激物所引起的焦虑反应互不相容，从而就可以逐渐抑制和消除恐惧的心理。情绪性意象脱敏技术最适用于儿童患者。

训练三　行为塑造技术训练

行为塑造技术是指采用逐步晋级的方法，并在患者出现或完成期望的动作时，给予奖励，以增加出现期望行为的次数。通过这种方法来塑造新的行为，取代不良行为。这是塑造新行为的一种过程和方法，它的原理是操作条件反射。

一、训 练 目 的

1. 理解行为塑造技术的基本原理。
2. 掌握行为塑造技术的基本程序。
3. 培养行为塑造技术的实践技能。

二、训练要点

1. 目标行为的确定　目标行为应是超出个体目前的能力水平，且无法通过直接训练而达到的。

2. 初始行为的确认　初始行为应是个体在目前情况下有可能做出，并且与目标行为具有相似特征或某种联系的行为。

3. 塑造步骤的设定　确定从初始行为发展到目标行为需要的几个步骤及每一步骤的行为目标。

4. 行为强化物的选择　强化物的给予要及时。

5. 行为塑造的实施　根据预定步骤进行；强化当前更为接近目标行为的反应，消退先前的较为接近目标行为的反应。

三、训练要求

1. 理解把握训练要点。

2. 深入分析行为塑造相关案例，仔细思考案例后的问题。

3. 主动参与模拟活动和游戏活动，积极配合其他组员。

4. 认真体验活动内容，自觉积累活动经验。

四、训练实施

训练指导语：

在这一训练中，将对求助者进行行为塑造技术的训练。请您围绕训练要点，根据训练要求进行训练。

（一）相关理论复习

实践训练前，将此次训练的要点、注意事项、相关理论进行简单的讲授和复习，可以起到唤起、强化和巩固的效果。具体讲授内容见相关理论要点。

（二）合组练习

1. 按照每组6~7人进行分组，每组设一名同学主持，其他同学为组员。

2. 角色扮演及案例分析　设置不同情境下的求助者案例多个。选择其中一个案例，推选几名组员进行角色扮演，分别扮演咨询师、求助者，其余人观察并练习。

训练指导语：

在这一训练中，将对求助者进行行为塑造技术的训练。请根据案例中的描述进行扮演，每一个表演结束后，请讨论案例后面设置的问题，并请每一位小组成员做出自己的回答。然后进行组内分享，请咨询师、求助者分别谈一下自己的感受，小组成员可以谈谈自己观察到的现象和自己感受，以形成对行为塑造技术的整体和正确认识。

案例1

治疗对象为一名精神发育迟滞的5岁儿童小丹。小丹的病症是脊髓裂，他的双腿运动时受到限制，只会爬行不会走路。治疗者为小丹设计了两套塑造计划。第一个计划为使用平行栏杆行走，让小丹在两条平行栏杆之间借助栏杆走10步。该计划的初始行为是小丹坐在一张椅子上，用手扶住两边的平行栏杆。治疗者用喝饮料作为强化物，小丹通过6个步骤达到了目标行为。具体步骤见表5-4。

表5-4　使用平行栏杆行走计划

步骤	行为
一	坐在板凳上用左手扶住左边的栏杆，用右手扶住右边的栏杆
二	在步骤一的基础上，扶着栏杆站起来并保持该姿势直到喝完一勺饮料
三	在前两步基础上需要借助栏杆走一步才能得到奖励
四	与前三步相同，只是得到奖励之前需要走3步
五	与前三步相同，只是必须走5步才能得到奖励
六	与前三步相同，只是必须走10步才能得到奖励

治疗者的第二个计划是使用拐杖行走，目标行为是让小丹使用前臂支撑拐杖走12步，初始行为是小丹用正确的姿势拿住拐杖。经过10个步骤，120次训练，小丹达到了第二个计划的目标行为。具体步骤见表5-5。

表5-5　使用平行栏杆行走计划

步骤	行为
一	将拐杖用弹性绷带固定在患者手上，实验人员站在孩子后面。有一条中间线穿过患者所在的位置，中线上离患者45.72厘米的地方以及患者左右各45.72厘米的地方都有一个圆点，只有患者照着示范用拐杖触到这些圆点时，他才能得到奖励
二	患者靠拐杖走一步，实验人员在后面从他的腋下撑住他，让他将站立姿势调整到能够撑住拐杖，患者保持站立姿势15秒才可以得到奖励
三	同步骤二，但实验人员只在调整姿势的开始阶段帮助患者
四	拆除拐杖上的绷带，实验人员也不再提供开始阶段帮助。患者自己调整站姿以撑住拐杖，做完这些才有奖励

续表

步骤	行为
五	实验人员扶住患者的后背使其保持平衡，患者借助拐杖走4步就可以得到奖励
六	同步骤五，但患者要走完5步，并且要将脚调整到正对着假想中的连接两条拐杖的线
七	同步骤六，但患者要走完6步，并且将拐杖撑到向前的位置
八	将拐杖点向前方再收回来，这样反复4次，实验人员也减少对患者的帮助
九	照步骤八做8次，且没有实验人员的帮助下保持平衡
十	照上述动作做12次并保持平衡，要用前臂夹紧拐杖代替原来将拐杖撑于腋下的姿势

请您回答以下问题：

1. 该案例中各计划的初始行为和目标行为分别是什么？初始行为和目标行为之间有何关系？

2. 如果你是治疗者，你将采用什么方法、选择什么样的强化物？

点 评

本案例中，第一个计划的初始行为是小丹坐在一张椅子上，用手扶住两边的平行栏杆。目标行为是让小丹在两条平行栏杆之间借助栏杆走10步。第二个计划的初始行为是小丹用正确的姿势拿住拐杖，目标行为是让小丹使用前臂支撑拐杖走12步。初始行为和目标行为之间的关系是：初始行为较为简单，目标行为较为复杂；初始行为是实现目标行为的基础。在强化物的选择上，要注意平时的观察、与求助者及其家人的交流，找出最有效的强化物。

案例2

求助者：大学三年级男生。由于人际和社会交往问题前来咨询。来到咨询室后，脸部很不自然、紧张，眼睛朝墙望去，或是低头望地，不和咨询师对视，说话声音低沉。通过访谈了解到他从小就有这样的习惯，在和人交往谈话时总是不注视对方的眼睛，而是看对方背后的事物或者是旁边的东西，这造成了他的人际交往尤其是和陌生人交往的失败。期望能够通过咨询，短期内养成良好的交流方式和习惯，从而使自己适应环境。

在访谈和观察的基础上，咨询师决定用行为塑造技术来改善求助者的行为。基本的步骤如下：

（1）通过和求助者协商，确定了目标行为是目光接触、微笑、用正常的音量说话、挺身站立等。

（2）将强化目标行为的趋近动作分为四个步骤。主要是通过和不同的群体交流，来塑造求助者新的与人交流的面部活动方式。这些群体包括咨询师、熟悉的朋友（要求求助者从熟悉的朋友中挑选男女志愿者各三名）、陌生人（咨询师选定的人员），以上三步都是在咨询室有咨询师在场监督的情况下完成；最后一步要求求助者回归到真实的社会场景中，进行正常的随机交流，从而巩固行为塑造的结果。最后一步属于完善部分，为前三步的一个扩展，是求助者在咨询室得到塑造的新的行为方式的强化性运用。该行为塑造的主体部分仍然在咨询室进行。

（3）通过和求助者交流，以他最喜欢的男歌手成龙的歌曲《壮志在我胸》作为塑造过程中的强化物，每当有该歌曲的背景音乐响起时，表示求助者做出了被塑造的行为，以听音乐作为奖励。

（4）在塑造过程中，与咨询师的过程进展顺利，他的正确行为有了一定的表现，但仍是间断，偶尔会中断进程。这时，咨询师主动采取沉默让其意识到问题的存在，然后引导他注视咨询师。这样沉默——注视便成了一个连续的治疗过程。经过几次持续的治疗，效果已经得到巩固。求助者能够在和咨询师谈话中投以微笑和目光对视。

（5）到了其朋友组，表现也是可以，但有反复。主要是朋友对他的表现已经习以为常，他也懒的改变。这时咨询师坐到他朋友的后边，用目光鼓励交谈的过程，并操作音乐，用沉默延续这个系列。状况又有所好转。这个阶段大概持续了两个月的时间。

（6）最困难的阶段是，咨询师挑选的“陌生人”和求助者对话过程。以前的习惯基本又表现了出来，但是已经具备了正常的行为基础。他在整个交流过程上身挺立、说话音量正常，只是最根本的目光仍会回避。于是，整个交谈又陷入沉默，求助者头朝谈话者方向移动，咨询师便响音乐表示鼓励。这样断续的进行，使这个阶段持续了3个多月的时间，到了后期，求助者已经能够做出比较正常的行为表现。

于是，咨询师又鼓励求助者，到正常的社交环境进一步巩固效果。这样，整个过程进展了将近一年。到最后，求助者对自己的行为表现比较满意了，才中断咨询。

请您回答下列问题：

1. 试对咨询师所确定的目标行为进行详细界定。

2. 如果你是咨询师，你将如何用行为塑造技术使该大学生学会人际交往？请参照案例1的模式以表格的形式列出具体的塑造步骤，并与其他同学交流。

点 评

本案例中，求助者的目标行为是目光接触、微笑、用正常的音量说话、挺身站立等。咨询师按照难易程度将目标行为的趋近动作的强化过程分为四个步骤，并用音乐、注视、沉默等方式促使求助者克服不良行为，最终表现出目标行为。

（三）分组训练

1. 模拟治疗练习

（1）角色分配：在合组训练基础上，每3人一组，1人扮演求助者，1人扮演咨询师，另一人为观察者。

（2）准备行为塑造技术案例，可以是资料中收集的案例，也可以是生活中的事件。

（3）训练方法：由观察者介绍案例，“求助者”与“咨询师”扮演案例中的角色。或由“求助者”就生活中的事件进行求助，“咨询师”设计出行为塑造方案并进行实施。“咨询师”训练时要结合训练要点，“求助者”要仔细体会“咨询师”所提的方案能否解决自己的问题，观察者记录模拟咨询过程。结束后小组成员就咨询的优缺点展开讨论，以在后面的练习中进一步改进。

（4）互换角色继续训练。

2. 游戏练习　两名同学一组，进行角色扮演游戏。其中一名同学作为训练人员，另一名同学作为塑造对象（我们称他为学生）。

训练员准备一个手控秒表，秒表发出的“咔哒”声是强化物。在整个塑造游戏中，训练员和学生都不许说一句话。训练员要确定一个目标行为，但不能告诉学生。游戏以学生做出任意行为开始，训练要努力强化每一步趋近行为，直到最后目标行为的形成。学生必须遵照强化原理进行反应，即学生应该经常做有“咔哒”声提示的动作。训练员的成功取决于趋近行为出现时，他是否能很好地确认并给予强化。学生达到目标行为后，互换角色重新开始。

五、注 意 事 项

在行为塑造技术训练过程中，咨询师应注意以下五个问题：

1. 明确界定目标行为。
2. 重视选择起始行为。
3. 合理设定塑造步骤。
4. 正确选择和呈现强化物。
5. 恰当把握塑造进度。

六、相关理论要点

行为塑造技术是一种让个体从不会到逐渐学会一个新行为的行为学手段。它通过对目标行为的一系列连续趋近行为不断进行强化，直到个体学会目标行为。

对个体的行为塑造过程是对目标行为的逐渐趋近过程。从个体在最初能力水平下能够表现出来的起始行为，慢慢过渡到一系列更为接近目标行为的趋近行为，最终到目标行为。

行为塑造过程包含强化和消退两种机制。最初所强化的起始行为虽然出现频率较低，但却是客观存在的，当它在强化的作用下出现频率增大，就停止强化它（即予以消退），转而开始强化另一个更加接近目标行为的反应……通过这样持续地强化更为接近目标行为的反应，同时消退先前的较为接近目标行为的反应，使目标行为得以最终形成。

经临床研究显示，行为塑造技术对小儿孤独症患者的语言改善、恐怖症治疗、神经性厌食症、肥胖症及其他神经症等都有着很好的效果，甚至对改善和促进精神分裂症患者的社交和工作的行为也都有不错的疗效。但也有可能起到反作用，产生新的问题行为。

训练四　代币技术训练

代币技术又称为代币制，是指运用代币对个体行为进行强化，以矫正不良行为、建立适应性行为的治疗技术。代币技术采用了条件强化物的作用。所谓条件强化物是指不具有强化作用的刺激，通过与一个强化刺激相联系而获得强化力量，这个刺激称为条件强化物。

一、训练目的

1. 理解代币技术的基本原理。
2. 掌握实施代币技术的基本要领。
3. 培养代币技术的实践技能。

二、训练要点

1. 界定目标行为。
2. 选择代币 代币应是马上可以利用的实物或象征性东西。
3. 确定后援强化物。
4. 拟定代币交换系统。
5. 确定反应代价的实施。

三、训练要求

1. 理解把握代币技术训练要点。
2. 深入分析代币技术相关案例，认真回答案例后的问题。
3. 主动参与头脑风暴练习和案例模拟活动，积极配合其他组员。
4. 认真体验活动内容，自觉积累活动经验。

四、训练实施

（一）相关理论复习

实践训练前，将此次训练的要点、注意事项、相关理论进行简单的讲授和复习，可以起到唤起、强化和巩固的效果。具体讲授内容见相关理论要点。

（二）合组训练

将全班同学按照每组6~7人进行分组，每组设一名同学为主持，其他同学为组员。设置不同情况的代币技术案例多个，并提出一些问题。

训练指导语：

在这一训练中，将对求助者进行代币技术的训练。请主持对案例进行描述，之后，请讨论案例后面设置的问题，并请每一位小组成员做出自己的回答。然后进行组内分享，请咨询师、求助者分别谈一下自己的感受，小组成员可以谈谈自己观察到的现象和自己感受，以形成对代币技术的整体和正确认识。

案例1[①]

小米是一个14岁的女孩，由于盗窃、攻击等反社会行为而接受一种针对少年犯的居住式治疗，以养成良好的亲社会行为，消除反社会行为。在居住期间，他们要完成大量的日常行为，如按时起床、整理床铺、按时吃饭、按时上课等。他们所做的这些亲社会行为记录在一张卡片上，随身携带以便治疗者监督。如果小米完成一项日常行为，就会得到一些分值，由治疗者加在她的记录卡上，并记在治疗者所特有的“管理单”上。她可以把这些分值兑换成一些特权，如外出散步、到游戏室看录像、玩台球或者弹球等。这些特权只有在用亲社会行为挣得一定分值后才能获得。但是如果她表现出反社会行为，就会失去一定的分值。如在教室说脏话、打架、外出晚归等，治疗者会从她的卡片上划去失去的分值（具体见表5-6），并记录在管理单上。一旦小米连续两周没有丢分，并且得到日常的最大分值的话，她就可以不用再带她的记录卡而自由地到游戏室参加游戏和看电视。咨询师不断地监督她的行为，并表扬她的亲社会行为。如果小米表现亲社会行为4个月后都没有任何问题，就可以脱离管制回家，而治疗者此时每周到她家随访即可。

表5-6　对小米所用的代币治疗的组成

目标行为（积极）	获得分值	目标行为（消极）	失去分值
7点钟起床	2	骂人	1
洗漱	2	叫喊、恐吓他人	1
收拾衣物、床	2	打架	4
按时进餐	2	偷窃	4
按时上课（上午、下午）	2	说谎	4
按时参加小组咨询	1	聚众聊天	2
完成一些杂务	1	聚众活动	2
就寝时整理房间	1	逃课	4
按时上床	1	恐吓治疗者	1
完成课外作业	6	攻击治疗者	5
		未经批准而离队	5
		外出后晚归	3
每日总分	20	每出去1小时或晚1小时	2

① RaymondG.Miltenberger，著.行为矫正原理与方法.第3版.石林，等译.北京：中国轻工业出版社，2004：369.

续表

目标行为（积极）	获得分值	目标行为（消极）	失去分值
附加分		获准的特权范围——需达到的行为标准	
考试A级	10	1. 自由进入游戏室——2周的每日最高分	
考察A级	5	2. 每日1小时自由时间（可外出）——4周的每日最高分	
考试B级	5	3. 全天的自由（周六或周日）——6周的每日最高分	
考察B级	2	4. 整夜的自由（周五或周六）——8周的每日最高分	
后援强化物	**价值**	5. 整个周末的自由——10周的每日最高分	
30分钟游泳	10		
30分钟录像节目	10		
30分钟电子游戏	10		
30分钟弹球	10		
30分钟电视	10		
租电影带	15		
挑选杂务	5		
外出（监督下）	10		

请您回答以下问题：

1. 治疗者所用的代币是什么？

2. 治疗者使用的后援强化物是什么类型的强化物？为什么要规定“这些特权只有在用亲社会行为挣得一定分值后才能获得。”

3. 请一名同学扮演求助者，就自己生活中或假设的某个问题进行求助，另一名同学扮演咨询师，假设一种使用分数作为代币的情境，模仿案例1制作出一份代币交换系统。

点 评

本案例中，小米以期望行为获得的每一分都是一个代币，一个期望行为发生后立即给予一个代币，后者被兑换成后援强化物。因为代币伴随其他强化物，它就成为一种条件强化物，可加强期望行为。后援强化物只有代币支付才能获得，而代币只有通过表现期望行为来获得。选择后援强化物是因为被管制者知道，在治疗环境中它们对自己来说是强有力的强化物，因此才会极力表现期望行为，从而回避不良行为。

案例2

小宁是一名小学六年级寄宿学生。他经常招惹同学（平均每天5次以上），抢走别人的东西，妨碍别人的正常活动。他行为霸道，说话粗野，经常违反课堂纪律。因此，同学们都害怕他，不愿与他接触，老师也时常批评他。

针对小宁的情况，咨询者的矫正过程如下：

1. 矫正目标

（1）不再招惹同学，与同学融洽相处。

（2）改正说脏话的习惯。

2. 矫正准备

（1）代币：可用硬纸片制作，中间印上小红花，再盖上班主任的印章。

（2）后援强化物：选择小宁喜欢的东西作为强化物。换取这些强化物所需的代币数是根据小宁对强化物的喜欢程度来决定的，有一定的层次性。具体见表5–7。

（3）交换系统：制订逐步达成矫正目标的子目标，根据其完成情况发给代币，如表5–7。

表5–7　小宁的代币系统构成

行为（积极）	币值	行为（消极）	币值
每天招惹同学控制在5次之内	1	每天说脏话超过5句	1
每天说脏话控制在3句之内	2	每天招惹同学超过7次	3
主动帮助、保护弱小同学	3	发生打架行为	4
和同学友好活动	3	出言粗鲁，顶撞师长	2
主动协助老师工作	2	后援强化物 2枚代币可以去踢球 3枚代币可以吃肯德基 4枚代币可以买一件小玩具	
其他同学发生矛盾，主动劝架	5		

3. 实施阶段

第一阶段（第一周）

（1）交代实验目的，教师、家长双方与小宁签订协议，此协议是代币制实施的保障。

（2）取得同学（如班长）、任课老师、生活指导老师的支持，请他们帮助记录小宁的表现。

（3）进行认知辅导，使小宁认识到自己行为的危害，产生改正的动机。

（4）矫正目标的子目标可依据情况进行修改和补充。初次实施此方案，可适当降低要求，以使学生有个适应过程。

（5）在矫正期间，小宁每天得到多少代币，用去多少代币，小宁和老师都要记录。

第二阶段（第二、三周）：提高要求，每天招惹同学次数控制在2次以内，说脏话次数控制在1次以内。

第三阶段（第四、五周）：再次提高要求，全天不招惹同学，不讲脏话。

第四阶段（第六、七周）：巩固前三个阶段的成果，鼓励小宁主动帮助他人，积极参与团体活动。

矫正后，小宁基本没有打架行为，不再故意捉弄同学，还主动分点心、扫地，帮同学扫呕吐物，送生病同学去医务室等，表现特别出色。

请您回答以下问题：

1. 治疗者取得同学（如班长）、任课老师、生活指导老师的支持，请他们帮助记录小宁的表现。对小宁的治疗有什么积极作用？可能存在什么问题？

2. 除了使用代币技术，治疗者还使用了什么行为矫正方法？

3. 参照表5-7，制作出第四阶段的代币交换系统。

点 评

本案例中，治疗者取得其他相关人员的支持，并帮助记录，有利于全面监督小宁的行为表现，促使其矫正不良行为。也可能由于这些人员的记录不准确或者标准不一而出现矛盾或者纠纷。除了使用代币技术，治疗者还使用了认知疗法等。

（三）设计练习

寻找生活中的实例，为其拟定一份代币交换系统，确定其良好行为与代币、代币与强化物以及不良行为与代币之间的关系。

五、注 意 事 项

1. 所选择的代币应该是安全的，特别是对于年幼儿童或存在严重障碍的个体来说。

2. 关于后援强化物　治疗者不能想当然地确定后援强化物，应尽可能确定多种后援强化物。

3. 关于代币交换系统　在代币治疗初期，应确保治疗对象获得足够的代币来兑换一定的后援强化物，以使代币真正成为条件强化物而获得强化价值。

4. 关于反应代价　反应代价不是代币治疗的必要组成部分。如果治疗目的只是增加良性行为，就不需要使用反应代价。

六、相关理论要点

（一）基本原理

代币技术是在斯金纳的操作条件反射理论，特别是条件强化原理的基础上形成并完善起来的一种行为疗法。它通过设定代币这一条件强化物，及时强化个体的积极行为，并允许个体使用代币换取那些已经被确认为具有强化作用的物品或活动，建立代币和后援强化物之间的联系，从而使个体所表现的良好行为得以形成和巩固。

代币技术可应用于精神发育迟滞患者、具有行为问题的各种类型的精神病人、吸毒、酗酒及药物依赖者的行为训练，以及学校、监狱、军队人员的管理、孩子行为的控制、工作绩效的提高等场合。

（二）代币技术的构成

1. 代币　能够累积并用来交换其他强化物的条件性强化物。如五角星、塑料片、小红花、积分卡、点数等。

2. 后援强化物　与代币相联系的具有激励目标行为再次出现的其他刺激物，也就是代币能够换取的东西。后援强化物是代币背后实质的增强物，因此它是具有维持与支援代币而产生增强力量的实际依据，它的形式可以包括消费品、活动性的强化物（如看电视、玩电脑）或是一些特权等。

3. 目标行为　一个是正性的，一个是负性的。正性的目标行为是在治疗中人们所期望出现的行为，这个行为的出现给予代币奖励；负性的目标行为是在治疗过程中需要得到矫正的行为，这种行为的出现就要给予惩罚，扣除一定数量的代币。

（三）代币技术有效实施的原则

1. 明确目标行为　目标行为明确是成功运用代币技术的前提。所确定的行为应当是可以测量和观察的、能够确定具体的成功标准，且应是个体目前完全有能力表现出来的行为。

2. 确定代币　代币应该是马上可以利用的实物或象征性的东西，如小红花、小贴画、积分卡等。通常比较轻便、便于携带。

3. 确定后援强化物　正是后援强化物使得原本没有强化价值的代币具有了强化作用。治疗者可以通过日常观察、向求助者或其他人员询问的方式来确定，选择过程中要遵循伦理道德要求，在经济能力范围之内选择多种具有重大强化价值的后援强化物。

4. 拟定代币交换系统　在代币交换系统中要明确行为与代币之间的交换关系，以及代币与后援强化物之间的交换关系，且应明确代币的实施计划以及交换后援强化物的时间和地点等信息。

5. 决定是否使用反应代价　使用代币技术，可以将强化和惩罚有机结合起来，促进个体积极行为的建立和消极行为的消除。如果要实施反应代价，那么当个体出现不良行为时，就要扣除他的部分代币。

6. 实施代币制　首先，治疗者要向行为求助者介绍整个代币交换系统，并示范代币发放的过程和代币交换的过程。其次，实际实施代币。在此阶段要遵循强化的一些原则，如及时强化、一致强化等。再次，当个体的良好行为巩固后，要退出代币治疗。可以在给予代币的同时给予社会强化物，并逐渐减少代币和削弱代币的价值。

训练五　消退技术训练

消退技术是指撤离对个体某种行为的强化，从而使该行为逐渐消失的一种行为治疗技术。具体是指，在特定的情境中，个体做出了以前被强化的行为，但此时这个行为之后并没有跟随着通常的强化，那么当他下一次遇到相似的情境时，就会较少出现或逐渐停止这种行为。

一、训练目的

1. 理解消退技术的基本原理。
2. 掌握消退技术的基本要领。
3. 培养消退技术的实践技能。

二、训练要点

1. 要正确识别问题行为的强化物。
2. 根据问题行为的特点确定强化物的消除方法。

3. 消退技术的实施过程中，要针对每一阶段特点进行相应处理。
4. 避免消退的误用。

三、训练要求

1. 理解并掌握消退技术训练要点。
2. 深入分析相关案例，认真回答案例后的问题。
3. 主动参与相关案例模拟活动，积极配合其他组员。
4. 认真体验活动内容，自觉积累活动经验。

四、训练实施

（一）相关理论复习

实践训练前，将此次训练的要点、注意事项、相关理论进行简单的讲授和复习，可以起到唤起、强化和巩固的效果。具体讲授内容见相关理论要点。

（二）合组练习

将全班同学按照每组6~7人进行分组，每组设一名同学为主持，其他同学为组员。设置不同情况的消退技术案例多个，并提出一些问题。

训练指导语：

在这一训练中，将对求助者进行消退技术的训练。请主持对案例进行描述，之后，请讨论案例后面设置的问题，并请每一位小组成员做出自己的回答。然后进行组内分享，请咨询师、求助者分别谈一下自己的感受，小组成员可以谈谈自己观察到的现象和自己感受，以形成对消退技术的整体和正确认识。

案例1①

治疗对象为一名5岁的幼儿，每天晚上当父母将他放在床上离去时，就大哭大闹或大发脾气无法终止，孩子的父母不得不在孩子睡觉前陪伴他1~2个小时，直到他安然入睡后才能离去。

治疗者分析，患儿父母的关注、安抚是患儿大发脾气的强化物，他以哭闹胁迫父母、得到父母爱抚的手段，这类问题可以采用消退程序进行治疗。治疗时，让父母还是像平时一样把孩子放到床上，但不再关心或理睬他，只是告诉他，让他自己睡觉，父母不会再进屋，随即离去。第一天，患儿大哭大闹长

① RaymondG.Miltenberger，著.行为矫正原理与方法.第3版.石林，等译.北京：中国轻工业出版社，2004：369.

达50分钟，以后每晚如此施行。第二天晚上哭闹缩短为15分钟；到了第十天晚上，哭闹行为完全消失。不久，孩子的阿姨来看他，当阿姨抱他上床后，他又开始哭闹。阿姨就不停地和他说话，不断地安慰他，直到他睡着为止。结果患儿的哭闹行为再次出现，只好进行第二次消退。继续治疗的效果显著。追踪2年表明，孩子的哭闹行为没有反复。

请您回答以下问题：

1. 维持患儿夜间哭闹行为的强化物是什么？
2. 患儿阿姨的到来对消退程序产生了什么影响？如何避免这种影响？
3. 日常生活中还有哪些类似案例？试列出一个详细的消退技术治疗方案。

点　评

本案例中，患儿父母的关注、安抚是患儿大发脾气的强化物。患儿阿姨的做法偶然地强化了患儿的哭闹行为。当患儿父母使用消退技术时，就要花更长的时间使哭闹行为减少并停止。所以，在使用消退技术时，要尽量避免其他人员对求助者的干扰。

案例2[①]

2岁半的瑶瑶在想要买某个玩具或者某样东西时，由于语言表达不够准确，或者父母不同意买，瑶瑶就会发脾气、厉声尖叫，甚至满地打滚。这时候，父母为了安抚孩子的情绪，就马上给瑶瑶买这个玩具或者用承诺的方法使孩子安静。但是父母发现，瑶瑶要想得到某样东西，最迅速有效的方法就是发脾气、厉声尖叫、满地打滚，于是尖叫声会持续不断地反复发展下去。

父母与咨询师协商，决定采用消退法来矫正孩子的这种激烈行为。制定的步骤如下：

第一步：尽快弄清原因。有时瑶瑶突然尖叫不是因为某种愿望或要求没有得到满足，而是由于对实际上无害的某种东西产生了恐惧和烦恼；有时瑶瑶对某些声音特别敏感，听到这些声音就会尖叫甚至发脾气。及时让瑶瑶脱离令她恐惧和烦恼的环境，尖叫就会减轻。

① http://www.fx120.net/beauty/200502/beauty_202655.html

第二步：当瑶瑶情绪激动地尖叫、发脾气时，只要当时没有自抓自咬、撞头等自伤行为，父母就跟她讲清每个人都不喜欢这种声音，如果她仍然不停，可以让她暂时离开父母的视线，把她单独放到一处（但一定要保证孩子不会有危险、不损坏物品），或者用冷静而无表情的眼神看着她，一直到她停止。

第三步：当瑶瑶停止尖叫、发脾气后，立即给她相应的关心和爱抚。父母可以给她洗个脸缓和她的情绪，用缓和的语调对她停止发脾气的表现予以表扬和称赞，并可给予她喜欢的食物作为奖励，比如一个苹果或者一杯酸奶。

第四步：父母积极对瑶瑶进行语言方面的训练，让瑶瑶尽早学会如何表达自己的愿望和要求，并对瑶瑶的语言做出适当的、及时的反应。

请您回答以下问题：

1. 该案例的实施过程中，你认为会遇到哪些问题？应当如何克服？

2. 该案例中，咨询师提出的哪些做法值得你借鉴？

点 评

在消退法的实施过程中，往往看起来很容易，做起来却难。一是因为这种方法需要一定的时间才能起作用，因而必须持之以恒坚持不懈才会有效；二是让父母在孩子尖叫、发脾气时不予理睬确实很难办到。但这种方法确实是改变孩子尖叫的有效方法。并且3岁以内的宝宝语言表达存在很大障碍，他们常常没有足够的言语去表达自己的愿望、要求或其他想法，父母也常常不可能揣摩透宝宝的所有想法并及时去满足他的愿望或需要。所以，咨询师应当充分认识到这些方面，用温和而坚持的办法帮助儿童进行不良行为的消退。父母及时的奖励、讲道理以及训练瑶瑶语言表达能力都是值得借鉴的做法。

五、注意事项

1. 明确可以消退的行为　并不是所有的行为都可以采用消退技术。由自动强化维持的问题行为，尤其是当个体的感觉刺激需要来自于大脑或者神经系统的活动需求时，难以进行消退，如自闭症患者的重复刻板行为、多动症患者的冲动行为等。另外，当采用消退会给周围人或者患者本身带来人身伤害时，也不能施行消退。

2. 确保消退技术的执行者态度一致　这是消退技术能够成功实施的关键因素。一是同一个执行者前后态度要保持一致，尤其是在面临消退爆发时。二是不同执行者的态度要保持一致。

3. 将问题行为的消退和良好行为的强化相结合　培养患者的良好行为是进行行为矫正的根本目的。消退问题行为的同时，对良好行为进行强化，不仅可以加快问题行为的消退速度、降低消退的难度，同时能够帮助个体建立适当的良好行为。

六、相关理论要点

斯金纳认为强化是塑造行为的基础，行为得不到强化是易于消退的。消退技术是一种不用呈现惩罚物，也能够降低问题行为频率的行为矫正方法。它可以用于多种行为障碍、情绪障碍、神经性呕吐等。

（一）消退技术的类型

1. 正强化行为的消退　正强化是指当个体做出某一行为反应后，导致了刺激的出现或刺激强度的增加，并且提高了该行为在今后发生概率的过程。

2. 负强化行为的消退　负强化是指当个体做出某一行为反应后，导致了刺激的消失或刺激强度的降低，并且提高了该行为在今后发生的概率。要消退负强化维持的行为，必须坚持呈现行为者所厌恶的刺激，使得他不能逃避或回避相关任务要求。

3. 自动强化行为的消退　前面两种消退的行为都是由他人提供的刺激所强化的。但现实中个体的许多问题行为由其内在的感觉刺激或行为后果本身所维持，是一种自动强化的行为。但有些社会刻板行为，如在地上打滚，可能是受到来自大脑或神经系统内部的感觉强化，一般难以通过消退技术消除。

（二）消退技术的特点

1. 渐进性　问题行为的消退进程具有渐进性。即采用消退技术减少问题行为所需要的时间相对较长，不会立即奏效。即使在消退过程中没有任何强化物的出现，行为也不会马上消失，而是在降低到基线水平之前仍有一个发生的过程。这时，消退技术的执行者要持续一贯的使用消退，不能认为消退没有效果而中途放弃。

2. 爆发性　心理学家将这一现象称为消退爆发，是指一旦行为不再被强化，问题行为的发生频率、持续时间和强度等，经常在开始减少并最终消失之前暂时性地增加的现象。如要消退一个孩子的夜间哭闹行为，在实施的第一天晚上他可能哭的时间更长、哭声更大。相关研究发现，在消退爆发期间，不仅问题行为会"变本加厉"的严重，而且它还可能引发新的异常行为和消极情绪。如孩子在哭闹的同时还可能尖叫、摔玩具、砸枕头等。

消退爆发是对个体行为停止强化后的自然反应，也是最困扰行为矫正者及执行者的一个问题。是否能够正确的对待消退爆发，是消退技术能否实施成功的关键。

3. 恢复性 在消退技术实施结束后，当个体再次面临与原来行为发生类似的条件时，其行为很可能再次发生。这是一种自发恢复现象。此时如果我们继续执行消退技术，一般行为就不会持续很长时间。如孩子的夜间哭闹行为确实消除了之后，他还可能偶尔出现夜间哭闹现象，如果父母没有因为他的哭闹而去安慰他，强化他的哭闹行为，那么行为就不会经常发生或持续很长时间。但是，如果父母进行了安慰，孩子的哭闹行为得到了强化，那么行为消退技术就将失去效果。

（三）消退技术有效实施的原则

1. 正确识别问题行为的强化物

在执行消退技术之前，必须首先找出维持行为的所有强化物。这样，在下次行为表现时，才有可能不再给予强化。要做到这一点必须进行系统的功能分析，可通过观察、调查和实验的方法，分析个体行为的前提条件、问题行为表现、问题行为的后果三者之间的关系，找到使个体行为持续的强化刺激。

2. 确定强化物的消除方法 对于正强化维持的问题行为要撤除强化物；负强化维持的行为要继续提供厌恶刺激；自动强化维持的问题行为要通过某种特殊方式切断行为与感觉刺激之间的关系。

3. 科学实施消退 实施消退技术之前，要就可能影响消退的相关因素进行分析，对消退技术的所有执行者进行相关培训，以使他们保持一致认识，正确处理消退过程中可能出现的问题；在实施过程中，要注意撤除问题行为的所有强化物，消退爆发发生时能够坚持贯彻消退，并将消退问题行为与强化良好行为相结合；消退技术实施后期，注意在问题行为的自发恢复期不要给予强化，确保个体能够通过良好行为获得强化物。

（四）消退技术的误用

1. 无意消退良好行为 消退技术针对的对象是问题行为，然而在实际生活中，我们经常不自觉地消退他人的良好行为。例如，晓宁是个品行优良的好孩子，他在学校每次捡到东西交给老师，都能得到老师的表扬。有一次，晓宁在马路边捡到了一元钱，把它交给了附近岗亭里的民警。民警没有表扬晓宁，只是平淡地说了一句 "放着吧！"结果，以后晓宁在马路边捡到东西交给民警的可能性就会降低。在这里，民警无意中消退了晓宁的拾金不昧的良好行为。

2. 中断消退程序　在实施消退的过程中，执行者有可能因为消退爆发时的问题行为升级而中断消退程序，从而加剧了问题行为的严重程度。例如，如果一个孩子的发脾气行为在父母予以忽视之后愈演愈烈，则父母很可能投降，并给予孩子关注和安慰。父母这样做通常使孩子发脾气的程度更加严重。但实际上，此时消退的作用才真正开始。

3. 认为消退就是忽视　许多问题行为是由社会性关注强化的，也因此很多人误认为消退就是忽视和不关注目标行为。事实上，消退的本质是移除行为的强化物。如果问题行为不是通过社会关注而维持的，那么忽视目标行为就不是消退。例如，丽丽喜欢吃糖，但妈妈不允许她吃太多。她吃了几颗之后还想再吃，妈妈不答应，丽丽就自己拿糖来吃。妈妈就生气进了厨房，不理她。妈妈本来想用消退技术制止丽丽的吃糖行为，但她没有认识到丽丽吃糖不是由妈妈的关注维持的，而是糖果本身就是一种强化物。所以即使忽视了丽丽的吃糖行为，她仍会继续吃。

训练六　内隐强化技术训练

内隐强化技术是指一种启发和指导求助者在头脑中想象自己做了某种反应，且想象自己的反应受到了奖励或惩罚，从而达到治疗目的的行为治疗技术。

一、训练目的

1. 理解、掌握内隐强化技术的基本原理与操作方法。

2. 明确内隐强化技术的适用人群及适应证，并能够分析不同求助者所适用的内隐强化物。

3. 培养运用内隐强化技术的技巧。

二、训练要点

1. 积极开展想象训练。

2. 想象中的奖励或惩罚要形象、逼真，能够引起相应的情绪反应。

三、训练要求

1. 熟练掌握内隐强化的指导语、操作步骤。

2. 能够分析求助者的行为特点，并提出有针对性的内隐强化方案。

3. 在训练中积极配合其他组员，并认真体验、总结经验。

四、训 练 实 施

（一）相关理论复习

实践训练前，将此次训练的要点、注意事项、相关理论进行简单的讲授和复习，可以起到唤起、强化和巩固的效果。具体讲授内容见相关理论要点。

（二）合组练习

1. 小组组成　每组10~15人，设训练主持一人，主持助理一人。

2. 角色扮演及案例分析　设置不同情境下的求助者案例多个。选择其中一个案例，推选几名组员进行角色扮演，分别扮演咨询师、求助者，其余人观察并练习。

训练指导语：

在这一训练中，进行的是内隐强化技术训练，请您按照训练实施的要求进行训练。请根据案例中的描述进行扮演，每一个表演结束后，请讨论案例后面设置的问题，并请每一位小组成员做出自己的回答。然后进行组内分享，请咨询师、求助者分别谈一下自己的感受，小组成员可以谈谈自己观察到的现象和自己的感受，以形成对内隐强化技术的整体和正确认识。

案例1①

咨询师：我们要帮助你改善你在物理课上的主动学习技能，但你要先做一些练习。在练习中，你将运用你的想象力。我先向你描述一种情形，然后你去想象你自己或他人正置身于这个情形中。我说清楚了吗?

求助者：嗯，你的意思是让我像做白日梦那样想象吗?

咨询师：有些相似之处。只是在想象中不要让你的思想漫游，而是要想象那些能够帮助你提高物理参与能力的技巧。

求助者：我很喜欢做白日梦，如果二者相似的话，我想我会很容易掌握的。

咨询师：好，让我们做一次试试，看看实际进行想象对你而言是否困难，以及你的感觉如何。首先，你先坐舒服了，闭上眼，放松自己（给求助者几分钟时间去放松）。看起来你相当舒服。感觉怎么样?

求助者：很舒服，放松对我而言是一件很容易的事情。

---

① [美]Sherry Cormier，著.心理咨询师的问诊策略.第6版.张建新，等译.北京：中国轻工业出版社，2009：331.

咨询师：现在我将给你描述一个场景，希望你尽可能生动地想象这个情境。当你觉得你想象的场景十分鲜明时，就竖起你的食指。听明白了吗？

求助者：明白了。

咨询师：想象某个向你问路的人。在你心里描画一下这个人（给求助者足够的时间想象，直到求助者竖起食指）。好，现在睁开眼睛。你能告诉我刚才想象的内容吗？

求助者：我想象我正在和一位中年妇女谈话。她问我最近的车站怎么走，我正在告诉她路线。

咨询师：好。你对那个中年妇女还想到了什么？你提到了她的年龄，那她穿了什么？有什么特征？

求助者：她差不多有45岁，穿着棉袄，围着围巾。我们在马路边进行谈话。就是这样。

咨询师：你讲到她穿着什么和你们谈话的场景。我想让你再做一次练习。想象同样的场景，只是这次要努力想象那个人外表的细节（求助者进行想象，直到其竖起食指）。这次你是怎样想象的？

求助者：她穿着枣红色的棉袄、黑色的裤子、棕色的棉鞋，围着绿色的围巾。中等个子，皮肤黑黑的，脸颊是红色的，黑头发，手很粗大。阳光不是很强烈，有点阴天，风很大，很冷。

咨询师：很好，你已经能够想象颜色和温度了。你对想象练习感觉如何？

求助者：噢，我很喜欢去想象。第二次想象更容易一些，我加了很多内容。我很愿意去想象。

咨询师：好，我相信我们能够继续进行。下一步的场景将与你上物理课的情形有关。你要像刚才想象时那样进行下面的想象。我们先要讨论一些事情，使建立的场景更容易去想象。我会问你一些问题，你的回答会对我们双方都很有价值。在刚才的练习中，我让你想象另外一个人，你做到了，并且把自己也包括在想象的场景中了。在下面的物理课场景中，你愿意想象自己还是想象其他人？哪一种方式对你来说更容易并且更不容易激动？（停顿一会）

求助者：嗯，很难说。我想还是想象自己更容易一些，但是想象别人更不容易激动……（停顿一会）我想还是想象我自己吧！

咨询师：好。但是你要知道，事情都是可以改变的。如果你感觉不好，那你就在场景中想象其他人好了！

求助者：好的。

咨询师：一开始就能想象出自己的行为很圆满、很成功是非常困难的。

所以，在下面的想象中，我将描述这样的场景：你遇到了点麻烦，但是不是很大。这样的场景可能更真实一些。你觉得可以吗？

求助者：可以。

咨询师：我们来设计场景的细节。首先来看物理课上的情景。当我描述情景时，你可以做出详细的补充。我记得你提过在以下四种情境中你希望获得更好的应对技能：当老师叫到你回答问题的时候，你想回答得更准确一些；更主动地回答问题；告诉老师希望能够自己解答问题。还有吗？

求助者：没有了。

咨询师：这样我们可以想象3种不同的情景。我们一个一个来。当老师叫到你的时候，你愿意做些什么？

求助者：我愿意讲出答案，而不是闭口不答或者说“我不知道”。

咨询师：很好。如果你做了回答，并且回答的很准确，你会有什么样的感受？

求助者：会不错，感觉很轻松，很高兴。

咨询师：那么主动回答问题呢？

求助者：我一般知道答案也不举手。所以我需要举手，要是老师叫到我，我就站起来主动回答问题。我还需要说话声音更响亮一些。

咨询师：你怎么主动告诉老师希望能够自己解答问题呢？

求助者：练习时，我可以到讲台前，告诉他我在一道题上遇到了障碍，并请他帮我解释。

咨询师：现在我们已经有了3个有关物理课的场景。下面我们给它们排序。你能选出一个最容易、最少应激的场景吗？最困难、最多应激的呢？

求助者：嗯……最容易做的事情是我告诉老师我想自己解决问题，最困难的是我自己主动举手回答问题。

咨询师：这样你排好序了。但是这种顺序是可以改变的，任何时候当你感觉它不对时，我们就可以进行重新排序。下面我们从最容易的场景开始想象。第一个场景是你告诉老师你要自己解决问题。请做好，闭上眼睛，放松自己（给求助者几分钟）。记住，当我描述这些场景时，你想象自己正在这个场景中。尽量运用所有的感觉去想象，也就是说你要真心投入进去。当你想象非常生动时，请举起你的食指示意。我没说停止之前，继续保持想象。可以开始了吗？

求助者：可以了。

咨询师：想象你正在上物理学课……（停顿）老师刚刚解释完怎样计算电压……他布置了习题，让你们开始练习……你发现公式中有一些不明白的地方。你拿着练习册，走到老师讲台前。你正在告诉老师你哪些地方不太明白。

你对他说你并不是想让他帮忙答题，而只需要解释一下公式。现在你感到很满意，因为你终于可以站起来，走到老师面前请求解释了。老师很耐心地跟你解释公式，并夸奖你是个主动学习的好学生，希望你以后继续努力。你很自豪，心里很高兴，觉得自己很棒。（10秒钟后，求助者举起食指示意）

咨询师：好，现在睁开眼睛。你想象到什么了呢？

求助者：我想象我站起来走到老师那里，告诉他我需要解释，但是我要自己做出答案。

咨询师：你能想象出生动的场景吗？

求助者：是的。

咨询师：想象期间你感觉怎么样，特别是当你想象自己的时候？

求助者：我相当平静，没有心烦意乱，也没有紧张焦虑。

咨询师：我留给你的时间足够吗？

求助者：还可以。但是我认为更长一些会更好。

咨询师：好，下次想象我会多给你留些时间。

请进行以下训练：

1. 该案例中，求助者的目标行为是什么？其划分的场景等级各是什么？

2. 请模拟咨询师对求助者进行场景描述时的指导语，并请小组成员进行讨论，探讨说话的语气、语速、表情等是否恰当、效果如何。

3. 请简要描述咨询师进行内隐强化的步骤。

4. 如果有位求助者想克服自己在公共场合不敢大声说话的问题，你将如何运用内隐强化法对其进行训练？请提出自己的方案，并进行现场模拟，请小组成员进行讨论、评价。

点 评

在该案例中，咨询师首先描述了治疗策略的概要，然后利用练习场景评估了来访者的想象水平和风格，并指导来访者放松、提高想象的形象性、逼真度，这都是值得借鉴的做法。在治疗中，咨询师注意与来访者协商，尊重来访者的选择，并及时肯定来访者的努力和表现，提高了治疗的效果。

在实际运用中，咨询师可以指导来访者对相似的场景进行多次想象。在完成所有场景的想象后，治疗师可以随机选择其中的场景要求来访者进行想象，起到检查、督促的作用。最后，治疗师要布置、指导来访者完成家庭作业，并进行检查，以巩固治疗效果。

案例2[①]

咨询师：现在是做想象的时候了。让我们记下你认为你会乐意去做的一些事情。你想起了什么事了吗？

求助者：我曾经在合唱队唱歌。他们说我的嗓子不错。

咨询师：好吧，我们记下来，“参加合唱队”。

求助者：刚结婚的时候，我和丈夫一起出去散步很长时间。我记得那很有意思。

咨询师：很好，继续。你还记得什么是有意思的吗？

求助者：我曾经很喜欢摄影，把照片用艺术形式摆出来。我有很多年没干这个了。

咨询师：这是一个好的开端。你已经提到了几件事情。在这些事情中，哪一件事情是最有趣、你最乐意干的事情呢？

求助者：嗯，我想是在合唱团里唱歌。他们夸我的时候我感觉很好，觉得自己很有价值，并且别人认识到了我的价值。

咨询师：那好，就选在合唱团里唱歌。下次你参加集会时，如果你能够大方地站在大家面前，并主动和熟人打招呼，你就想象：你在合唱团里唱歌，别人都向你投来赞许的目光，还有人向你竖起大拇指，很多人为你鼓掌、欢呼。保持这种想象一会，然后愉快地与集会中的其他人热情地打招呼，之后再想象在合唱团里的情景。你愿意试一下吗？

求助者：哦，我想我会试一下的。下周见面时我再告诉你我的表现和感受。

请回答以下问题：

1. 该案例中，咨询师是如何确定求助者的内隐强化物的？

2. 该案例中，咨询师的哪些做法值得你借鉴？

3. 如果你是咨询师，你会如何处理该案例？请描述自己的做法，并进行现场模拟，请小组成员进行讨论、评价。

① [美]Gerald Corey，著.心理咨询与治疗经典案例.第6版.石林，等译.北京：中国轻工业出版社，2004：117.

点 评

本案例中，咨询师通过提问的方式让求助者找出自己乐意做的3件事情，并从中找出令求助者感觉最好的一件事情作为内隐强化物。然后，咨询师指导求助者在出现靶行为（大方地站在大家面前，并主动与其他人打招呼）时就想象合唱团里唱歌受到别人称赞的场景作为内隐强化，以此增加靶行为出现的次数。

五、注意事项

1. 运用内隐强化技术时要注意其适用人群及适应证。
2. 靶行为要明确，并且可测量、可控制。
3. 要根据求助者的自身特点设计有足够吸引力的内隐强化物（或场景）。

六、相关理论要点

在行为主义治疗方法中，对行为的直接治疗并不拒绝承认求助者的内在认知和情感活动。人们可以评价自己的行为，并可以对自己的行为进行自我强化（也可以称作自我奖赏或批判），而不必一定依靠外部强化。这是内隐强化技术的原理。

内隐强化技术的一般做法是选择一个或多个目标行为，在脑子里再现这个行为，然后紧跟着生动的、奖励性的想象，以此来促使目标行为的发生频率，即求助者采用积极的想象来强化其期望的行为。内隐强化技术可以分为内隐正强化技术和内隐致敏技术。

（一）内隐正强化技术

内隐正强化技术是指让求助者在头脑中想象自己做了某种反应，并由此得到了奖赏的技术。此技术经临床实践，能成功地治疗恐怖症、强迫症、同性恋和肥胖症。利用内隐正强化技术治疗，首先应了解，哪些刺激对求治者有强化作用，然后，检查求助者对这些刺激能否形成清晰的意象。施治者应选择那些让求助者尽快（一般在5秒以内）产生意象的刺激物为强化物。

（二）内隐致敏技术

内隐致敏技术是指在想象中主动呈现厌恶景象与某种不良行为相结合，治疗对象想象越轨行为的后果，这些越轨行为最终会导致身体痛苦或者心理痛苦，从而达到治疗的目的。例如：性变态心理患者，当其出现这方面欲望或行为时，要他立即闭上眼睛，想象面前站着一个身材高大的警察，面色严峻，手里拿着镣铐在盯着他；或是回忆过去被拘留、被群众愤怒训。

在内隐强化技术中，想象的材料可以通过录音磁带呈现，也可以由治疗对象自己控制。

训练七　示范技术训练

示范技术也叫模仿技术，是指咨询师向求助者呈现某种榜样行为，让其观察示范者如何行为以及他们的行为得到了什么样的后果，以引起求助者从事相似行为的治疗方法。

一、训练目的

掌握示范技术的基本原理和操作方法。

二、训练要点

1. 咨询师的示范过程要详细、缓慢、可操作。如果需要，咨询师应当多重复几次示范行为。

2. 咨询师示范完毕，应尽快给求助者一个演习的机会。

3. 咨询师应及时对求助者的模仿行为进行反馈和纠正。

三、训练要求

1. 咨询师要对示范的内容非常熟悉和有把握，熟练掌握常用心理治疗的操作步骤。

2. 咨询师的讲解、示范过程要规范、可模仿。

四、训练实施

（一）相关理论复习

实践训练前，将此次训练的要点、注意事项、相关理论进行简单的讲授和复习，可以起到唤起、强化和巩固的效果。具体讲授内容见相关理论要点。

（二）合组练习

1. 小组组成　每组10~15人，设训练主持一人，主持助理一人。

2. 角色扮演及案例分析　设置不同情境下的求助者案例多个。选择其中一个案例，推选几名组员进行角色扮演，分别扮演咨询师、求助者，其余人观察并练习。

训练指导语：

在这一训练中，进行的是模仿技术训练，请您按照训练实施的要求进行训练。请根据案例中的描述进行扮演，每一个表演结束后，请讨论案例后面设置的问题，并请每一位小组成员做出自己的回答。然后进行组内分享，请咨询师、求助者分别谈一下自己的感受，小组成员可以谈谈自己观察到的现象和自己感受，以形成对模仿技术的整体和正确认识。

案例1

求助者为6岁的小男孩，特别害怕小鸡。咨询师从求助者的父母那里得知其喜欢听别人夸奖他，最喜欢做的事情是玩奥特曼玩具。

咨询师：我这里有一个最新款的奥特曼玩具，想玩吗？

求助者：想，给我玩玩吧！

咨询师：可以给你玩，但是你要完成一个任务才行。

求助者：什么任务啊？

咨询师：就是模仿我的动作，我做什么，你就跟着做什么。要是你能做到的话，我就让你玩5分钟的奥特曼玩具。

求助者：行！

咨询师：（拿来一只小鸡，把它放在地上，轻轻用手抚摸小鸡的后背）你看清楚我做的了吗？你来试试。

求助者：（很不情愿，飞快地摸了小鸡后背一下）好了，可以给我玩玩具了吗？

咨询师：你能够用手摸小鸡了，你真棒！

（咨询师将玩具给求助者玩。5分钟后，咨询师收回玩具。）

咨询师：玩具好玩吗？

求助者：好玩。

咨询师：要是还想玩的话，就要继续跟着我做动作。（咨询师用手轻轻地摸了小鸡的后背3下）

求助者：（用手摸了小鸡后背一下）好了，给我奥特曼吧！

咨询师：不行，你做的和我做的不一样，要轻轻地摸三下。（咨询师重新演示）

（求助者用手摸了小鸡后背三下）

咨询师：做的很好！你很棒！你可以再玩奥特曼玩具了。

请回答以下问题：

1. 在咨询师的示范过程中，应注意哪些事项？

2. 在该案例中，咨询师有哪些做法值得你借鉴？

3. 假如你是咨询师，你会如何做？请描述自己的做法，并进行现场模拟，请小组成员进行讨论、评价。

点 评

咨询师首先确定了求助者喜欢的事情，以作为强化物。然后在求助者面前示范摸小鸡的动作，让求助者模仿，并及时进行强化。咨询师所提的要求从简单到复杂，使求助者易于接受。

案例2①

咨询师：小李，很高兴见到你。我一直在和你的朋友小张合作，她今天来这里给你做一些示范。我们首先要做的是你上周提到的一个问题，就是不知道怎么向老师求助，但又能自己独立解决问题。小张首先表演这一点。我来扮演老师。小张向我走来，请求帮助。注意她告诉我她所需要进行的解释，然后坚定地告诉我，她想要试着自己完成问题。注意小张很容易就做到了，老师并没有不高兴。你有什么疑问吗？

求助者：没有，我准备看小张的示范。

小张（示范者）：老师，我想请您解释这个问题。我需要您详细解释一遍，以便于我能自己解答。

老师（咨询师）：可以。答案是……

小张（示范者）：（打断老师的话）我想自己找到答案。但是我想请您解释一下这个公式。

老师（咨询师）：行。这个公式的意思是……你可以这么理解……

小张（示范者）：这很有帮助，谢谢！（走回座位，示范结束。）

---

① [美]Sherry Cormier，著.心理咨询师的问诊策略.第6版.张建新，等译.北京：中国轻工业出版社，2009：315.

咨询师：小李，你对刚才的示范感觉如何？

求助者：看起来相当容易，我想如果我真的想请老师帮助时，总有一种让他帮到底的倾向。我无法肯定地告诉老师，我想自己解决问题。

咨询师：这是示范中重要的组成部分，要首先能够请求帮助，然后要能够让老师知道，你自己运用他提供的信息，然后回到座位上自己尝试解决问题。现在让小张再做一遍，看她如何给出信息，使老师不必进一步提供答案。

求助者：可以。（小张按照刚才的程序又进行了一遍示范。）

咨询师：现在轮到你自己做一次试试了。你现在准备得怎么样了？

求助者：准备好了。

咨询师：那好，现在我们让小张做你的辅导老师。例如，如果你遇到困难开始退却时，小张可以给你指点或者提示。你看怎么样？

求助者：行，那会使事情更容易一些。

咨询师：我们开始吧。现在我是老师，你带着问题从座位上走过来。

求助者：老师，我不太懂这个问题。

咨询师：嗯，我把答案给你，那你做起来就没什么问题了。

求助者：我需要的不是答案。

咨询师：那你的意思是什么呢？

小张：（打断，进行提示）小李，你要说，我想自己解出答案，但需要你再给我解释一下这个公式。

求助者：我想自己到找答案，但需要你再给我解释一次。

咨询师：行，是这样的……

求助者：好，谢谢！

小张：现在你完成了对话，请返回座位。

咨询师：小李，你觉得练习做的怎么样？

求助者：非常好，有小张在这里帮忙很好。

请回答以下问题：

1. 该案例中，咨询师是如何一步步地开展工作的？
2. 该案例中，咨询师的做法哪些是值得你借鉴的？
3. 在示范技术中，咨询师需要做哪些准备工作？

点 评

在本案例中，咨询师事先与求助者的好友小张联系，取得她的支持与配合。在实际示范过程中，咨询师注意提前介绍需要注意的事项，并在示范结束后询问求助者的感受，然后进行第二次示范，并进行深入讲解。之后，请求助者及时进行练习，并让小张作为提示者，求助者易于模仿。

五、注 意 事 项

1. 咨询师应当提前做好准备工作。示范者示范之前最好亲自试验几次，确保示范过程安全、无误。

2. 示范者的表现是治疗成功的关键。示范者的感染力越强，模仿者的动机也越强，效果越好。另外，示范者与模仿者的共同之处越多，模仿者的信心越足。

3. 对正确模仿行为的强化，应当适时和恰当。

4. 示范法一般适合于年轻的求助者。

六、相关理论要点

示范技术也叫模仿技术，其理论基础源于班杜拉的观察学习理论。班杜拉在实验中观察到，怕狗的儿童在示范者的表率作用下易于消除恐惧，敢于和狗接近。但如果没有人示范，尽管你告诉儿童狗是如何的温顺驯良，儿童们依然不敢接近狗。他认为人类很多行为是通过模仿建立起来的，因此可以通过先示范，然后让患者模仿的方式培养正常行为。

模仿实际上包括两个方面，一方面是榜样示范，另一方面是模仿练习。榜样示范是咨询师或其他人向求助者清楚地演示新的适应行为。这种演示可以有多种方式，如咨询师、小组、同伴或他人的实际行为示范，影片、录像和录音等等。模仿练习则是求助者依照样板行为进行实际演练。在有些情况下，只有榜样示范这一方面，求助者未被明确要求进行实际演练，这称为被动模仿学习。既要观察榜样示范又进行模仿练习的叫主动模仿学习。实际上，只有榜样示范的模仿在咨询中大量存在，例如治疗者的某些正确反应，咨询师要求求助者对周围的人的行为进行观察等，都有模仿学习成分。

（一）示范法的工作程序

1. 选择合适的治疗对象　示范法要求求助者的问题是适应证，并且要具有一定的模仿能力。

2. 设计示范行为　咨询师要根据求助者的具体情况，有针对性地设计一个或一组示范行为。示范的情景尽可能真实。示范事件的顺序应该是从易到难、循序渐进的。

3. 强化正确的模仿行为　如果求助者模仿了合适的行为，应当对其进行及时强化，以使求助者将模仿行为进行吸收、巩固，使其成为融合为个体自然行为中的一部分。

在心理咨询与治疗中，咨询师的工作包括帮助求助者确定和分析所需的正确反应，提供榜样行为和随时给予指导、反馈、强化。当然，这些工作也可以由一位咨询师认为合适的其他人（例如求助者的家人或同伴）来做，但咨询师要保持对进程的监督和指导。

（二）示范疗法的具体方式①

1. 生活示范　是指求助者在生活中观察示范者演示适当的行为。

2. 象征性的示范　常用的象征性示范是记录适当行为的电影、录像带、图书、游戏等。求助者通过观察象征性示范来习得合适的行为。象征性示范的另一种形式是自我示范，如将求助者合适的行为录下来，把录像放给本人看，从而巩固其合适行为。

3. 角色扮演　即由咨询师和求助者一起扮演一个确定的场景，二者轮流扮演一定的角色，以帮助求助者学习合适的行为。

4. 参与示范　即由咨询师为求助者示范行为，然后引导、帮助求助者使用这个行为。

5. 内隐示范　有时示范的行为是不可观察的，可以通过咨询师的描述，让求助者想象示范行为。

训练八　正强化技术训练

正强化技术又叫阳性强化技术，是指将令人愉快、喜爱的事物或事件偶联于特定的目标行为，达到提高该行为发生率目的的一种技术。其原理是，在特定情境中，如果一个人的某个行为之后伴随的是使自己感到满意的结果，那么

① 郭念峰.心理咨询师（二级）.北京：北京民族出版社，2005：78.

以后他面临相似情景时更有可能去再次表现出这一行为。

一、训练目的

掌握正强化技术的基本原理与操作方法。

二、训练要点

1. 确定求助者是否适用于正强化法。
2. 熟悉正强化技术的操作步骤，并根据实际情况进行灵活调整。

三、训练要求

1. 能够确定求助者的问题行为、靶目标。
2. 能够制定正强化技术实施的方案，并进行实施。

四、训练实施

（一）相关理论复习

实践训练前，将此次训练的要点、注意事项、相关理论进行简单的讲授和复习，可以起到唤起、强化和巩固的效果。具体讲授内容见相关理论要点。

（二）合组练习

将全班同学按照每组6~7人进行分组，每组设一名同学为主持，其他同学为组员。设置不同情况的正强化案例多个，并提出一些问题。

训练指导语：

在这一训练中，将对求助者进行正强化技术的训练。请主持对案例进行描述，之后，请讨论案例后面设置的问题，并请每一位小组成员做出自己的回答。然后进行组内分享，请咨询师、求助者分别谈一下自己的感受，小组成员可以谈谈自己观察到的现象和自己的感受，以形成对正强化技术的整体和正确认识。

案例1[①]

某女，18岁，高中学生。因肥胖而平时极力减少饮食，最近1~2个月来饮食量逐渐减少，直至拒绝饮食，人变得非常消瘦，出现虚弱状态，看见食品就厌恶反胃，不想进食。体格检查除全身消瘦外，并无异常。

诊断及相关情况了解：

---

① 车文博.心理治疗手册.长春：吉林人民出版社，1990：301.

通过了解来访者的发病过程及症状，该病诊断为神经性厌食症。与求助者家人交谈，得知求助者自小比较恋家，怕与父母分离，并且喜爱手风琴，虽病致无力，有时仍弹奏自娱。咨询师据此与家人协商，采用正强化法进行治疗。

治疗的实施：

首先，将求助者收入院中进行治疗，规定其父母不来探视，也不准带手风琴来医院，除非得到咨询师的通知。求助者入院后，只靠输液维持生命。入院后3天，求助者非常想家，想见父母，但不允许其回家，也不允许见父母。

其次，咨询师与求助者协商，如果一餐吃一小碗米饭，2天后就通知父母来探视。无奈中，求助者勉强每餐吃了一小碗，于是咨询师通知其父母前来探视一次。后来，求助者要求把手风琴带来医院弹奏，咨询师与其协商，如果每餐能吃2小碗米饭，2天后就可以弹奏手风琴1小时；如果每日3餐每次都能吃2小碗米饭，3天后就可以请假回家住半天。

最后，为了达到弹奏手风琴及回家见父母的目的，求助者逐步达到了要求的饮食量。通过2个月的治疗，她的神经性厌食得以治愈。

请回答以下问题：

1. 该案例中，咨询师是如何确定强化物的？

2. 该案例中，咨询师是如何逐步实施正强化的？咨询师的哪些做法值得你借鉴？

3. 如果你是咨询师，你将如何运用正强化技术？请详细描述自己的做法，并进行现场模拟，请小组成员进行讨论、评价。

点　评

本案例中，咨询师根据求助者的成长经历和爱好制定了合适的强化物，并在治疗初期对积极行为进行及时强化。到了治疗中后期，积极行为持续出现后，治疗师逐步提高积极行为的标准，较好地维护了积极行为。

案例2

求助者为8岁男孩，因上课注意力不集中而前来咨询。

咨询师与求助者父母会谈后，发现求助者喜欢别人在公共场合表扬他。

咨询师与求助者的老师协商后，制订了正强化策略。当求助者在老师讲课时坐在座位上并且看着老师，老师就对他微笑，并在班里提出表扬。一周后，求助者上课看着老师的时间有所增加。然后，老师提出新的要求，只有当求助者坐在座位上、看着老师超过5分钟时，才会对他微笑，并在班里提出表扬。2周后，求助者上课看着老师的时间明显延长。

请回答以下问题：

1. 该案例中，目标行为、强化物各是什么？

2. 在强化的过程中，你认为应该注意哪些问题？

3. 如果你是咨询师，你将如何运用正强化技术？请详细描述自己的做法，并进行现场模拟，请小组成员进行讨论、评价。

点　评

在本案例中，求助者的目标行为是上课时看着老师，强化物是老师的微笑和表扬。咨询师要注意对求助者目标行为的及时关注以及强化物的及时呈现。

五、注 意 事 项

1. 所选择的强化行为应是具体、可观察、可测量的行为；强化要有明确的目的性和针对性，必须以所希望的行为的出现为施予条件。

2. 所选择的强化物要与被试的需要相吻合，所选的强化物要恰当，对于被强化对象要有足够的奖酬威力；在所需行为发生之后，强化物应及时呈现；

3. 给予强化物时，物质奖励要与精神奖励（如口头赞扬）结合起来进行；

4. 反应与强化的顺序必须安排得当，确保能激发今后所希望的行为再度出现；强化时，在数量上应把握好分寸，既使行为者感到愉快，又不使强化物很快失去吸引力。

5. 强化的标准可逐渐提高，次数逐渐减少。在撤销强化物时，可采用逐步消除的方法，或用社会性强化物代替，以继续维持所需行为。

六、相关理论要点

行为主义理论认为行为是后天习得的，一个习得行为如果得以持续，一定是在被它的结果所强化。所以，如果想建立或保持某种行为，必须对其施加奖励；如果要消除某种行为，就得设法给予惩罚。只要合理安排奖励的程序，求助者一般都可以慢慢接近目标。虽然赏与罚有时可以相辅相成，但是奖励的办法对行为的影响更大。这就是正强化技术的理论根据。

正强化技术具体操作分为四个步骤[①]：

1. 明确治疗的靶目标，即确定希望改变的是什么行为。靶目标越具体越好。如果目标过大，将难以操作。设定的目标应当可以进行客观测量和分析。

2. 监控靶行为　可以通过详细观察和记录该行为发生的频率、程度和后果来评定靶行为的基础水平。特别要注意靶行为的直接后果对不良行为的强化作用。

3. 设计新的行为结果取代原来的结果。

4. 实施强化　继续记录靶行为。当求助者出现适当行为时及时给予强化，如物质奖励、精神鼓励等。要设计一个循序渐进的强化时间表，促使行为朝向靶目标发展。强化时内外强化物应同时使用，以使强化对求助者有足够的吸引力。

① 郭念峰.心理咨询师（三级）.北京：北京民族出版社，2005：111.

第六章 认知治疗基本技术训练

训练一　不合理信念识别训练

不合理信念来源于艾利斯理性情绪疗法，信念是指个体在诱发事件之后产生的信念系统，即对该事件的想法、解释和评价，其中有些信念是导致负性情绪和不合理行为的信念，这些信念称为不合理信念。艾利斯曾提出10种主要的不合理信念：倾向于进行畸形的思维（如强迫思维）；倾向于易受暗示影响；倾向于过度概括化以偏赅全；倾向于要求尽善尽美，认为不是完美的就是无用的；倾向于对他人的过分要求；倾向于追求绝对化，肯定化，不能忍受不确定性；倾向于夸大负性事件的危害性；倾向于自暴自弃；倾向于自我贬低；倾向于过分关注自身的机体的变化。后经过韦斯勒等人对不合理信念进行总结，认为它包含有以下特征：绝对化的要求，即从自己的主观愿望出发认为某事物必定会这样或那样；过分概括化即以偏赅全，以一概十的不合理思维方式；糟糕至极，即某件不好的的事情发生，认为将会是十分可怕的灾难性的后果，有天塌下来的感觉，这与绝对要求化有关系，因为平常总认为任何事情都要按自己的意愿发展，但一旦没有这样，就感觉太糟了。

一、训练目的

具体认识各种不合理信念；能够辨认不合理信念；了解自己的不合理信念。

二、训练要点

1. 不合理信念的理解广度。
2. 不合理信念的理解深度。

3. 实例中辨认不合理信念。

三、训练要求

1. 由于求助者的不同，其不合理信念的广度也有所不同。如求助者生活事件不同，同一特征的不合理信念，在家庭事件、社交事件、恋爱事件等方面的体现有所不同；求助者的思维习惯不同，不合理信念的指向对象也有所不同。因此要对不同方面的不合理信念都有所认识，这是对理解广度的要求。

2. 求助者的不合理信念往往藏于众多信念之中，不合理信念可能会比较隐蔽，因此要求在案例中识别各信念的不合理成分和合理成分，这是对理解深度的要求。

3. 要在实际工作中识别求助者的不合理信念，并与其信念进行辩论，识别自身的不合理信念是十分必要的。

四、训练指导语

本训练是不合理信念的识别训练，分为案例训练和实例训练两部分。案例训练要求每位同学找出所呈现的案例的认知成分，在这些中找出不合理信念，并分析其特征；实例训练要求同学们对所给情景给出自己真实的认知，从中找出彼此的不合理信念和合理信念，分析其特征。整个过程要遵循保密原则和真诚参与。

五、训练实施

人员设置：团体形式，15~20人。

（一）案例训练

1. 不合理信念广度训练

（1）列举案例中不合理信念

a我必须获得成功。

b别人必须很好地对待我。

c生活应该是很容易的。

d嫁给了你算我瞎了眼睛，你看看别人家的男人，哪个都比你好……

e我们青岛的治安一向挺好，外地来的，新疆来的是小偷，东北来的打架……

f你就考这点分，我看你算是完了，没有一点出息。

g你说我倒霉不倒霉，小时候母亲死了，中年又和丈夫离婚了。怎么倒霉的事情都让我遇上了！我真不想活了。

h我应该得到每个同学喜爱和赞许，不然太失败了。

i一个有价值的人就应该在各个方面都比别人强，不然叫什么成功人士。

j那些背后说人闲话的人真卑鄙无耻，他们应该受到天谴。

k他怎么能以前说多么多么爱我，现在却在我面前对那个女的（他老婆）那么好，我做女人太失败了，他真该千刀万剐。

l不按我说的办就是不行，我必须和他离婚。

m对任何危险和可怕的事都得警惕，稍稍不注意就可能伤害到自己，不能掉以轻心，比如决不能走在广告牌下面，说不定哪天就掉下来砸到你。

n我必须依赖别人，特别是比自己强的人，只有这样才能生活得更好。

o每个学生都必须学好功课，不好好学又屡教不改的学生真是朽木不可雕也，对他们无计可施又欲罢不能。

p同学都很俗，每天都不知在忙什么，一点也不着急，竟说一些无聊的事。

q看到中学时的一位同学出国深造，我有深深的失落感，觉得中学时我的成绩比他好，可如今我还是一名农村小学教师，而他已春风得意地走出了国门。

r我的生活不应该有这么多困难，我才这么小。

s自己为教育这些后进学生付出了那么多心血，但是成效不大，自己真是太没用了，简直一文不值……

t因为我过去的生活一直不快活，未来肯定也是这样，我没有什么希望了。

u一位同事老是来问我一些个人隐私，我不愿说，他就冷嘲热讽，闹得我很不开心。

v我不可能接受有争吵的生活。

w自己班里的后进学生比别人班里的多，也更差，这太不公平了，自己的运气怎么这么差。

x最近我感到非常痛苦，因为我发现与周围同学相比我简直一无是处，毫无优势可言。在高中的时候我还能以自己的学习成绩为骄傲，来到大学之后，我发现我不仅学习不如其他同学优秀，而且人际交往、体育特长等方面更比别人差，根本感觉不到自己的存在价值。

y我曾反复强调周五下午要开展课题活动，可是他们当作耳边风，不把我当回事，我大小也算是一校之长，这是对我的不尊重，太不像话了。按照考勤制度的规定，我应该毫不客气地给这几个教师记旷工；可是想到抬头不见低头见，我也不可能一辈子当这个校长，又不忍心记旷工，于是我时常处于这种矛盾和斗争当中，心里很不好受。

z每年暑假都有一部分农村教师调进县城，可是我呢，第一年因学生考试成绩不理想而不能进城；第二年因书面考试差了几分而不能进城；今年各方面都顺利通过了，又因填志愿时填错了接收学校而竞争失败。当时，我彻底绝望了：我到底还得在农村学校干多久？我太不幸了！我太没用了！

（2）给每人A4纸一张，将以上不合理信念的题号归入绝对化的要求、过分概括化、糟糕至极三类特征下，注意一个信念可能不止有一种特征。

（3）老师带领同学对每一条不合理信念进行分析归类，让同学们对照自己的归类，看哪些选择错误，并分享错误的原因，即为什么当时认为是那样归类，现在是否理解。

2. 不合理信念的深度训练

（1）案例呈现（T代表咨询师，C代表求助者）

案例1[①]

T_1：能谈谈你来这里寻求帮助的具体原因吗？

C_1：这说来话长，我失去了自我。似乎事事都错。我无法与周围的人相处。有谁批评我或者说些什么，我都受不了。以前我还在上班的时候，若有人批评我，我就会崩溃。

T_2：你觉得一切都出了问题，而且你被批评击垮了。

C_2：嗯，甚至说还没到挨批评的分上就垮了。很久以前我就是这副样子了。上小学的时候从来就没有过归属感。哦，有时候我会努力去体会那种优越感，但接着情绪又一落千丈。我过去一直是老师最喜欢的学生，但这无助于我和别的女孩儿交往。

T_3：你觉得很久以前就有这种感觉了，甚至从小学开始，从来没有过真正的归属感。

C_3：后来的情况就更糟糕了。我甚至觉得自己该呆在精神病医院里。我肯定是出了什么很严重的问题了。

T_4. 事情变得 很糟糕，你觉得自己可能真的有些不正常。

C_4：我是这样觉得，当然，上学的时候我常常得高分，但我想那只是因为我记性比较好。

案例2[②]

T_1：你好，请坐，你有什么问题需要我的帮助？

C_1：你看我脸这样，怎么见人，你能帮帮我吗？

---

① Barry A .Farber，主编.罗杰斯心理治疗. 郑钢，等译.北京：中国轻工业出版社，2006：134-138.

② 2007年5月心理咨询师三级操作技能真题. www.zdxlzxs.com

T_2：你能谈谈你的脸为什么会让你产生不能见人的感觉吗？

C_2：半年前我脸上起了一些青春痘，我就忍不住用手抠，可是没想到近两月前开始感染，青春痘颜色加重，还越来越大，用了很多药却不管用。一天，女同学们在议论哪个帅哪个酷，我从旁边过她们就不说了，但我走过去后就听到一阵笑声，我想她们肯定在议论我，说我的青春痘。从那以后我感觉青春痘影响了我，我变丑了，我怕见人，尤其不愿去学校，怕同学们笑话，走路也低着头，没有一点信心，情绪也不好，很痛苦，觉得没意思。我决心治好了再上学，可我不学习就没法按时毕业，也就没前途了，您说我该怎么办？

T_3：哦，听了你说的情况我也很为你着急，本来应该在学校上课，却因为长青春痘缺课这么多，你认为同学们都笑话你，这让你感到心情烦恼痛苦，是吗？

C_3：是的。医生说长青春痘是正常的，但都治了好几个月了还不见好，别人一看我，我就心跳，他们肯定觉得我特难看，所以我不愿见人，更不愿去学校，想治好了再去。家里人嫌我缺课太多。我也知道，但就是不愿见人，所以来求您看怎么办？

T_4：我想告诉你，我年轻时也曾经长过青春痘，所以，我很理解你现在的心情。

C_4：你能告诉我该怎么办吗？

T_5：我还要进一步了解你的情况，然后我们再讨论怎么办好吗？

案例3[1]

T_1：你觉得是什么原因使你处于目前这种情绪状态中？

C_1：当然是我儿子了，那还用说吗？他一点儿都不听我的话，学习成绩下降，将来怎么考大学？有比这更糟糕的事吗？

T_2：你的意思是孩子必须听你的话？

C_2：是的，孩子怎么能不听家长的话？

T_3：按照你的说法，你是妈妈，孩子必须听你的话。

C_3：那当然了。我让他不要谈恋爱是对他好，他这个年龄就不应该谈什么恋爱，谈恋爱就会影响学习。让他学习是为他将来考个好大学，……总之我是母亲，他应该听我的话。

T_4：按你所说的，你信奉的是孩子必须听妈妈的话。

C_4：对的。

---

① 2007年5月心理咨询师三级操作技能真题．www.zdxlzxs.com

T_5：因此，你做孩子时，你肯定听你妈妈的话。

C_5：对，（犹豫）好像也不全是，我妈妈对的我都听了，我妈妈错的，我也没听。

T_6：对或错的标准在你手里，还是在你妈妈手里？

C_6：（不好意思地笑了）在我手里。

案例4

T_1：我可以在哪些方面帮助你呢？

C_1：很烦。

T_2：举例说说呢，什么让你烦？

C_2：同学都很俗，每天都不知在忙什么，一点也不着急，竟说一些无聊的事。

T_3：什么事呢？

C_3：就是男生女生之间的事。

T_4：你觉得自己和她们不一样？

C_4：我就想上高中，觉得时间很紧了，不该这样。

T_5：你自己的学习很紧张吗？

C_5：最近也不知怎么，上课老听不进去，回家看书也坚持不到规定的时间，我又有些担心。

（2）给每人A4纸一张，挑选出求助者语言中的认知成分，将其谈话标号写在纸上。

（3）老师带领同学分析求助者语言中的认知成分。

（4）找出认知成分中不合理信念和合理信念，并将不合理信念归入绝对化的要求、过分概括化、糟糕至极三类特征下。

（5）老师带领同学分析上一步骤，让同学们思考合理信念和不合理信念各自会导致什么情绪反应和行为反应。

（二）实例训练

1. 给出情景

情景一：你用一年多的时间准备研究生考试，但考研落榜，第二年再考仍然落榜。而此时家里还对你迟迟不找工作而埋怨你。

情景二：你下周要参加咨询师资格考试，这时你的老师或领导让你帮忙做一个学院活动计划，而且上交时间就在考试时间前一天，但你又不能拒绝，而考试也需要认真对待。

情景三：你最好的朋友竟然抢了你的男朋友（女朋友）。两个月前，你跟男朋友（女朋友）有了冲突。半个月过去，他（她）都没理你，你的好朋友说她（他）会帮你劝劝他（她）。就这样，过了两个月。几天前你的男朋友（女朋友）来找你，说要分手，还骂了一些莫名其妙的话。昨天，你看到他（她）跟你的好朋友两人手牵手一起，明白了一切。

2. 写出如果你面对这种情景，你会怎么想？

3. 分享彼此真实的认知，找出自己的不合理信念，找出他人的你认为是合理的信念，思考二者的区别，如何将其转化。

六、注 意 事 项

1. 咨询师首先要对不合理信念有所认识，确保正确引导学生。

2. 实例训练中注意保护学生，特别是有不合理信念的学生，使其感受到尊重、自由和受保护，把握团体气氛。如果条件允许，可以请同学们诉说发生在自己身上真实的事件。

七、相关理论要点

本训练的理论基础是理性情绪疗法，是由美国临床心理学家阿尔伯特·艾利斯于20世纪60年代创立的一种心理治疗体系，其理论基础是ABC理论，A（activating events）是指外来的激发性生活事件，如失恋、失业、亲人亡故等；B（beliefs）是指个体在诱发事件之后的信念系统，即对该事件的想法、解释和评价；C（emotional and behavioral consequences）是指由B引起的情绪和行为的结果。艾利斯认为情绪和行为结果不是由激发事件A直接引起的，而B才是引起人的情绪和行为反应的直接原因。不同的B会带来不同的结果，比如同样面对失恋，有些人会觉得受到侮辱、失去尊严，对对方持痛恨、厌恶的态度，另一些人会觉得是两个人共同的原因，双方并不合适，应该从中吸取经验教训，持这两种观点的人对事情的情绪反应和行为会大不相同，其中前者属于不合理信念。所以理性情绪疗法即是关注B，通过纠正不合理的认知偏差，来调整情绪和行为。

本疗法实施步骤一般可分为心理诊断、领悟、修通和再教育等四个阶段，其中心理诊断阶段除与求助者建立良好的关系，全面了解求助者的求助问题，作出初步诊断外，还要找到求助者核心的ABC，那么准确的识别认知成分是实施本疗法的基础；另外领悟阶段需要帮助其做到五方面领悟：一是情绪的发生有其原因和规律，不是偶然的；二是导致情绪和行为的直接原因不是事件、他人、环境，而是自己的信念、想法，不合理的信念导致负性情绪；三是找出不合理信念；四是症状缓解与否与自己有很大联系，促使其积极参与治疗；五是帮助求助者认识到，不合理的想法是可以放弃的，只有改变不合理信念，才能消除情绪障碍。那么咨询师对不合理信念的识别也是其需要掌握的必要技术之一。再有在修通阶段咨询师要帮助求助者找到合理信念，用合理的信念取代不合理的信念，那么咨询师本身的信念合理是前提保证，因此在对不合理信念进行识别训练时，对合理信念的识别和二者转化也是必要的。

训练二　不合理信念的辩论技术训练

不合理信念的辩论技术是治疗师通用科学的方法对求助者的不合理信念进行积极地辩论以及教给他们如何进行辩论，从而动摇求助者的不合理信念。这一技术贯穿于整个治疗过程，是合理情绪治疗中最常用的方法。

一、训练目的

1. 学会如何对不合理信念进行有效地辩论。
2. 学习指导求助者对自己的不合理信念辩论。

二、训练要点

1. 找到不合理的信念，进行有的放矢地辩论。
2. 针对治疗的阶段，明确辩论的目的。
3. 灵活运用适当的提问方式。
4. 引用说服力强的论据进行辨析。

三、训练要求

1. 良好的训练氛围　在训练过程中个体的不合理信念可能会无情地被揭露和辩论，因此在训练前老师应通过指导、热身活动等方式增强受训同学的合作程度、信任度，创造良好的训练氛围。

2. 耐心　一般来说，个体不会简单地放弃自己的信念，面对他人的质疑，往往会想方设法地为自己的信念辩解。因此无论是在案例分析中还是模拟训练过程中受训同学都要培养和保持自己的耐心，老师应在辩论出现困难的时候给予强调和鼓励。

四、训练指导语

本训练分为经典案例分析、分步训练和情景训练三部分：在案例分析中，通过分析合理情绪疗法创始人艾利斯的个案，大致了解不合理信念辩论技术的方法和贯穿于整个治疗过程的重要性；在分步训练中，通过书面呈现、分角色扮演等方式训练学生找出案例中的不合理信念，选择辩论的时机和适当的辩论方法，领悟进行有效辩论的要点。在情景训练中，通过对受训同学个人真实存在的不合理信念的辩论真正操作练习这一技术，并尝试指导求助者对自己的不合理信念进行辩论。

五、训练实施

（一）合组练习

1. 小组组成　每组10~15人，设训练主持一人，主持助理一人。

2. 角色扮演及案例分析　设置不同情境下的求助者案例多个。选择其中一个案例，推选几名组员进行角色扮演，分别扮演咨询师、求助者，其余人观察并练习。

3. 小组分享　就每一个组员的回答，大家谈感受（评议），由此使每一个组员了解面质技术的要点。

训练指导语：下述案例可能有不同的处理方案，扮演咨询师、求助者的学员可根据自己的理解进行表演。每一个表演结束后，请讨论案例后面设置的问题，并请每一位小组成员做出自己的回答，小组讨论之后请训练主持点评，指出其中的关键点，回答各组问题。

案例1

咨询师：下面，我们具体来谈一谈你和张某、范某的关系。

求助者：我对他们很好，我经常帮他们倒水，复印材料，可是，当我遇到类似事情请求他们帮忙时，他们却不帮我。

咨询师：你感到很委屈是吗？你的意思是，你对他们好，他们也必须对你好，是吗？

求助者：是的。

咨询师：在人际交往中有一个“黄金规则”，就是“像你希望别人对待你那样去对待别人”。而你却把这个规则用反了，我们称之为“反黄金规则”：我如何对待别人，别人也应该如何对待我。这是对他人的一种不合理信念，是一种绝对化的要求，因为我们无法要求别人必须为我们做什么。如果总这样想，你就会越想越恼火。

案例2

咨询师：通过分析，你对自己过去10年有什么评价？

求助者：我高考失利后出国打拼，经过自己奋斗和努力，在国外有了自己的一番事业，并得到了大家的认可和尊重，我很欣慰也很开心。

咨询师：你认为自己是不是像你说的那样一无是处，是个废人？

求助者：以前可以说是个比较成功的人，但是回国后就不这样觉得了，觉得自己事事不顺利，因为自己在国外博士没毕业，所以回国没当成大学老师，而现在这份工作又因为刚刚开始做，什么经验都没有，没有什么成绩，所以感觉很失败。

咨询师：以前你认为你是有成绩的，所以感到自己很成功；而今天因为博士没有毕业而没当上大学老师而情绪低落，感到失败是吗？

求助者：当然有影响，因为这是我的梦想。

咨询师：那你对当时放弃读博士后悔吗？

求助者：现在想想倒也不后悔，因为我真的用我赚的钱买了一套不错的房子。要是现在没有那套房子，工作又不顺利，我可能就崩溃了。

咨询师：也就是说，你虽然放弃了读博士，没有当成大学老师，但你用自己工作赚到的钱买到了房子？

求助者：对。

咨询师：这所房子的存在说明了什么呢？

求助者：……

咨询师：能谈谈为什么当初放弃读博士呢？

求助者：因为当时我已经开始工作，我要是一心工作赚钱，足够我在回国买一套房子了，这样既减轻了家里的负担，又能为我回国定居打个基础。要读博士的话，半工半读精力肯定达不到，只有放下工作专心读，才有可能博士毕业。所以当时选择了放弃，没再读下去。

咨询师：也就是说，你放弃读博士，但是成就了你减轻家里经济负担、并且为自己回国定居打下了良好的基础，是吗？

求助者：可以这样说吧……您的意思是，这也是成功，对吗？

案例3

咨询师：你在公司和你的同事们关系好吗？

求助者：一般，偶尔说说话，也就是打个招呼什么的。

咨询师：为什么不愿意和同事们多说说话多交流一下呢？

求助者：我感觉他们都把我当空气，所以他们不和我说，我也就不和他们说。

咨询师：那其他同事之间平时关系好吗？他们之间交流多吗？

求助者：好像也不怎么说话，就打个招呼而已。

咨询师：你觉得这是为什么呢？

求助者：因为他们每天都有自己的工作要做，而且办公室又都是隔开的，好像平时也不允许工作时间聊天说话。

咨询师：这种情况下我可不可以理解为大家也都像空气，平时自己干自己的工作，而不是光你自己是空气啊？

求助者：（停顿片刻，浅笑）嗯，也对。主要是我以前在领导者的岗位上，习惯了大家围着我转。

咨询师：你最初就是个领导吗？

求助者：不是，我是从一个最底层的工作人员做起的。

咨询师：那时候大家也都围着你转吗？

求助者：当然不是，大家也都是忙忙碌碌，偶尔打个招呼什么的。

咨询师：那时你的心理也像现在这么难过吗？

求助者：那倒没有，那个时候哪里顾得上想这些呀，活都干不完呢！

咨询师：你体会一下，是否你现在心情和那时候出现了什么不同呢？

求助者：也许是我自己的原因，我换了一个环境，没有把自己的位置摆正……

思考题：

1. 以上案例中咨询师分别针对求助者的哪些不合理信念进行了辩论？

2. 分析咨询师对求助者的治疗是处于哪一阶段，辩论的目的是什么？

3. 不合理信念的辩论技术贯穿于整个合理情绪治疗的过程，试比较分析其在各个阶段中的作用和重要性。

4. 在指导求助者学习如何对自己的不合理信念辩论时应注意哪些事项？

（二）分步训练

1. 提问方式训练　提问方式包括质疑式和夸张式两种，下面呈现的三个案例中包含了两种提问方式，请认真阅读分析后回答下面的思考题。

案例1

T：那个监区的所有民警无一例外都不信任你，很讨厌你，对吗？①

C：不是，车教导和刘警官找我谈过话，我觉得他们不会。

T：你没和其他民警谈过话吗？

C：没有。

T：他们都表现过对你的不满吗？

C：（想了一下）没有。

T：你有其他理由确定他们讨厌你吗？②

C：没有。

T：也就是说，民警不找你谈话就是讨厌你喽？③

C：（沉默）

案例2

下面是与一位社交恐怖症求助者的对话。

C：别人都看着我。

T：是否别人都不干自己的事情了，都围着你看？④

C：没有。

C：要不要在身上贴张纸写上‘不要看我’的字样？⑤

C：那人家都要来看我了！

T：那原来你说别人都看你是否是真的？⑥

C：……是我头脑中想象的……

案例3

下面是治疗者与一位求助者一次会谈的主要片段，这位求助者是位大学生，他觉得自己与别人在一起时，总有一种排斥他人的感觉。

T：那就是说人群当中还是有不少人你不排斥？

C：但这类人只是少数。另一些人，我在他们面前就有一种想证实自己的感觉，就紧张……

T：为什么紧张？

C：还是怕人家看不起自己……

T：怕人看出你的短处？

C：……嗯……

T：那么你是否有短处？⑦

C：有。

T：有没有长处？

C：当然也有啦。

T：好，每个人都有长处和短处，是吗？⑧

C：是的。

T：那么，别人看到了你的短处，你的长处是否就不存在了？⑨

C：不，还在。

T：别人即便否定了你，你仍有你的长处，而别人即使是承认了你，你也仍有你的短处，这些东西并不因别人的承认或否定而消失，是吗？

C：……（点头）

思考题：

（1）案例中的①-⑨个提问分别属于哪种提问方式？

（2）试比较两种提问方式的异同。

（3）思考案例3中⑧和⑨是否可以换成另一种提问方式？

2. 引据训练　求助者不会简单地放弃自己的信念，所以在辩论过程中援引合理、正确、巧妙的论据显得异常重要，下面两个案例中对合理论据的援引在咨询中起到了转折性的作用，请阅读分析后完成思考题中的练习。

案例1①

求助者害怕感染艾滋病，在公共汽车上总是很小心，不跟别人发生身体接触，如果车上太拥挤就会紧张、焦虑、心跳加快。

T：你曾经谈到在公共汽车上很害怕，那么是怕什么呢？

C：怕被传染艾滋病。

T：你认为在公共汽车上传染艾滋病的可能性大吗？

C：不知道。只要有可能我就害怕。

T：你是学理科的，我们不妨从概率的角度来谈谈这个问题。

C：嗯。

T：武汉常住人口已达1000多万，而艾滋病患者约200人，那么，艾滋病的发病率为多大？

C：大约万分之一。

T：很正确。那么，你在公共汽车上出现的概率呢？

我每周外出两次左右，在车上的时间为2~3小时，这个概率大约为百分之二左右。

---

① 选自施柳周，一例恐惧症的诊断与治疗，警官教育论坛

T：由于免疫系统被严重破坏，任何感染对艾滋病患者来说都可能是致命的。因而他们外出到公共场所的概率远远低于你，在车上的概率更是如此。

（点头）

T：那么能否估算一下，你在公共汽车上碰到艾滋病患者的概率呢？

C：大概还不会到$1/10^8$吧。

T：你的数学比我好，我想你的计算应该很正确。那这个概率代表什么意义呢？

C：我就是担心。万一……

T：我们以考研为例在现实中体验一下这种小概率事件，怎么样？

C：（疑惑地看着我）

T：有人既不学英语，也不学政治，更不懂专业，能考上研究生吗？

C：不能（几乎是脱口而出）。

T：为什么？

C：考研太难，更何况……

T：理论上你能完全否定吗？

C：（想了很久，摇了摇头）

T：那你为什么就得出否定答案呢？是因为这样考上的概率小吗？

C：沉默。

T：那么想想看，你上了辆公共汽车，刚好坐在了一个艾滋病人旁边，更不幸的是正好这个时候你的手划破了，且艾滋病患者的病毒刚好"出现"在你的伤口上，你终于感染了艾滋病，感觉怎么样？害怕吗？

C：不语。

T：以上事件本质上都是小概率事件，而你的态度却截然不同。也就是说，对同样的事情，你却持有矛盾的态度，原因是什么呢？

C：若有所悟

案例2[①]

求助者近两年来因为夫妻矛盾，一直处于矛盾、冲突、抑郁以及怨恨丈夫的情绪状态中。

① 选自方知，合理情绪疗法在婚姻咨询中的运用，《南京方知心理咨询》，http：//www.xici.net

T：你觉得是什么原因让你一直处于这样的情绪状态中呢？

C：这还用说吗？我和老公经常吵架，他一点也不关心我……难道还有比这样的状况更糟糕的事吗？

T：这是你生活中发生的具体事情，我们称之为诱发事件，但它们可能并不是根本原因。

C：那是什么呢？

T：我们来举一个例子，假设有一天你带孩子去公园玩，你把孩子非常喜欢也是非常漂亮的一只风筝放在草地边的长椅上。这时走过来一个人，一屁股坐到长椅上，结果把你孩子的风筝压破了，你的孩子大哭起来。此时，你的心情会怎样？

C：我当然会非常气愤。他太不小心了，随随便便破坏别人的东西？

T：是的，谁遇到这种情况都会很气愤。但是，如果我现在告诉你他是一个盲人，你又会怎样想？

C：哦——原来他是个盲人，他根本看不见我们放在那里的风筝，他一定是不小心才弄坏了我们的东西。

T：现在你还会对他愤怒吗？

C：不会了。我甚至从心底下开始同情他了。

T：你看，面对同样一件事——他压坏了你孩子的风筝，但你前后产生的情绪反应却截然不同。为什么会这样呢？那是因为你对这件事的看法前后不同了。

C：的确是这样。看样子我的问题的确是我的一些看法在起作用。

T：就你的问题来说，别人也有可能遇到。夫妻吵架、感情不和，这在夫妻之间是常见的事，但并不是所有的人都像你长时间陷在情绪困扰中，为什么会这样呢？

C：难道是我与他们想的不一样？可我还不知道我的想法里有哪些不合理的地方。

T：这正是我们下一步所要做的。

思考题：

（1）案例1中感染艾滋病和不学习便考上研究生这两件事的共同特征是什么？

（2）分析咨询师运用盲人压坏风筝这一例子的运用在咨询过程中的作用。

（3）试讨论是否还有别的论据可以引用对求助者的不合理信念进行辩论，并分角色扮演验证其效果。

（三）情景训练

1. 老师分别给同学呈现如下情境，让其想象自己正身临其境，选出流露出较多负性情绪情感的同学作为求助者。

（1）假如你现在是一名研究生三年级的学生，马上面临着毕业，实习负担很重，毕业论文写作过程中遇到了困难，工作还没有着落。

（2）你独自一个人到陌生的城市求学，假如你新到一个陌生城市工作，这里举目无亲，没有朋友，新单位的同事比较排外，对你的态度比较冷淡，工作任务也比较繁重，由于生活习惯的不适应，你的饮食睡眠都处于紊乱的状态。

2. 选择同学作为咨询师与求助者对话，运用合理情绪疗法，着重对其不合理信念辩论。

3. 设置一位同学对辩论内容进行记录，然后大家讨论分析对话中的提问方式、辩论依据是否正确？如果不正确应如何矫正？找出在辩论中起到转化性作用的提问内容。

4. 咨询结束前为“求助者”布置家庭作业，指导他对不合理信念自我辩论，巩固咨询效果。

六、注 意 事 项

1. 情景训练应在安静放松的状态下进行，以确保同学能够真正感受到身临其境，进入状态。

2. 老师辨识同学寻找的不合理信念是否准确，以避免无效地辩论。

3. 老师应该仔细体察辩论中是否出现心理伤害，并给予处理。

七、相关理论要点

不合理信念的辩论技术是理性情绪疗法中最常用的技术，从整个过程一开始，治疗者就在运用这一方法，帮助求助者接受ABC理论的观点，认识到自己情绪和自己信念之间的关系。由于求助者自身往往从未把自己的症状与自己的思维、信念相联系，因此有时要使他们同意理性-情绪疗法的基本观点也是要经过一番辩论的。但在治疗的第三个步骤中，要帮助求助者认识其信念的不合理之处，进而放弃这些信念，则辩论的任务就更重了。

通过提问的形式对不合理的信念进行质疑是最常用的方法。从提问的形式上看，可以分为质疑式和夸张式两种。

（一）质疑式

治疗者直截了当地向求助者的不合理信念发问，它在动摇当事人的信念上显得很有力量。如："你有什么证据能证明你自己的这一观点？""你这样想的理由是什么？""难道别人都要照你的想法去办事吗？""你有什么权力要求大家那样做呢？""请证实你自己的观点！"等等。一般地说，求助者不会简单地放弃自己的信念。他可能直接为自己的不合理信念辩护，也可能迂回曲折地坚持他的认识，或向你反问一些问题以坚持他的观点，直到理屈词穷，再也找不到为自己的观点辩解的理由时，才可能放弃原有的不合理的信念。此外，还要允许他有一个思考的过程。一次咨询辩论后，可请他回去想一想，约好下次讨论的时间。

（二）夸张式

这是治疗者针对求助者信念的不合理之处故意提一些夸张的问题，其落脚点与质疑式提问是一样的，仅仅是方式上略有区别。这种提问方式犹如漫画手法，是把对方信念的不合理之处、不合逻辑、不现实之处以夸张的方式放大给他们自己看。运用夸张式的手法进行辩论，应该在咨访双方建立了信任关系的基础上进行。夸张中有幽默的成分，容易使气氛活跃起来，使求助者感到自己的不合理信念确实没有道理，甚至是可笑和愚蠢的，因此容易接受咨询师的合理的分析，克服自己的不合理的认识。

咨询师在与求助者的不合理信念辩论后应指导求助者学会自我辩论，其有一套规范化的家庭作业形式，内容很简单，只需求助者回答一些具体的问题：

1. 我打算与哪一个不合理的信念辩论并放弃这一信念？
2. 这个信念是否正确？
3. 有什么证据能使我得出这个信念是错误的（正确的）这样的结论呢？
4. 假如我没能做到自己认为必须要做到的事情，可能产生的最坏的结果是什么？
5. 假如我没能做到自己认为必须要做到的事情，可能产生的最好的结果是什么？

训练三　合理情绪想象技术训练

合理情绪想象技术简称REI（Rational—Emotive Imagery），是20世纪70年代初期由莫兹比（Maultsby）发展起来的，是理性情绪疗法中最常用的方法之一，主要是帮助求助者找出问题情境中他所希望的适当的合理的情绪，同时也能让求助者通过自我想象体验的练习，使自己在逆境中可以获得适当的情绪。

一、训练目的

1. 掌握合理情绪想象技术的方法；
2. 能够帮助求助者改变情绪体验，认清信念B与情绪反应C的关系。

二、训练要点

1. 使求助者在想象中进入他产生过不适当的情绪反应或自感最受不了的情境之中，体验在这种情境下的强烈的情绪反应。

2. 让求助者在想象的情境中调整情绪，在想象中逐渐消除不适当情绪，使合理的情绪状态占据主导地位，用合理的情绪状态取代消极的情绪。如果求助者感到困难，鼓励他坚持并尝试各种办法。

3. 停止想象，让对方讲述他是怎么想的，自己的情绪有哪些变化，是如何变化的，改变了哪些观念，学到了哪些观念。对求助者情绪和观念的积极转变，咨询师应及时给予强化，以巩固他在REI中获得的新的情绪反应。

三、训练要求

1. 咨询师在运用REI时，必须向求助者解释什么是合理的情绪，也可以由他来定义，如果在练习之前，求助者已经表达自己希望拥有的合理情绪，就可以把它当作目标。

2. 咨询师在运用REI之前，具体回忆哪一件事，事先应与求助者商定。

四、训练指导语

在这一训练中，将进行理性情绪疗法中最常用的方法之一——合理情绪想象技术的训练。请您根据训练实施的要求进行训练。

五、训练实施

（一）角色扮演及案例分析

班内同学分组，每组可6~7人，设主持1人，就下述三个案例推选几名组员进行角色扮演，分别扮演咨询师、求助者。每一个表演结束后，每一个小组成员指出“咨询师”的不足，然后讨论案例后面设置的问题，并请每一位小组成员做出自己的回答。

案例1①

1. 基本情况　男，应届高中毕业生，因害怕即将来临的高考而焦虑并主

① 林崇德.咨询心理学.北京：高等教育出版社，2002：262-270.

动来咨询。

2. 运用合理情绪想象技术治疗的过程

咨询师：请闭上眼睛，慢慢作几次深呼吸……尽量使自己坐得舒服一些。现在请你在头脑里想象高考的情景，尽可能想得生动、真切，就像事情正在发生一样……考场很安静，大家都很严肃，你在自己的位子上坐下来，教师站在讲台前……你能想象吗?

求助者：能，……

咨询师：很好，请想象你最担心害怕的情景……想象它正在发生……

求助者：……不，我好紧张、害怕，我能停会儿吗?

咨询师：保持想象，把注意力集中在那个情景上，……注意你的感受……请描述你的感受。

求助者：一开始，只是有点紧张，然后，我发现试卷上的题好像都不会做，就开始惊慌起来，脑子全乱了，完全无法平静下来思考，……我预感到非砸了不可，感到绝望。

咨询师：那正是我要你找的感受。好，现在请继续保持刚才的情景，要像刚才一样生动真实，……然后，请把惊慌、绝望换成有点担心或遗憾，明白吗，担心或遗憾……

求助者：这恐怕做不到，……我做不到!

咨询师：你能做到，坚持这样做!想办法告诉自己些什么，譬如，“就算考砸了，天也塌不下来……”

求助者：（一两分钟后）我想我做到了，我只感到担心和遗憾，我轻松多了。

咨询师：很好!现在请告诉我，你是怎样使惊慌绝望转变成担心和遗憾的?

求助者：我告诉自己，惊慌绝望一点用处也没有，反而使自己越发不会做题；我还告诉自己，就算这一场考不好，还有下一场，就算今年考不上，我明年还可以考，就算我永远上不了大学，我也还会找到别的出路，还有别的机会……如此等等。

咨询师：非常好!你明白你是怎样使自己的情绪发生改变的吗?你告诉自己一些符合理性的思想，它们使你从惊慌绝望中解脱出来。像这样的理性想法，我想你还能找到很多?

求助者：是，譬如，一个人应该：“但问努力，收获听其自然”，就像我们以前讨论的。只要我自己努力了，我就对得起自己了。

咨询师：很好！现在我要求你按今天学到的理性情绪想象的方法，每天至少练习一遍，连续一个月，你愿意吗？

求助者：我愿意。

请回答以下问题：

1. 咨询师是如何让求助者进入想象的？
2. 当求助者由于紧张害怕想停止想象的时候咨询师是如何做的？
3. 在想象中，咨询师是怎样帮助求助者改变不适当情绪的？
4. 对求助者的合理观念，咨询师是如何给予强化的？

案例2①

有这样一个女大学生，她对在即将举行的一个会上发言感到恐惧，认为自己肯定不行，会出丑、砸锅，一切都会变得非常之糟。治疗者可以帮助她做下面的想象练习：

治疗者：好，闭上你的眼睛，想办法使自己坐得很舒服。现在请你想象你到了会场，要想得像真的似的……

求助者：……嗯……

治疗者：想好了吗？（求助者点头）好，现在该轮到你发言了，你有点紧张，讲得有点磕磕巴巴……你在想吗？

求助者：……是……

治疗者：现在你感觉怎么样，是不是真正达到像你所说的那样恐惧、困窘了？

求助者：嗯，我已经觉得要不行了，要讲不下去了……

治疗者：对，这正是你担心的情形。现在我要求你把这个场景保持在脑海中，同时，请你把那种觉得要不行了的感觉变成只是有点紧张，想象你仍在会场上发言；只是有点紧张……

求助者：……恐怕不行……

治疗者：要坚持这样做。

求助者：……嗯，差不多了。

治疗者：很好，说说你是怎么想的？

求助者：我要是逃走会更糟，反正我得在这坚持讲完。

治疗者：还想了些什么吗？

求助者：我已经站在这儿开始讲了，虽然讲得不好人家会笑话我，但我要

---

① 钱铭怡.心理咨询与心理治疗.北京：北京大学出版社，1994：233-251.

是中间停下来不讲跑掉了，人家更会看不起我。不管别人说我什么，我也得讲完该讲的话……

治疗者：说得对，你现在所做的事情正是在用合理的信念代替那些不合理的东西。这会使你的情绪不再那么坏。不管别人怎么想你，你现在要做的最关键的事，是要完成这次大会发言。而且不管别人会怎样看你，你还是你，可能发言不如某些人讲得好，但并不是个一无是处的人，是吗？

求助者：……（点头）

请您回答以下问题：

1. 在什么时候咨询师停止求助者想象的？

2. 想象结束之后，求助者的情绪和观念得到了哪些改变？

案例3[①]

1. 基本情况　女，公司职员，因为总感觉别人议论自己讨厌自己而害怕社交场合。

2. 运用合理情绪想象技术治疗的过程

咨询师：好，现在闭上你的眼睛，尽可能坐得舒服一些……现在开始想象，你正和一些同学在一起，其中有你认识的，也有你不认识的，有男的，也有女的，你正坐在他们中间。尽可能想象得像真的一样……现在继续想象，有几个人好像在议论你，用那种眼光看着你，好像你有什么特别的地方。慢慢地，越来越多的人都对你流露出讨厌的神情……。尽可能生动地想象这些情境，能做到吗？

求助者：是的，我在努力这样做。

咨询师：你现在有什么感觉？

求助者：我快要受不了了，那么多人在议论我，讨厌我……真是糟透了。

咨询师：继续想象，你现在体验到什么？

求助者：我感到很害怕，很伤心，也很焦虑。

咨询师：是的，你经常会体验到这些情绪。但是你现在把这种情绪转变为仅仅是一种失望和遗憾。仍然保持刚才的想象，但你仅仅感到失望和遗憾。能做到吗？

求助者：我在努力……但是，很困难。

咨询师：他们只不过是不喜欢你而已，有什么理由必须让别人都喜欢你呢？

---

① 《合理情绪疗法》学习纲要http：//www.ycxlrx.com/psychedu/xlzxskz/xlzxsxxzx/200912/6144.html

即使他们真的不喜欢你，那又怎样呢？你不是还好好地坐在这里吗？并不是真的受不了，对不对？你只是对他们的反应感到失望而已……现在的感觉怎么样？

求助者：好一些……对，我只是感到有些失望。我在告诉自己，他们不喜欢我，但这没什么关系。

咨询师：好极了！现在停止想象，告诉我你是如何改变最初那种感觉的？

求助者：虽然他们不喜欢我，但我并没因此而死去，正像你说的，我还好好地坐在这里。看样子，我把问题想象得太严重了。

咨询师：很好！你能讲一讲你从刚才的练习中都获得了哪些东西吗？

求助者：我想是因为我想法的改变才使我不再感到那么伤心和焦虑。事情不是像我想得那样糟糕，只要我不去想别人到底怎么看我，我就会觉得自己还行，当然，可能不是像我希望的那样好，但是我想这会改变的。如果我仍像以前那样想，事情就可能变得越来越糟。

咨询师：好极了！你已经发现了你以前想法中的不合理的地方，并在努力用新的想法来代替，这正是我们要做的。如果你能继续下去，并亲自实践，你就会发现自己进步得更快。

请您回答以下问题：

1. 咨询师是如何引导求助者在想象中减轻不合理情绪的？
2. 求助者明白自己的情绪为何会发生转变了吗？
3. 求助者从想象练习中获得了哪些信息？

（二）分组训练

1. 角色分配　全班进行分组，每3人一组，1人扮演求助者，1人扮演咨询师，另一人为观察者。

2. 准备进行合理情绪想象方面的案例，可以是资料中收集的案例，也可以是每人生活中的事件，比如自己在某个情境中产生的不合理情绪，例如：每当有工作面试的情境，总是感觉焦虑紧张，有想逃跑的冲动。

3. 训练方法　由观察者介绍案例，“求助者”与“咨询师”扮演案例中角色。或由“求助者”就自身生活中的事件进行求助，“咨询师”帮助“求助者”进行合理情绪想象，在想象中用合理情绪替代不合理情绪。“咨询师”做想象技术时要结合训练要求与训练要点；“求助者”要根据咨询的指导进行想象，仔细体会情绪的变化。

4. 感受的反馈　“求助者”要将自己的感受反馈给“咨询师”。

5. 互换角色继续训练。

6. 观察者反馈观察的结果，指出“咨询师”在技术应用上的缺点。

六、注 意 事 项

1. 训练要在安静放松的状态下进行，要根据求助者的困境确定想象内容，请求助者一定要遵照咨询师的指示按照步骤完成想象。

2. 向求助者说明进行想象的时候，要积极配合，全身心的感应，就像身临其境一样，通过想象进行心理治疗。

3. 在想象中，如果求助者由于痛苦要终止想象，一定要制止，但态度要温和。

4. 要引导求助者说出情绪改变背后观念的改变。

5. 想象结束之后，对求助者形成的合理观念要及时强化。

6. 咨询结束前，要求求助者按照这种方法实践练习一段时间。

七、相关理论要点

在心理咨询和治疗领域，合理情绪想象技术是合理情绪治疗常用的方法，合理情绪治疗由艾利斯（A.Ellis）在美国创立，是认知心理治疗中的一种疗法。ABC理论是合理情绪治疗的核心理论，而合理情绪想象技术就是建立在ABC理论基础上的一种心理咨询技术，这一理论的要点就是情绪或不良行为并非由某一外部诱发事件本身引起，而是由于个体对该事件的认知评价所引起。A（activating events）是指诱发性事件；B（beliefs）是指个体在遇到诱发事件之后，对该事件的看法、解释和评价；C（emotional and behavioral consequences）是指事件后，个体的情绪及行为结果。通常人们认为外部事件A直接引起了人们的情绪和行为反应C，但ABC理论认为A不是引起C的原因，A产生之后，个体对此产生某种看法，作出某种解释和评价，这才导致情绪及行为结果，即B引起C。例如小王和小李平时在班级里学习都很好，有一次考试却都没有考好，两人对此事的看法却不同，小王认为自己没考好，老师会失望，同学们一定会看自己的笑话，所以坐立难安，郁闷烦躁；小李认为一次没考好很正常，这暴露出自己在学习上的不足，是好事，所以内心非常平静。根据ABC理论，两人的不同情绪反应，其直接原因不是事件本身，而是他们对事件所持的不同看法和评价。合理情绪想象技术就是在ABC理论的基础上，通过逼真的问题情境的想象，帮助求助者用合理观念替代不合理观念，从而产生合理情绪替代不合理情绪。

7 第七章 精神分析基本技术训练

训练一　防御机制与心理阻抗的识别训练

防御机制是精神分析理论中的一个重要概念。指自我觉察到来自本我的冲动、欲望和想法——主要是性的欲望和攻击性时，为了阻止焦虑与恐惧的产生，启动一定的策略去自我保护的过程。

心理阻抗是一个心理咨询与治疗工作的概念。在咨询与治疗过程中，求助者被治疗师激发出不安全感，将其分析体验为攻击，自动启动针对分析师的心理防御，这种状态即称为阻抗。

两者既有区别又有联系。都属于自我保护的本能系统。防御通常被用来克服内在的压力和危险，阻抗则用来抵御外界的危险和压力。

一、训练目的

1. 识别心理防御机制，辨识个体心理特点。
2. 识别心理治疗过程中的阻抗，应对治疗过程中的障碍。
3. 心理治疗师的自我觉察。

二、训练要点

1. 掌握不同种类防御机制的特点。
2. 掌握不同类型心理阻抗的特点。
3. 正确应对防御及阻抗。

三、训 练 要 求

1. 集中注意力。
2. 识别防御与阻抗。
3. 心理治疗师的自我觉察能力。
4. 如何解释防御与阻抗。

四、训练指导语

每个人出于自我保护的本能，都会有自己的心理防御系统，一般在潜意识层中自动运作，不经过有意识的觉察难以识别。也都会在心理咨询与治疗过程中出现阻抗，比如迟到、中断、沉默、停顿等各种表现形式。此时暗示着求助者的“自由感、自我形象、安全感、心理完整性或力量受到威胁”，如果阻抗很严重，会妨碍咨询的顺利进行，但从另一个角度而言，识别并且化解阻抗也正是治疗最容易取得突破的关键时刻。这就要求我们治疗师要熟练掌握、及时识别防御和阻抗，使咨询与治疗得以迅速进展。因此我们进行如下的训练。

五、训 练 实 施

（一）合组练习

1. 小组组成　每组10~15人，设训练主持一人，主持助理一人，其他同学为组员。

2. 防御机制的识别练习　主持介绍案例，每介绍完一个案例，便就案例主角的表现及采用的防御机制，请学生逐一谈出自己的看法。待所有案例进行完毕，主持人结合理论介绍正确答案。

案例1

一个美国兵在阿富汗战死后，他的母亲收到了阵亡通知书和家人照片等遗物，但是她坚持认为儿子没有死，只是失踪了，正在等待救援，因此她多方求救，均被告知儿子已经不在人世，但她依然坚持自己的观点，并且每天日思夜想，仿佛看到儿子在某处呼唤她，因此神思恍惚。

案例2

一位女孩对小自己两岁的弟弟特别关照。事实上，每当看到弟弟的时候，她就想到爸爸妈妈对他的关照，夺走了自己的爱，她恨不得弟弟不在就好了。越是这样，她对弟弟越好，看不见弟弟的时候就拼命寻找，在爸爸妈妈看来，这个女孩十分懂事乖巧。

案例3

一个大学男生对舞台上唱歌的女生产生了爱慕，晚上做性梦，醒后非常自责，产生负罪感，认为自己不应该这么低俗。随即自我安慰“大丈夫难过美人关嘛！我又不是为了满足性欲，只不过是训练自己成为大丈夫罢了！”

备注：

上述三个案例当事人使用的防御机制分别是——案例1，否认。案例2，反向。 案例3，合理化。

3. 阻抗的识别练习 主持介绍案例，每介绍完一个案例，便就案例主角的表现为何种阻抗，请学生逐一谈出自己的看法。待所有案例进行完毕，主持人结合理论介绍正确答案。

案例1

来访者：我觉得你生我的气了，因为上次我没有告诉你关于我梦中的感觉。看你的表情我能肯定是这样的。

咨询师：我并没有生气。但我不知道我是什么表情，不过重要的是你对自己的这种觉察如何解释？

来访者：我很担心会让你不高兴，非常努力想让你满意。

咨询师：我在想这样是否影响了我们之间如何相处？

来访者：是的，我经常不知道怎样做才合适。希望你能告诉我。

案例2

一位年近50的妇人特别害怕孤独，每当独自一人在家，即发作心慌、全身出汗、胸闷，十分恐惧，有濒死感，如果丈夫在家，即感到十分高兴，没有任何症状。为此，丈夫调整工作，尽量白天完成应酬，晚上早点回家陪伴妻子，并且每次均陪同妻子就诊。治疗初期阶段，病情一度好转。丈夫以为妻子病情没有太大问题了，就继续以前的应酬很晚才回家，但此后妇人的病情反反复复，发作次数增加，而且表示对治疗没有信心。

案例3

一位非常有能力的37岁男性职员，除了业务精湛，组织管理能力也获得同事和领导的认可。但每次在领导准备考察他、给予重要任务的关键时候，他总是有各种各样的理由出点小问题，要么因家事请假，要么身体不适不能坚持工作，但事后发现问题总是没有那么严重。一次次的机会溜走让他充满挫败感，为此他非常苦恼，求助于心理医生，在精神分析的过程中，他逐渐意识到是严厉的父亲在其内心深处形成的负罪感与自卑感，导致他每当意识到成功的时候就会恐惧，以至于产生自我的破坏行为。随着治疗的进展，情况逐渐好转，自我感觉良好，与此同时产生了对咨询师的不满与愤怒，认为咨询师并不是自己理想的人物，不像自己想象的那么高明而产生失望情绪，从此中断治疗。

备注：

上述三个案例当事人阻抗的类型分别是——案例1，移情阻抗。案例2，继发性获益阻抗。案例3，超我阻抗、本我阻抗。

4. 组内分享　就每一个组员的回答，大家展开讨论，由此使每一个组员了解并熟悉心理防御机制及阻抗的特点。

（二）分组训练

1. 角色分配　在合组训练基础上，每3人一组，1人扮演求助者，1人扮演咨询师，另一人为观察者。

2. 准备咨询案例，可以是资料中收集的案例，也可以是生活中的事件。

3. 训练方法　由观察者介绍案例，“求助者”与“咨询师”扮演案例中角色。或由“求助者”就生活中的事件进行求助，“咨询师”予以回答。“咨询师”回答时要结合训练要求与训练要点；“求助者”要仔细体会对“咨询师”的感受，识别防御机制的特点。

4. 感受的反馈　“求助者”要将自己的感受反馈给“咨询师”。

5. 互换角色继续训练。

备用案例如下：

下述括号中的数字代表案主应用的防御机制类型，请在阅读后标出：

案例1

某大三男生，下课后到学校食堂排队买饭，看到有个同班女生在前面加塞，他先是站在原地，无动于衷（1）。队列继续往前走，快轮到自己了，刚要掏出饭卡买饭，突然一个大一男生急匆匆地抢在面前，他心想：小不点儿不懂事，不跟他一般见识。心里什么感觉也没有（2）；大一男生买完了，他刚要动作，一位老教授又颤颤巍巍走来，他想：“年轻人让老人，应该、应该。”遂让老教授先买（3）；老教授买完了，他想终于轮到自己了，刚要动作，年级辅导员高喊着“对不起让让我”一头扎了进去，他暗自咬牙地说：

“也就是我，不是那种没有涵养的人，换了别人，早上去臭骂她一顿了！（4）；辅导员出来了，他刚要动作，一个印度留学生又打着手势往前挤，他突然冲上去，怒不可遏地伸手一耳光，一边打一边喊“你还得寸进尺了？！老子对你们这种卑劣行径已经忍无可忍了！”（5）；学校保卫科接到同学举报说他殴打留学生，于是前来干预：他们救走了留学生，并把他带走。他想：“他们只是碍于外交礼仪而走走过场糊弄一下外国人而已。其实，他们心里是站在我这边的。”（6）；他被带到保卫科，出乎预料的是，学校领导居然要处分他！于是他一屁股躺在地上又哭又闹撒泼打滚（7）；他被家人从学校领回并休学半年，从此闭门思过，半年后完成深受同学喜爱的小说《校园风波》（8）。

参考答案：（1）压抑；（2）隔离；（3）合理化；（4）否认；（5）移情；（6）投射；（7）退行；（8）升华。

案例2

一位女性患者总是向同为女性的咨询师发火，在咨询过程中时常会迟到或缺席，面对咨询师的询问不配合或者拒不回答，但又不同意转诊或者中断咨询。形成一种让咨询师和来访者同时感到非常矛盾，又十分纠缠的关系。

参考答案：经过分析，来访者意识到是对咨询师产生了同性恋的欲望，出于对这种欲望的恐惧，采用了压抑和反向的防御机制，在咨询过程中表现为潜抑阻抗。

六、注意事项

1. 主持人要将主题发展成为对团体成员具有意义的主题，催化团体讨论与分享。

2. 需要使小组成员明确识别不同类型防御机制和阻抗的特点。

3. 鼓励小组成员袒露自己的体验和感受，也能开放性地接受来自他人的反馈。

4. 增加完成作业的可能性，必要时强化监督，增强日常生活中对自身防御机制特点的关注和把握。

七、相关理论要点

（一）防御机制

自我利用防御机制，既可以避免焦虑，又可以部分满足本能的欲望。这个过程是本能和超我之间互相妥协以维持心理和谐的过程，防御机制是自我为了处理冲突而进行的努力。不仅发生在心理病理过程中，同样也发生在正常心理过程中，通常所说的人格特性，在某种程度上指的就是一个人运用的主要防御机制是什么。精神分析的治疗，可以表达为是使病态的、不成熟的防御机制转变为健康的、成熟的防御机制的过程。因此，掌握防御机制的特点，识别防御机制的类型无论对个体的正常心理发展，还是对个体的心理治疗都显得十分重要。

（二）防御机制的特征

1. 防御机制是无意识的或至少是部分无意识的。

2. 防御机制是通过歪曲知觉、记忆、动作、动机及思维，或完全阻断某一心理过程而保护自我免于焦虑的。

3. 防御机制本身不是病理的，但正常防御改变的结果可引起心理病理反应。

4. 防御机制可以单一地表达，也可以重叠地表达。

（三）防御机制的种类

按照个体发展的先后顺序，大约出现101种防御机制。常见类型如下：

1. 口欲期　0~3岁

（1）投射：把自己的东西加到别人身上。

（2）内射：形成了一个他人的意象。

（3）幻觉：看到或者听到想听到或者想看到的—愿望、评论、想象或者批评—没有现实检验。

2. 肛欲期　1.5~5岁

（1）投射性认同：有三种使用方式。

1）投射了如此之多的自己给他人，以至于造成了他人的巨大改变；

2）刺激他人产生你的不愉快情感（“痛苦的恋人伙伴”）

3）刺激他人产生你的不愉快情感，加上使这个人像那个曾经让你不快的人一样对待你。

（2）否认：假设你自己感知到了现实：

1）本质否定：尽管现实明确存在仍加以否认。

2）行为中的否认：用行为象征性地说，“那个肮脏的现实并不是真的！”

3）幻想中的否认：坚守不正确的信念，所以不愿意看到现实。

4）言语上的否认：使用特殊的词汇让自己相信现实是虚假的。

（3）分裂：认为一些人是完全可恨的，另一些人是完全可爱的。

（4）反向形成：有相反的感觉。

（5）抵消与仪式：做着违背良心（超我）的事情。或者做让自己感到内疚的事，作为弥补又在另外的象征形式上惩罚自己。

（6）隔离（情感）：不注意自己的情感。

（7）转向自身：对某个人生气，转而攻击或者杀掉自己。

3. 第一生殖器期 2~6岁

（1）替换：感到跟一个人亲近，但却转变为亲近另一个人或者状态。

（2）凝缩：把完全不同的想法聚在一起，使它们成了整体。

（3）压抑：忘掉不应该忘掉的想法。

（4）自我压抑：三种使用途径。

1）一种功能受到干扰：自我功能或自我强度停止工作，所以不能感受某事导致的不愉快；

2）退回到早年的防御机制：开始使用心理发展早期的防御机制；

3）无效的防御措施：防御不能切断情感，面对失败，通过自我惩罚来减轻内疚。

（5）压制：有目的地试图去遗忘。

4. 潜伏期 6~11岁

（1）升华：积极参加一种活动，这种活动可以在象征层面使梦想成真。

（2）合理化：找借口来减轻张力，通常是在否认某些现实之后。

（3）穷思竭虑："过度分析"和"徒劳无益"地试图解决问题。

（4）逆恐行为：越怕什么，越做什么。

（5）理智化：被一种特殊的行为理论所激励。

（6）理想化：过高评价某个人。

1）自恋=自卑：减轻自己不完美而导致的耻辱感；

2）自恋：你将此人与你过高的自我意象（自体客体）融合起来；

3）爱：避免体验失望；

4）移情：他们就像你小时候的完美的父母。

5. 青春期和后青春期—第二生殖器期 13~20岁以后

（1）幽默：到处搞笑以回避痛苦的情感。

（2）具体化：停止使用抽象思维。

（3）反认同：努力变得跟父母不一样。

（4）小团体形成：身处人群中以对抗性冲动。

（5）禁欲：回避与人交往。

（6）认同：将父母等重要人物的态度和行为同化并加以模仿。分为向攻击者认同、与理想人物认同等。

6. 其他

（1）过度抽象化：滥用理论。

（2）缄默：停止说话以避免被发现。

（3）回避：远离某些环境，因为那些环境会制造冲突。

（4）被动：在面临攻击时自动选择顺从的或者软弱的态度。

（5）自大/无所不能：认为自己是上帝给予地球的礼物，有着神奇的力量。

（6）被动对主动："你不能向我开火；我走了！"自己掌控着自己的谎言。

（7）躯体化：专注于自己的身体，以避免口欲、性和仇恨的冲动导致的冲突。

（8）依附：抓住一个拒绝自己的人。

（9）抱怨：牢骚满腹，看不见自己婴儿般的希望被照顾的愿望。

（10）假性独立：变成了独行侠，不允许任何人帮助你。

（11）病理性利他：实际上是向受害者投射和认同—否认口欲期欲望，将其投射到穷困者身上，然后替代性地感到被滋养。

（12）冷漠：对启动情感没有任何兴趣。

（四）阻抗

弗洛伊德认为，大多数求助者对心理分析进行阻抗并不是有意与咨询者不合作，而是无意识地阻挡潜意识中的症结，不使它意识化。弗洛伊德所指的潜意识症结是幼年期没有得到满足和没有妥善解决的情结。无意识的阻抗在心理咨询中更有意义，却更难解决，因为求助者未意识到自己的心理阻抗，也不承认这是阻抗，甚至当咨询者指出其阻抗时，他还感到委屈或不理解。因此，弗洛伊德认为，那些人们不愿谈论的东西、不愿承认的东西可能比他们谈到的东西更有治疗价值和意义。如果能使求助者认识到他在阻抗并予以承认，那就是治疗上的一大进步。主要方法是指出求助者的阻抗表现，并分析阻抗的可能原因及其幼稚性，告诉求助者对咨询者不自觉地阻抗不利于自己的心理成长，妨碍疾患的迅速好转。

（五）阻抗的分类及其应对

1. 潜抑阻抗　个体防御冲动、记忆、情感需要的临床表现，神经症疾病中"原发性获益"的反映。潜抑的内容越接近意识，阻抗越强烈。应对方法是通过解释将阻抗的内容以求助者容易接受的形式表现出来。

2. 移情阻抗　心理分析关系中过去的重现，求助者将婴儿期对父母的要求转移到咨询师身上。应对的方式是通过干预，帮助求助者将移情内容以能够忍受的方式进入意识。

3. 继发性获益　症状被同化进个体的心理组织，求助者潜意识不想放弃疾病带来的继发好处。应对的方式是反复解释与修通。

4. 本我阻抗　对来自本能冲动表现形式的任何变化的抵抗。通常表现为对习以为常的“习惯”的黏附与固着。应对方式为通过修通来消除，即抑制旧习惯，建立新习惯的反复进行的过程。

5. 超我阻抗　求助者潜意识里存在对惩罚的需要，表现为强烈的内疚感，对分析工作表现出明显的矛盾反应。这种阻抗是咨询师最难辨认和处置的一种阻抗。

（六）阻抗的具体表现

1. 对设置的对抗　迟到、早退、总是准时、送礼、不修边幅或太过修饰、咨询场合之外与咨询师联系。

2. 治疗中的表现　沉默、话多、语速快、过快回答问题、过快同意咨询师的解释。

3. 防御机制在治疗中的直接表现　压抑、反向形成、投射等。

（七）阻抗产生的原因

1. 求助者方面　不信任咨询师、成长的痛苦、改变的恐惧、原发或继发性获益、咨询动机、移情、性格阻抗等。

2. 咨询师方面　反移情、缺乏自信、自身心理问题、职业动机不符合咨询目的等。

训练二　移情的识别与处理训练

移情（transference）指求助者把对父母或过去生活中某个重要人物的情感、态度和属性转移到了咨询师身上，并对咨询师相应地做出反应的过程。

弗洛伊德将移情定义为“求助者在咨询师身上看到了他童年和过去的某个重要人物的复活，因此把适用于这一模式的情感和反应转移到咨询师身上”。即求助者将早年对父母的感觉、想法、情绪等，表现在与咨询师的关系上；或者将过去与重要他人的人际关系，重现在咨询师身上。

就我国咨询与治疗界的实际情况来看，对移情最常见的误解，就是把移情狭隘地理解为仅仅是“情绪”的转移，特别是理解成爱的转移。这并不符合其原义。它的德语原文是Übertragung，其实是“转移”的意思，并没有只强调

“情”；在英语里译成Transference，也是“转移”的意思，本意就是把某地的某物转向（转运到）另外一个地方。所以，如果将transference直接译为中文“转移”，则其内涵更全面，更符合其本意。在心理咨询中，求助者会无意识地根据以往生活中建立的模式来对咨询师作出反应，而这些反应可能包含很多方面。“转移”到分析情境中的，既有情感（比如爱或愤怒）、也有认知、行为、期望、幻想等等。多方面的转移都应注意到，不能因为在中文里已经习惯译为“移情”，就只强调其中“情”的成分，而忽视了同样可能被转移到咨询关系中的其他内容，如动机、幻想、看法等等。

广义地看，移情现象是普遍存在的，并不仅仅发生在治疗关系中。移情也会发生在婚姻关系中，以及朋友、爱人、老板、医生及其他人的关系中间。因此，了解移情的理论，还会有助于在生活中增进对人的心理与行为的理解。

一、训练目的

1. 通过训练，进一步理解移情现象。
2. 识别移情的不同表现形式。
3. 掌握处理移情的基本方法。

二、训练要点

1. 学会区别真假移情，分辨正、负移情和混合性移情。
2. 深入领会各种角色类型的移情特点。
3. 练习用共情的态度向当事人解释移情。
4. 练习通过探究式询问，引导求助者对移情做自我探索。

三、训练要求

1. 实施训练前，要先介绍与移情的识别与处理训练密切相关的理论知识，具体内容参见本节“注意事项”和“相关理论要点”部分，并简要复习回顾关于共情、阻抗等相关内容。

2. 结合案例，学会识别不同求助者在各种情况下可能发生的移情，针对如何分析和处理移情现象展开深入讨论。

四、训练指导语

在咨询过程中，我们要做到把握好自己作为咨询师的客观角色，及时而正确地识别求助者的移情，并妥善处理移情。要注意针对不同求助者的态度和行为表现，采取恰当的治疗性反应。不可感情用事，不可随意地、按照自己的偏好来反应，不能随性地表现出气愤、不感兴趣或过分同情。这些都需要相应的实际操作训练。如果你作为咨询师，遇到以下情况，会如何分析处理？请就以下案例展开分析讨论。

五、训练实施

（一）全班练习

案例分析示例[①]

一个大学生求助者约定了六次咨询，开始几次关系良好，进展得很顺利。他在前面的几次咨询中先是大量倾诉，在积极探讨之后，表现出由衷的赞叹，说受到不少启发，感觉很快就能解决问题，看到了希望。但他中间却有两个周的时间没有如约前来咨询。

当他再来咨询时，经询问，谈到自己中间两次不想来时的感受："咨询中觉得有启发时，我会想自己怎么这么笨呢！那些道理，看上去那么简单的，为什么我原来却想不到呢……不过，就算想到了也没用的！有咨询师的帮助，那个烦人的问题难道真的会解决吗？不可能的。进行了几周了，好像是想通了，可有时一想到那个问题还会照样觉得不舒服，就感觉心理咨询有什么用呢，咨询师也没有什么了不起的，再去也不过是浪费时间……"

1. 讨论焦点　对于这种情况，你认为是哪种类型的移情？试分析本例中移情的过程，并讨论如何对此做进一步处理。

2. 同桌自由交流　请同学们思考并与同桌自由交流，时间约五分钟。

3. 脑力激荡　先后请多位同学发言。每个人重在表达自己的意思，而对别人的观点暂请不要加以对错的评判。如果有独特视角或想法，请尽量与大家分享。

4. 老师点评总结　注意鼓励不同意见的发表，肯定同学们发言的积极性，并对不同的观点，做有针对性地归纳总结。

① 本案例根据笔者咨询实际经验整理。文中除特别注明引用出处的案例之外，均是根据作者从事心理咨询实务与教学督导工作中积累的案例编写而成。

点 评

这个案例中，求助者最初有正移情，后来出现了典型的负移情，表现为想使咨询师“看起来很糟糕”。可以推想，当他与别人相处时，很可能也怀有同样模式。“我不行，换了别人更不行。你也没什么了不起的。我这个问题你也根本解决不了，没有人能解决。”而同样的对待问题的模式很可能此前就已经出现在求助者与其家庭成员之间了，如父母、兄弟，或者已经出现在求助者的其他重要人际关系中了。

（二）分组训练

1. 小组组成 每组10~15人，设训练主持一人，主持助理一人，其他同学为组员。

2. 案例呈现 先由主持人介绍案例，每介绍完一个案例，组员根据训练要求，逐一在组内做出自己的反应。然后组员之间可相互启发，讨论案例中的移情现象。注意在时机、方式和语言表达等方面做得是否恰当。

案例1

求助者在第一次约谈时，就对他的咨询师说：“我从来没有遇到过像你这么优秀的人，你是我学习的榜样，也是我人生的寄托……因为你的出现给了我勇气和信心，让我知道，其实人可以将生活与工作处理得都是那么的完美。我也对克服自己长期的抑郁有了信心，从见到你第一眼开始，你的热情接待，让我相信你一定会让我很快从痛苦中走出来的。”

案例2

一位男研究生在经过了一个阶段的咨询之后，觉得效果相当满意，并将女咨询师的情况介绍给自己的表妹，他建议表妹也来做咨询。后来，表妹来咨询并进展顺利，他也为此而感到很高兴。而他本人的咨询已经按计划进入收尾阶段，还有几次间隔较长的咨询。在间隔中间，他有几次试图与女咨询师取得约定咨询时间之外的联系：

求助者：“这两天有些事，不及时说说，就不舒服。”

咨询师：“离下次谈话还有些时间。请先试着按我们前面讨论的自己调节。如果确实有必要，也可以在间隔中增加一次谈话。但要正式约个时间并付费的”。

求助者：（有些失望，嘟囔了几句，感觉咨询师不够意思，何必这么小气）“现在我们之间已经无话不谈，其实，打个电话发个邮件什么的，又不会费你多少精力。难道你就没有需要聊天，休息的时候吗，再说，咨询过程就要结束了，很难得我们彼此已经有这么深入的了解了，以后难道不可以成为朋友吗？”

咨询师：（表示理解，但仍回应说）对不起，这是不妥当的，也是不可能的。

求助者：“好的，我也理解。”

后来，他约好的咨询阶段顺利结束。事隔一月，该求助者又为自己表妹咨询的事，打来电话。

求助者：“请问我表妹的咨询进展如何？”

咨询师：“只能概括性的说，比较顺利。具体情况您可以直接与她本人交流。”

求助者：“能不能多少说说，她是不是在咨询中提到……”

咨询师：（耐心地）“我知道你很关心她的情况，但您知道具体内容要保密哦，只能大致告诉您进展顺利，您不用担心。”

过了几天，他又给咨询师连发了几次电子邮件，谈了对自己以往问题的分析，以及表妹的看法，并希望咨询师对这些说法做分析讨论。在邮件最后，更是以兴奋的语气写道：“很高兴我们已经超越了咨询关系的限制成为朋友，再也不用受原则的约束了！”

咨询师简短回了这样的话：“谢谢你的反馈和分享。如果您觉得自己的问题还需要再谈，请再正式约个时间。”

案例3

一位女高中生总感到自己的班主任对自己有意思，因为这而烦恼不已，听不进课，看不进书。一位男咨询师接待了她。女高中生感觉这位咨询师长得很像某位红歌星……他虽然并不很帅，但感觉上很亲切，热情，有吸引力。

几次谈话之后，她感觉好多了，再看班主任的一举一动，感觉都是那么的正常，感觉自己以前怎么会认为他有问题呢。她进一步与咨询师讨论了学习上的事，感觉很受用，于是学习状态也大好。

但忽然她想到：“这一切的变化都是咨询师带来的，如果我因此而考上大学，咨询师对自己就是恩重如山，那自己一个穷学生怎么才能报答他呢，那区区几十元的咨询费怎么能表达这样的感谢呢？要是自己的命运真的因此而改变，那自己所能给的报答，也只能是以身相许了……他在那小小的咨询室里听我谈论自己的烦恼和隐秘情感，总是很耐心，他已经比最好的朋友都了解我了。而毕竟他也是个男人，也不见得没有那个意思，要不然为什么对我这么关心呢？可是，他已经结婚，而自己还是个中学生。要是那样的话，两个人不就都完了吗？”

她于是不敢再去见他了，为了不想他，那位明星的歌也不敢再听了，为了不欠他的，他教的方法也不能再用了，又开始那种没法集中精力学习，也看不进书去的日子了……但知道这样对不起自己的前途，也对不起自己的父母……

后来，女高中生找了一位女咨询师，倾诉了这一切。在几次分析之后，终于认清自己与那位男咨询师的关系，其实只是工作关系，感觉有了很大解脱。

只是，她随后又开始关心：“什么是变态？什么是同性恋？同性恋是不是变态？我会不会有同性恋倾向呢……”

3. 全班分享　各组组长轮流总结报告本小组讨论结果，每个小组再请一位同学做补充发言，谈谈感受或作评议。

4. 总结点评　分析要点提示如下：

这是一组例子中有很多正移情的表现。求助者对咨询师的尊敬、非性爱的、非浪漫的、温和的情绪，通常会有利于工作联盟。而求助者的崇拜、多情、奉献、爱慕、迷恋、激情，以及对咨询师生活的过分关心、对欲望的渴望，则需要咨询师做相当谨慎地处理。

同时要注意到，求助者的正移情，有时也可能会与阻抗相关，求助者可能会不愿进行心理上的分析，而表现为迫切需要即刻满足自己一些的渴望，而最后却可能因没有达到所期望的立竿见影的效果，或者没有得到即时的满足而感觉失望，想就此结束会谈；还可能会因为担心想象中的色情移情的后果而逃避，造成失落。咨询师对这些可能性要有清醒的估计，并配合以共情的态度，耐心做相应的分析与解释。

（三）同桌相互练习

1. 案例呈现

案例1

求助者要求咨询师帮着开个证明，好让他能顺利达到申请休学的目的，因为你没有答应，求助者表现得很难过。他说，其实你明明很容易就可以做到，但是却故意不帮忙。虽然他本人可以提出休学，但最好由咨询师证明他是不得不休学的，而不是他本人有对待学校生活的消极态度才休学。其实要是你真的愿意关心他，就会对他负责任，就会开这个证明的。

案例2

求助者了解到你们是来自同一地区，多次以老乡名义邀请你参加他的社交聚会。你已经向他解释过要避免双重身份，在咨询关系之外，再卷入与当事人的私人交往，会不利于咨询的开展，但他仍然认为其实没什么，咨询师总不能不认老乡吧。

2. 同桌讨论　以上情形中，你会如何分析处理？同桌两人轮流做咨询师和求助者，先用角色扮演的方式表现自己如何处理，再做分析讨论。

3. 总结点评　分析要点提示如下：

案例1中的移情表现为：求助者因不能随个人意愿让咨询师为他的休学“负责”而产生的情感反应。可能会对此有挫折、生气和失败感。

案例2中的移情表现为：求助者期望与咨询师保持社会交往，可能会对咨询师表现出失望的感觉、难过或者失去耐心等。

六、注意事项

1. 从多个角度理解移情现象的本质　要注意回顾关于共情、阻抗等内容，注意前后联系，理清彼此之间的关系，正确而全面地理解移情现象。

2. 灵活运用移情的处理技术　针对复杂的移情现象，选择哪一种干预的方法，要考虑到咨询师与求助者关系的状态，并且还要考虑求助者当时的认知能力与情绪状态。

七、相关理论

（一）移情的心理机制与移情分析的作用

引导求助者对移情有充分的认识和重新体验，是精神分析的重要任务之一。

发生移情时，求助者过去未曾解决的问题会使他们对咨询师的知觉和反应方式产生变形。这些未解决的问题根源于求助者过去的人际关系，而现在又直接指向了咨询师。“投射性认同”是移情的根本机制。求助者试着通过恳求、影响、操控、诱惑、诋毁、模仿或融合等各种方式，来对咨询师投射。当他们这样做时，他们无意识地操控他们自己对咨询师的印象，并试图通过感应或互动，促使咨询师符合他们意想中的那个形象。

通过对移情的有效处理，可以防止与自恋型求助者建立错误的联盟。在治疗关系中有些求助者总是通过幻想（这是他们过去一贯的表现模式）来控制咨询师，以便和咨询师建立一种病态的联合，来满足求助者自身的需求，这从表面上看，好像是在帮助求助者解决问题。这就是所谓的“投射性认同”的表现。求助者就是想用这种看似完美无缺的幻想，保持对咨询师的控制；而经验不足的咨询师也很可能会被求助者控制，形成不健康的联合关系，开始与求助者出现病态的互动，这就不会有真正意义上的治疗效果。

有经验的咨询师，会及时觉察到这一点，并通过真诚的表达，来摆脱求助者的控制，促使求助者深刻地理解和领悟其潜意识中惯用的应对方式，防止病态的联合关系的形成。这时，让求助者有一定的挫折感，就是必要的、有积极意义的，只有经历这些痛苦，才能促使求助者的领悟和改变。这样的修通的过程，往往是个漫长的、不太好受的过程，但同时也是一个有希望的、积极的过程。

总之，咨询过程中移情现象的出现，恰好给咨询师造成一个因势利导的机会，有经验的咨询师可以运用移情现象，来使求助者充分地表达其观点和宣泄情绪；咨询师可以借此更好地理解求助者，并通过对移情的恰当的分析处理，使求助者发现其人际交往中的一般特点及其心理基础，在此基础上，帮助求助者领悟。

（二）移情的类型

根据不同标准，可以将移情分为不同的类型。

1. 根据态度的积极与消极来分　主要包括正移情、负移情与混合性移情。

1912年，弗洛伊德首先区分了两种类型的移情：由温和的爱组成的正性移情，以及具有敌意和攻击性情感的负性移情。而实际上，还有让人产生矛盾态度或情感的混合性移情。

（1）负移情：是指求助者把咨询师视为过去经历中某个给他带来挫折、不快、痛苦或压抑情绪的对象，将原有的情绪或态度转移到咨询师身上，认为咨询师不公正、冷酷或苛刻，因而对咨询师有不满、憎恨的情绪，在行动上表现出猜疑、拒绝、敌对、被动、抵抗和不配合等。

（2）正移情：是指求助者将咨询师视为曾经给他带来快乐、幸福或好感的形象，对咨询师投射了正面的期待或情感，它可能表现为理想化、敬仰、友好、喜欢、甚至爱慕等。

（3）混合性移情：这种类型的移情交织着求助者对咨询师正负两种态度或情感，并伴随彼此的矛盾纠缠。

随着咨询过程的进展，不同类型的移情有可能相互转化。

2. 根据移情的表达方式分　可以分为直接表达和间接表达两种。

（1）直接表达：直截了当地向咨询师表达自己对咨询师的态度。

例如："我感到与你这个年龄的人谈心里话很有压力，你使我想起了我严厉的父亲……"

（2）间接表达：间接地表达自己对咨询师的感受。

例如，求助者以前很朴素不怎么爱打扮，在咨询进行了一段时间之后，变得每次来访时都要精心梳妆。

3. 根据移情角色的表现形式分　求助者的移情角色可能会有多种表现形式。在咨询的不同阶段，其具体的表现形式也会有发展变化。常见的有以下几种：

（1）理想崇拜型：求助者将咨询师作为一个理想化人物的替身，期待咨询师是全能的，并表达喜爱、信任、托付、崇拜等情绪。

（2）特殊伙伴型：求助者希望得到与一般求助者不同的人际关系待遇，如成为在一些事务上可以有私人间相互照应的"熟人"，或成为咨询师的私人"助理"。

（3）情感抚慰型：有的求助者会将咨询师当作自己生活中重要的情感抚慰来源的替身，求助会表现为过度依赖，或对咨询师抱有超出咨询关系的幻想和情感。如，把心理咨询医生当成自己的父母，或爷爷、奶奶、保姆；希望能认作"干亲"，或认"老乡"，也有的会表示希望成为"朋友"，"兄弟"，"姐妹"。

（4）爱恋色情型：是指求助者对咨询师的爱恋、暧昧情感或者性意向方面的移情。求助者会有意无意地表达自己被吸引了，并可能用各种方式表示愿意进一步在私人层面有所交流，直到含蓄地，甚至公开地表达愿成为"恋人"、"情人"的愿望。对咨询师来说，在它被识别为一种移情现象之前，它是极具破坏性的。在咨询中，求助者经常会对一些隐私的体验做自我暴露，而咨询师则会对此做出通情达理的回应，在求助者看来这仿佛是一种很私密的关系，所以它的发生也就不难理解了。

（5）不安猜疑型：求助者将咨询师看作是潜在的攻击者，如自尊的威胁者，情感的伤害者。求助者可能会担心咨询师会看不起暴露了问题的自己，认为咨询师会像某些人那样用内心轻视或暗自嘲笑的态度对待自己。

（6）抗拒权威型：在这种情况下，求助者通常是将咨询师当作高高在上的权威，看作是对自己的自由可能构成威胁的人。比如，认为咨询师对自己像督察、法官，或像独断专行的家长。求助者可能会因为无意识中的这些假设，而表现出不符合实际情况的对抗的态度，伴随着反感、抵触或愤怒的情绪。

以上几种情况，有时会重叠出现，而且正、负移情也可能会交叉出现，或前后转化。以“理想化”的移情为例，求助者可能会对咨询师的期望值非常高，希望咨询师是完美的，可以立竿见影地轻松收到理想的咨询效果，而如果发现实际上并不是那么完美，求助者就会有不舒适感，进而可能变得失望和愤怒。在这里，求助者寻求“理想化”人物的强烈需要并没有得到满足，就可能幻想通过另外一些“理想化”人物来补偿自己的内心需要。如果处理不当，可能会造成个案的脱落。对此处理得当，则会引导求助者学会面对现实，调整其个性中不切实际的理想化倾向，使咨询获得有益进展。

（三）移情的处理

移情常常会发生在当咨询师（无意中）做了或说了些什么，从而触动了求助者心中未得到解决的问题时。处理移情的基本做法是：咨询师要善于利用移情现象，鼓励求助者表达自己与此有关的联想，并宣泄自己压抑的情绪。这样做可以帮助咨询师发现，当求助者以往受到某种特殊的对待时，会是如何感受和反应的。而求助者在充分宣泄情绪后，心理上会感到放松，再经咨询师的分析得以领悟后，心理症状会逐渐化解。

具体说来，处理移情现象要做到以下几点：

1. 以平常心对待移情　移情可能会针对各种不同咨询背景的咨询师。不管是哪一个理论取向或学派的咨询师，也不管咨询师的年龄、性别怎样，求助者的移情都有可能发生。既然移情是常见的现象，涉及时大可不必太过紧张。

同时，咨询中的移情又是不可忽视的现象，要正确地利用移情分析，引导求助者深入探索自我，并做出改变。还可以借咨询中移情分析的实例，引导求助者学会在咨询结束后独立进行自我分析，自我探索。

2. 学会区别真假移情　要想恰当地处理移情现象，咨询师首先要能正确识别它，适时判断求助者移情的发生。实际上，任何一个求助者，一开始来访的时候，便已经把其他地方的东西带到了咨询室里，带到了与咨询师的关系中，移情的一些现象，往往在最初的访谈时，就已经在不同程度上有所表现了。

当然，求助者表达他的感情或态度，并非都是移情。只有当求助者感觉在咨询师身上看到他过去的某个重要人物的“影子”，并将与此模式有关的态度、情感和反应模式转移到咨询师身上，无意识中把咨询师当成替身，而不是针对咨询师的现实情况来回应，才是移情的表现。

3. 善于分辨移情的类型　咨询师不仅要能区分正负移情，更要认清自己是被当作现实中哪种角色的替身，以及当事人对这种角色可能带有哪些复杂的、甚至是相互矛盾的态度与情绪。咨询师要引导求助者认清：虽然在求助者的潜意识中，咨询师仿佛是父母、权威、情人等，但实际上并非如此。要注意避免与求助者一起陷入偏离治疗方向的情感纠葛，要保持清晰的头脑与求助者进行交流，进而挖掘出问题背后的原因，通过潜意识层面的分析，使其内心的冲突显现于意识层。

直接表达的移情通常容易识别，而隐蔽或间接表现出来的移情，较难察觉。当移情只是通过求助者的表情和行为折射出来，咨询师也要善于识别，有所心理准备，以免发展为爆发的、强烈的移情而措手不及。

4. 把握移情处理的时机　在咨询的初期，通常不要对移情做深入的分析。因为移情往往是无意识中发生的，即使求助者在行动上已经表现出来，但是他们这时还不能觉察和领悟。而如果直接分析，就可能会在没有心理准备的情况下，触及某些心理冲突，求助者往往会感到痛苦，认为难以接受。所以在咨询的初期，咨询关系还未转变成为高度信任和安全的关系之前，最好不要向求助者进行深层的解释和分析。

一般认为，深入的分析应建立在充分稳定成熟的咨询关系的基础上。移情分析的进行的顺利与否，与双方关系的质量有密切关系。对于防御较重的求助者，要稳妥铺垫，形成安全的关系，耐心等待，当求助者重复表现某些态度及行为方式时再加以提示，会使其无法回避，更有利于求助者发现问题，满足进一步深入分析治疗的需要。

在治疗的开始阶段，通常正移情更常见一些，并且有可能变得越来越强烈。负移情虽然在心理咨询中也很常见，但在治疗的初期并不容易直接表现出来。在治疗关系不巩固的情况下，负移情容易导致求助者的脱落。而如果治疗关系已经相对巩固，可能会出现脱落一段时间，又主动恢复治疗关系，咨询继续进行，这时适当处理，往往会产生更积极的效果。

一般认为，如果面临混合性移情，应该首先处理负移情，因为负移情发生后常会直接破坏咨询关系，甚至使求助者毅然中断咨询关系。但是对于正移情也要有足够的关注，咨询师要防止与求助者建立起不恰当的个人关系。同时，还要注意到，正移情也可能会发展成为负移情，例如，当发现咨询师实际上无法满足自己理想化的要求时，求助者可能会由喜欢变得失望，不再信任咨询师，甚至可能有攻击性言论。

5. 用共情的态度使用解释技术　咨询师可以用适当方式提醒求助者其行为已经背离基本规范或咨询关系的界线。适当时候可直接向求助者指出有移情现象，促进其自我觉察。

例如："你讨厌你的父亲，所以才将这种感情投射在我身上。"

"好像你正在以对待你领导的方式来看待我，是不是呢？"

还可以使用解释来促进求助者的领悟。在解释时如果能注意运用共情，则更有利于关系的良性发展。也就是说，要以通情达理的态度，引导求助者意识到自己原来就有各种欲望（如被爱、变得重要、控制他人等），而他在咨询中的感觉、态度或者行为很可能是重复了以前的反应模式，是从他对生活中某一重要人物的态度或感情转移而来的。

例如："我很理解你的心情。你害怕如果你对我表现出不满，会使我拒绝你。这种情形就好像在你小的时候，害怕妈妈的拒绝和惩罚。你说过从前妈妈因为你做了不尊敬的行为，就把你单独关在房间里。"

在咨询关系尚未稳定、求助者认知承受能力不足的情况下，不适合直接运用解释技术。即使咨询师感觉对自己的解释的正确性很有把握，也仍然要注意不能将自己的解释强加于人，否则不但不能起到促进求助者的领悟的作用，反而会引起不良的后果。

6. 用探究式询问，引导求助者对移情做自我探索。

例如，咨询师可以用提醒和关心的口吻询问求助者：

"是否意识到自己的做法已经超出了咨询关系的界线？"

"是否考虑过是什么原因让你有这样的态度或看法？"

"这样做可能会代表什么含义呢？"

7. 寻求督导或转介　如果咨询师感觉到自己难以处理某种移情现象，要及时寻求督导；必要时，要以适当的方式，将个案转介给别的咨询师。

训练三　反移情的识别与处理训练

简单地说，反移情（counter transference）就是咨询师对求助者的移情。它本质上也是一种心理定势的表现。反移情有狭义和广义之分。

对反移情经典的、狭义上的定义，是弗洛伊德提出的。按其经典精神分析的观点，咨询师将自己过去重要人物的情感体验投射在求助者身上的情感反应，就是反移情。与移情的产生原理一样，咨询师在与求助者交流时也会产生情感反应。经典的精神分析法认为，反移情是咨询师对求助者的感情转移，是求助者在咨询师心中所激发的各种情绪。如同求助者的移情一样，咨询师的移情也可以通过正性的或攻击的情感而表达。

现代精神分析则从更广义上理解反移情。认为，咨询师对求助者的活动和治疗环境，会有各种有意无意的认知、情感、意志的反应趋向，这就是反移情，它在很大程度上由咨询师本人的生活经历和世界观所决定。反移情在许多时候是不可避免的、普遍存在的。我们自己身上的个性化、习惯性的反应每时每刻都等待着时机，通过反移情的方式表现出来。咨询师的反移情，对咨询过程可能产生积极或消极影响。

适当的情绪反应是精神分析中重要的治疗工具，咨询师的投入，对求助者保持必要的兴趣，更容易进入求助者被压抑的内心世界，可以使求助者产生共情的感受，从而得到自尊和勇气；当反移情反应成为一种潜在的“共情发生器”时，对治疗关系便是有益的。当然，不适当的反移情是被禁止的。

总之，反移情的作用有双重性。咨询师以自己的情感和反应作为手段，既可能加深对求助者的了解，也可能会对咨询过程产生干扰。因此咨询师应增进自己情绪的成熟程度，一方面，更充分地觉察自己与求助者之间的互动效应，这有助于有效咨询关系的建立，形成良好的工作同盟。另一方面，要注意在咨询场合之外寻求自己私人需要的满足。咨询师要注意通过咨询过程的学习与训练，以消除反移情可能带来的消极影响。

一、训练目的

充分认识反移情的破坏性与功能性作用的二重性。

通过训练，学会识别不同表现形式的反移情，掌握基本的处理反移情的方法。

二、训练要点

在这一部分，我们主要针对可能对咨询过程产生不利影响的反移情进行训练。特别要注意在不同情况下的反移情的识别能力，以及对反移情的处理要点。

三、训练要求

要结合反移情的有关理论（参见本节后面的理论部分），结合书中的示例，并分享个人工作与生活中的相关经验，加深理解反移情的概念。

结合咨询过程中一些常见的预示反移情的信号，针对具体案例，就如何识别和分析处理反移情现象，以多种方式展开深入讨论。

四、训练指导语

我们已经练习了如何识别移情，以及处理移情的基本知识。而咨询师的反移情现象，其形式的复杂多样不亚于移情。同时，由于咨询师本人的有意无意的自我防御心理，使咨询师在进行反移情现象的识别与处理时更有难度。因此，我们作为咨询师还要通过具体的操作训练，做到能及时而正确地识别与处理反移情，这样才能更好地把握好自己作为咨询师的客观角色，妥善处理咨询中的复杂现象。作为咨询师的你，在咨询中如果遇到以下情况，会如何分析处理？请就以下案例展开分析讨论。

五、训练实施

（一）全班练习示例

案例1

一位男求助者叙述了自己的感情生活，透露出他曾经和许多女性有过性关系，在咨询中流露出对女咨询师的爱恋及性欲望时，道德观念极重的咨询师表现出强烈地厌恶并进行了指责，咨询关系因此陷入危险。

分析讨论提示：

本例中移情与反移情并存。这位咨询师的反应，也许正好重复了求助者的妻子的反应模式。弗洛伊德强调，咨询师应努力保持情感中立，对求助者的移情反应要处之泰然，咨询师要像一个空白屏幕，当求助者按照自己的意愿在上面涂抹“移情的图画”时，可以借此理解求助者，进而帮助求助者认清他自己在咨询中的关系模式，并帮助求助者最终从原先带来烦恼与痛苦的模式中走出来。而如果只是直接地表达厌恶、指责与否定，则非但于事无补，还会破坏咨询关系。

案例2

在咨询接近尾声时，女求助者小静说：“我下星期不能来了，我和朋友有个约会。我想这也没有什么关系，因为我下两周有个假期，反正到那时我也不能来，所以早一点儿开始不来对咨询不会有什么影响。”

咨询师听后感觉有点灰心，他觉得好像被小静丢在了一旁，自己对小静无关紧要。咨询师想：“如果就我自己关心这个咨询过程，那这样的咨询做了也不会有用。不如我们最好现在就终止，让她以后也不要再来了……”

分析讨论提示：

我们可以感受到咨询师在听了求助者小静的一番话后的情感反应。他不舒服，觉得被小静忽略了，觉得自己对她无关紧要。这正是反移情的表现。不过这反移情是由求助者引起的。求助者通过投射性认同的防御机制使咨询师拥有与她一样的感觉。

经过反思，咨询师领悟到，他所感受到的正是求助者小静目前的感觉。她这么做，就是要让咨询师和她一样，感受到的那种被人忽略的感觉。他现在可以更深入地体会到她的感受：小静觉得她被人不在乎、被人抛弃，因而心中有种酸酸的滋味，她不由地想要做出这样的姿态，主动表示要摆脱其他人，在看似“不在乎”的表象的背后，她心中实际上是希望更多的“被重视”。经过这样的分析，咨询师不准备像最初那样赌气似的想结束治疗了。

但是，咨询师不可能直接做出什么，立即满足小静的那种被特别重视的需要。由此咨询师想，他会等三个星期，直到求助者回来，再运用对这件事的分析，做更深入的洞察。

可见，咨询师内心活动的进程是精神分析治疗的核心。咨询师要随时准备接受并理解求助者的投射，并且运用自己成熟的性格系统，将这些投射进行加工处理，使得之在经过消化吸收后，通过分析治疗中的交流，对求助者的内心世界产生积极影响。这就要求咨询师容许并接纳那些产生在内心的情绪，只有理解并掌握自己的反移情，才能对求助者适当回应，而不是拒绝接受或误解它们。

（二）分组讨论

1. 小组组成　每组10~15人，设训练主持一人，主持助理一人，其他同学为组员。

2. 移情与反移情案例混合分析

（1）生活中的案例分析

我们实际生活中也可能遇到移情现象，例如有人失恋后，遇到某方面与以前的恋人相似的人，很快疯狂相恋；有人将与自己父亲的关系投射到自己的和父亲差不多年龄的长辈身上，还有人追星崇拜……请在小组里结合生活所见所闻，每个成员再举出有关事例，并讨论：所举事例是不是移情现象，如果不是，为什么？如果是，则属于哪一类移情？

（2）咨询中的案例分析

案例1

经过较长的复杂的咨询历程，求助者的状态已经明显好转，但来访的次数却增多，联系也更多，甚至关心咨询师的个人生活，并表示愿意做些电脑维护，资料处理等协助性工作。咨询师对求助者的协助欣然接纳，他认为这好多次咨询只有象征性的很低的收费，而自己做了如此多的努力使咨询收到了一定的实效，确实不易，自己完全可以坦然地领受对方这种很自然的劳务上的回报。

案例2

你是一个到医院做心理咨询实习的学生，实习期快要结束了。在实习期间，你每周都与一个求助者约谈。因为实习即将结束，求助者变得对你越来越焦虑和生气。她指出，你在与她建立这种关系之后又离开她使她很失望。于是你安慰说，以后还是朋友，她可以随时与你保持通信或电话联系。

3. 主持介绍案例，小组分享　每介绍完一个案例，组员根据训练要求，就训练要点，轮流做出自己的反应。此时要求尽量充分地发表意见，而不必考虑每个人是不是说得很完善。然后，再就各组员的回答，大家评议。

4. 全班讨论，教师点评　请各组代表向全班说明本组情况，并加以讨论，教师做总结。

六、注意事项

无论是移情还是反移情，都是要注意探索、而不能回避的现象，如果不能正确处理，便有可能使咨询过程偏离正轨，进而会给咨询师和求助者双方都带来危害。在这里，引用心理咨询关系处理不妥的两个教训[①]：

案例1

史密斯博士是麻州心理咨询界的知名人士。他早年毕业于哈佛大学心理学系，多年来一直从事家庭咨询的研究与辅导，创造出自己的一套理论。然而，正在他的事业蓬勃发展的时候，突然有一个女士到法院去控告他趁她失婚情乱，接受他的心理咨询之际，主动约会她，并发生了性关系，使她的情绪更受困扰，所以要求经济赔偿。

此后，又有几个自称接受过史密斯博士咨询的女士也站出来，控告他在咨询中毛手毛脚的。这一系列控告使得史密斯防不胜防，最后不得不关闭自己的心理诊所，由其律师出面周旋，给每个控告人一笔赔款了事。而美国心理学会在得知此事后，做了专门调查，最后吊销了史密斯的专业执照，使他以后不得再从事心理咨询的职业。

案例2

乔安娜女士也是波士顿一位颇有名气的心理医师。她在给一名患有抑郁症

① 岳晓东. 登天的感觉. 北京：北京师范大学出版社，1997.

的男大学生咨询时，用暗示手段使该男生退缩到儿童时期，把她当作母亲来看待，以满足她对成人扮演儿童角色的好奇。后来，该学生不堪忍受这种治疗方式所带来的精神痛苦，对生活彻底绝望了，最终自杀身亡。

当该学生的父母在死者的日记中发现了乔安娜女士的特殊治疗方法给儿子带来的精神困扰时，就到法院去控告她治疗不当，致使儿子自杀，并索求巨额赔款。此官司曾在美国轰动一时，引起媒介的广泛关注。结果乔安娜女士虽然没有给学生父母赔款，却也被永远逐出了心理治疗的行业。

史密斯和乔安娜两人都犯有一个同样的错误，就是不能正确处理求助者和自己之间的强烈的移情或反移情表现，或乘人之危满足私欲，或不计后果追求个人虚荣心的满足。结果使求助者业已混乱的心灵再受创伤，也给他们个人的事业发展带来了灭顶之灾。

七、相关理论要点

（一）对反移情的识别

一般来说，对于反移情的识别要比移情的识别困难得多，这是因为反移情常常会与咨询师在心理咨询过程中的自我防御有关，因而有很大的主观性。有危害性的反移情往往出自咨询师本身的伤痛。为此，弗洛伊德曾建议，精神分析家每隔一段时间就要做一次自我精神分析。

1. 在情绪反应上，咨询师反移情的常见表现

（1）对求助者过分热情和关切；

（2）对求助者过分敌视和厌恶；或者咨询师在给某些特定的人做完分析治疗后，有压抑或者不舒服的感觉。有时被求助者的指责弄得心烦意乱，而且难以调整过来，而这并不是自己工作的常态。

（3）对求助者有紧张焦虑情绪，或对求助者充满抱怨和恐惧，巴不得他不再来做咨询了。而他来了又高兴，心想“不管如何，再试试看吧”。

（4）对某个案例突然很感兴趣，或者兴趣减少。

2. 在咨询技能运用上，咨询师一些常见的预示反移情的信号

除了上述情绪反应方面的提示之外，我们对咨询师身上可能发生的有负面影响的反移情的各种现象整理归纳如下：

（1）咨询师所关注的问题与咨询师自己而不是与求助者有更大关系；或者难以对材料作明确的分析，因为这些材料触及到咨询师本人的问题；

（2）在时间掌控方面，不符合求助者的最大利益。如通过各种方式培养求助者持续性的依赖，特别是通过不必要的重复保证的方式。或者对某一个案例

如获至宝，抓住不放，例如非常害怕求助者的中期脱失，后期没有任何特殊的理由而让求助者延长咨询与治疗时间；或者相反，没有现实依据突然提出转诊或结束治疗。

（3）过多的、无效的、时机不恰当的自我流露。比如对一个求助者重复表达有关性爱或者感情体验的各种感受。

（4）咨询师利用求助者作为私人欲求的满足对象。有时表现为咨询师用各种自恋性的手段寻求安全感，比如，咨询师发出微妙的线索诱导求助者，有意识地从求助者的赞赏、认可以及情感表露等方面得到满足；或通过各种办法努力给求助者留下私人的印象。

（5）无效的安慰，却仍然坚持。害怕使用改变性技术，或者本来使用改变性技术已经有效，因为求助者抱怨面对现实太痛苦，感觉咨询师“冷漠”、不似以前亲切了，就突然转变成全面的安慰。

（6）使用过多的、无效的“改变技术”，虽然屡次尝试无效，求助者不接受，仍然乐此不疲，这好比是在与求助者“较劲”，而不是治疗。咨询师有时在某些特定的问题上，会表现出强迫性的“反复敲打”的倾向，或者，在评论和解释当中，带有虐待性的或者不必要的尖刻态度。

（7）按照求助者想要我们扮演的角色（某个生活原型）进行咨询。试图在心理咨询的范围之外去帮助求助者，例如，帮助安排经济开支，或者安排住房；出现了很多突破治疗界限的征兆。如经常问候、互送礼物、游说对方亲属根据求助者的需求无条件改变等。有时可能会表现为拯救幻想，特别是对性创伤求助者更容易出现。

（8）咨询师试图让同事们觉得某一个求助者很重要，或者在一般性的谈话中，有一种想要反复谈论某个求助者的冲动。

3. 在求助者出现移情时，咨询师要特别注意自己是否出现了反移情。

例如：

当求助者对咨询师有缺乏现实依据的理想化和贬低时；

当求助者对生活的现实问题视而不见时；

当求助者的生活中重要人际关系中充满冲突，而在治疗关系中却“看上去很美”……

这些情况下，咨询师都要特别留心自己的反应，注意是否相应地有反移情的发生。

弗洛伊德指出：对咨询师来讲，产生反移情的倾向给了咨询师有用的提醒，即这可能暗示了自己内心的所想。现代心理分析的一些专家则认为：反移情在治疗中不可避免地会发生，有时这方面的直接的反应会提示咨询师，当事人在现实生活中，会给人一种什么感受，咨询师一定要注意通过察觉自己内心中的微妙反应，来理解求助者内心中的真正冲突。

4. 在同行分析督导时，常见的反移情信号　当同行小组中督导或分析某案例时，督导组出现两极分化时，其中一方或双方伴有较明显的情绪唤起反应，而这并不是督导组的常态时，这有可能是反移情的信号。

（二）对反移情的处理

虽然移情和反移情是精神分析学的术语，但实际上，无论选用哪种心理治疗方法，这类现象都有可能发生，在长期心理治疗中尤为多见。因此，对于反移情现象也不必谈虎色变，而是要以一种达观的态度来善加处理。

咨询师在生活中，内心也有可能存在冲突，但这些问题以前不一定都被觉察和深究。当面对求助者的常见问题如寂寞、权利、性欲、亲子关系冲突时，会发现有一些主题是自己以前并没有从某个特别的角度深入探讨过的。在为别人做咨询和治疗的过程中，一些潜在的问题有可能被触发。要尽可能及时地意识到某些冲突的存在，做好自我分析和个人成长，必要时与同行交流或寻求督导。因为，身为心理咨询专业的人，我们带领求助者探讨的深度，并不会深过我们对自己生活的探索。

反移情中蕴涵着巨大的情感力量。反移情可能会破坏中立态度，阻碍咨询正常进行。而如果处理得当，则成为心理咨询师不断提高咨询技能、更好地为求助者服务的契机。

对反移情的处理要点是，要变无意识为有意识，变不利为有利。也就是说，在咨询的过程中，要能够保持清醒的头脑和中立的态度，能及时觉察到反移情的存在，使反移情的现象显现在意识层，并分析它的具体作用，对可能发生的消极影响及时加以修正，使心理咨询得以继续进行，否则中断治疗关系，进行转嫁。

（三）关于反移情概念的延伸及其作用的双重性

前面我们着重探讨了可能对咨询带来负面影响的反移情。而实际上，在精神分析后来的一些文献中，有些分析师开始谈到了反移情的正面价值。

如海曼认为，反移情包括了咨询师针对求助者的一切情感。通过反移情，能够帮助咨询师理解求助者的资料后面所隐藏意义，他认为“咨询师的潜意识能够理解求助者的潜意识，当咨询师以反移情的方式注意到自己对求助者的情感反应时，这种深层的和谐就浮到了表面。”他主张，咨询师可以应用他对求助者的情感反应作为理解求助者的钥匙。咨询师对自己反应的关注，为观察求助者潜意识层面的心理过程提供了一个额外的途径。反移情这一概念被如此延伸，类似于弗洛伊德之后对移情的理解的变化，移情最初被看成治疗的障碍，后来则认为，如果处理得当的话，则可以对治疗有用。

我们知道，共情与反移情并不相同。咨询师共情的能力，是建立在对求助者的“尝试性”认同之上的，它反映了咨询师设身处地理解他人内心世界的能力。咨询师对求助者“恰当的”或“正常的”情感反应，是共情的基础，也是重要的治疗工具；咨询师的职业态度是，一方面要跟求助者保持一定的距离，另一方面又要能够触及他自己的和求助者的情感。

实际上，随着时间的推移，反移情这个概念已经扩大了，一些精神分析师进一步认为，如果没有潜意识层面的反移情，就没有共情，也没有分析本身。因而，有人将共情视为“正常的”反移情。共情和反移情似乎有双重关系：一方面反移情可能作为理解的工具，有利于对求助者潜意识过程的领悟；另一方面，反移情可能成为共情性理解的羁绊。

在很大程度上，移情与反移情都是一种潜意识的过程。而心理动力性心理治疗的部分过程就在于帮助求助者意识到并理解移情现象，从而“使潜意识过程意识化”。咨询师也可能有自己的盲点，这是正常现象。能认识到自己盲点的存在，并在不断的探索分析中，获得个人成长与专业能力的提升，这本身就是一种专业态度。

8 第八章 表达性心理治疗基本技术训练

训练一 绘画疗法基本技术训练

绘画治疗技术属于表达性艺术治疗范畴，是围绕一个人的心理空间，透过艺术作品的完成和分享两个过程，改善心理空间内部的负面情绪、情感问题，修复和重建心理空间内部人格区域。

绘画治疗技术是简便实用的一个技术，可以用在个体心理治疗、小组心理治疗、心理教育等领域。对于求助者的文化、年龄要求少有限制，特别对少年儿童或表达有困难的来访者尤其适用，是适用于多种心理问题的来访者技术。

该技术贯穿咨询个案的全过程。既可进行初始“诊断”；也可在咨询中进行“未完成事件处理”、“心理创伤点的寻找”、“心理创伤的修复”等系列治疗环节；还可在咨询中作为“家庭绘画”作业以及咨询结束阶段的“效果评估”。

一、训练目的

1. 学习绘画艺术治疗技术理论原理；
2. 掌握绘画艺术治疗技术的创作原理、过程；
3. 在体验中发现表达性意识治疗的真谛；
4. 在体验中提升自我人格、心理空间、澄清个人情绪、情感。

二、训练要点

1. 由绘画识别求助者表达的潜意识。
2. 绘画投射技术的分析与应用。

3. 练习理解绘画的丰富语言与内涵。

三、训 练 要 求

1. 多鼓励，不评价，不批评；
2. 团体带领者或治疗师要示范；
3. 绘画是用来表达自己、呈现想法的工具；
4. 要先得到成员的同意才能公布他们的画作。

四、训练指导语

人类先有图画后有文字，儿童也是先学绘画再学文字的。一幅图画胜过千言万语——因为图画传递的信息比语言更丰富，读图是最简单、最直接了解人们内心世界的方法。

大家的任何一个涂鸦、画幅的大小、用笔的轻重、空间配置、颜色、构图等都有着特定的代表意义，都在传递着他的个体信息。

五、训 练 实 施

（一）热身活动技术训练

1. 以绘画颜料为介质的热身活动　在建立团体之初，为了促进团体成员之间尽快熟悉，团体带领者要求每个成员共同参与一幅画的创作。在个体咨询中，为了尽快建立咨询关系，也可以使用这个方法。带领者或治疗师可以对团体成员或个体来访者说：

"请说说你在创作中的最突出的体验。"

"请向你的伙伴介绍自己的作品。"

"请每人用两句话依次向大家介绍你的作品。"

"请你观察一下他人的作品，并赞美他人的作品。"

"请你用五个形容词描绘这幅作品。"

点　评

类似这样的言语性互动技术可以启动团体动力，活跃团体气氛，激活个体参与咨询和治疗的愿望。如果是一次共同绘画，绘画创作的各个步骤，如设计、创作、实施、修改、评估等过程都可以打破团体成员之间的生疏感，建立团体关系，使团体或个体尽快参与到团队的运行中来。

2. 自我介绍 带领者或治疗师要求每个来访者用一段时间画出一个自画像，再依次向大家展示自己的作品。可以按照自己的方式画出自己，如添加适当的颜色、线条、形状、风格、附加物、符号、文字等。

点 评

这个技术可以使个体将自己愿意展现的自我表现出来。在之后的言语补充中，会不可避免地涉及到价值观、个人兴趣、信仰、处世准则等问题。如：

我最喜欢的是——

我最讨厌的是——

对我最有帮助的家人是——

我做过的最好的事情是——，最坏的事情是——

我曾经——，而现在——

在别人眼中我是——，而事实上我是——

最让我自己满意的是——

我最想实现的一件事是——

3. 画“房—树—人”

要求是让绘画者在一张A4纸上画房、树、人。具体指导语：“请你在这张纸上画出房子、树和人。你只需按照自己想象的方式画就可以，没有更多的具体要求。你不用担心画的像与不像，只需要表达出意思就可以”。

按照个人的想象画出“房”、“树”、“人”三种意象，可以加入风景，可以添加色彩，也可摆放出立体的物品。治疗师要求来访者按照“第一人称”对所画的物品进行说明。

点 评

这个题目来源于“房–树–人”绘画测验，主要应用投射来反映绘画者对于个人与环境之间关系的理解。透过这种训练，可以使来访者逐渐熟悉以绘画为介质的心理评定与测量与他们身心状态的关系。

（二）自我探索技术训练

1. 画生命线　团体带领者或治疗师要求每个来访者画出一条线，再按照个人生活经历的不同将线分成若干线段，在线的适当一点上标出一个有颜色的点来代表人生的重要关头，或者将线按照儿童、青年、成年分成几个段，在线段中间标上符号来表示重要的心理事件，或对生命有影响的人物。

点　评

指导者可以启发成员，要求他们思考以下问题：
哪些人或事件给你带来美好的回忆?
哪些人或事件给你带来痛苦的体验?
从这些事件中你得到什么心灵启示?
这些事件对你后来的生活有过怎样的影响?

2. 绘制生命图表　治疗师要求每个人思考一下自己走过的生命历程，再画一幅生命图表，将自己的过去、现在和未来标示出来，可以用重要他人和重要事件来标示。分享可以就过去如何克服前进中的障碍、现在生活情景如何、未来有何目标和计划等问题展开。绘画完成之后，团体成员之间或治疗师与来访者之间要充分分享作品、解释各种图示代表的意义、各种颜色代表的情绪等。

点　评

这个技术的目的是将过去与未来的问题带到当下，使来访者对自己的生命历程有一定的预估和准备。主题选择范围：
（1）画出幼年、青少年、成年时期；
（2）画出美好及伤痛的记忆；
（3）画出某个尴尬时刻。

3. 创造自我意象　团体带领者或治疗师启发每个来访者或团体成员想象一种自然物品，如植物、动物、果蔬、自然景观等，可以将某个类别细分，如某种水果或某种树木等等，画出这种物品，用来代表自己。他们之所以选择这个物品，一定赋予了这个物品某种心理意义，而这种心理意义就是投射。带领者或治疗师可以请其他人来确认用这个物品代表这个人是否恰当，也可以请本人来说明他选择本物品的理由。

点　评

这个技术可以增进团体内的关注程度，强化自我，并在后面的过程中借助意象的探讨，洞察个人问题，如从草莓很易破损，谈到本人性格的脆弱等等。这个技术也可用来比较他人眼中的“自我”与个人眼中的“自我”之间的差距。

（三）情绪表达技术训练

1. 体验个人情绪　团体带领者或治疗师要求每个人面对自己的纸和画笔，不要关注其他人在干什么。选择一种自己喜欢的颜色，尽可能地将颜色图满整个纸面，对着这种颜色或画出来的图案静静观察片刻，就会体验到这种颜色引发了某种心情，而这种心情是难以用语言描述的。不要急于命名这种情绪，静静地停留在这种情绪中，试着体验它，再体验它。

点　评

这个技术可以用于个别咨询，帮助查找情绪的缘起，也可以用在团体中，加深个体自我体察的能力。用这样的方式，换一种不喜欢的颜色，可以探索负向情绪体验。但这时如果是在团体中，指导者的控制力就很重要了，如果控制不住，负向情绪泛滥到不可收拾的地步，就会带来不良影响，对团体目标形成障碍。负向情绪引发的问题来不及处理，就会使来访者面临受伤的风险。在个体咨询中情形也是一样的。

2. 创造情绪符号　在一个疗程之中，治疗师要求来访者创造一系列的情绪符号，如用重复多次的圆圈代表烦躁不安，用三角形代替决策之前的焦虑，用爆炸的形式代表愤怒，用重复的横线代表正在控制某种情绪等。可以按照个人的意愿创造出尽可能多的符号。治疗师要求来访者想象某种情绪出现，然后将与情绪相应的符号不断画在纸上，并一次次想象将来某个时刻当这种情绪来临时将符号在纸上反复画，一边画一边说，“我感到此时有些愤怒”，或说“现在，我感到愤怒了。”直到在情绪中感到稍微轻松一些，或使它得到某种控制为止。

点 评

这个技术可以使来访者碰触到深层的情绪，并学会为情绪负责。来访者可以学会用绘画的方式来处理情绪，以便在将来某个时刻遭遇这种情绪时，降低紧张程度，做到有备无患，学会很快地从情绪中走出来的应对方式。也可将这个练习拓展为“画欣喜”、“画尴尬”、“画愤怒”、“画忧伤”等。这个技术可以运用于学习情绪管理的团体咨询中。

3. 用颜色释放焦虑 咨询师要求来访者首先确定自己的情绪，然后鼓励他在这种情绪当中保持片刻。再用某种颜色代表这种焦虑，在纸上慢慢地一笔一笔将颜色画上去，一边涂颜色，一边想象焦虑已经从内心释放在纸上了，看看纸上的颜色越来越多，体验心中的焦虑排放出去，积存在内心的就会越来越少。适当时候可以换一张纸接着画，直到体验到那种焦虑逐渐减轻。

点 评

这个技术必须在指导之下，经过数次的训练才能学习掌握。用同样的技术也可以处理其他的情绪，如紧张、害羞等。想象越真实，效果越显著。这个技术可以使来访者学会识别情绪、处理情绪等自我管理技术。

（四）家庭成员关系探索技术训练

1. 家庭成员社会图 团体带领者或治疗师要求每个成员用一种颜色或图形代表一个家庭成员，绘制一幅家庭成员社会图，经过治疗师的指导，成员可以一再修改图表，直到满意为止。针对最后修改的结果，在团体成员之间或治疗师与来访者之间展开讨论。

点 评

这个技术可以帮助来访者将家庭问题用视觉图形呈现出来，视觉化的过程就是整理思维与调整关系的过程。调整过程中，来访者已经领悟了解决问题的方法。

2. 画家庭树 治疗师要求来访者按照关系的疏密将家庭成员画在一棵“家庭树”的枝干上，每一个家庭成员分别处在一个独立的树枝的特殊位置上。

点 评

这个活动很适合于幼儿与老人，指导者鼓励参与者依照个人的感受安排家庭成员的位置，这个相对于个人而呈现的位置，正好反映了他与家庭成员之间的关系。

3. 画家庭成员肖像（写实风格或抽象风格） 治疗师要求每个人画一幅写实的家庭成员图，或者采用抽象的风格，确定一种颜色来代表自己的每一位家庭成员，然后以最简单的图样，如方形、圆形等将成员画出来。通过色块与色块之间的大小、位置、比例关系等视觉要素，可以将个人心中对家庭成员的认知呈现出来。这时，治疗师可以将画面上绘画的形式特点、关系与来访者生活建立联系，可以说，“你把父亲画得这样小，还不及母亲的一半，这一特点与你的现实生活有没有联系，有怎样的联系？”

点 评

这个技术可以帮助来访者了解自己家庭成员与自己的关系及其对个人生活的影响。

六、注 意 事 项

1. 绘画是一定文化背景下的产物，治疗师要注意东西方文化的差别，在治疗分析过程中，要结合东方文化的背景。

2. 绘画心理分析对治疗师要求较高，不仅要具备心理学的理论基础和实践经验，还需要对绘画艺术有一定的认识，并且必须是经过专业的绘画心理分析训练。

治疗师在进行绘画治疗时，要谨慎细心，必要时要采用其他心理治疗的方法辅助进行。尤其团体培训时，我们只能从积极正向地角度去引导。绝对不能给予定量、定性判断。初学者只能作为探讨、趋势分析。

3. 力求系统化，综合化　在时间、内容上力求系统安排，还要力求配合其他手段形成综合治疗能力。

4. 增加欣赏绘画的运用　广义的绘画治疗还应该包括赏画。要重视赏画的作用，把赏画纳入到绘画治疗的研究中去，以真正有效地使心理治疗平民化、自助化。

七、相关理论要点

（一）投射理论

绘画疗法主要是以分析心理学中的心理投射理论为基础。它是一种心理防御机制，作用是减轻焦虑的压力及保卫自我以维持内在的人格结构，此时的投射是个体将自己的过失或不为社会认可的欲念加诸他人，又称为否认投射。投射被认为是无意识主动表现自身的活动，是一种类似自由意志物在意识中的反映。投射的产物不仅以艺术的形式存在，梦境、幻觉、妄想等也都可以理解为心理投射。艺术心理学认为绘画天然就是表达自我的工具，是用非语言的象征性工具表达自我潜意识的内容。绘画可以作为心理投射的一种技术。而同样是心理投射技术的罗夏墨迹测试、主题统觉测试已经被证明是有效、科学的心理测验及心理咨询和治疗的工具，因此绘画也应该具有此功能。

（二）大脑偏侧化理论

大脑左右两半球存在优势分工。左半球同抽象思维、象征性关系以及对细节的逻辑分析有关；右半球则是图像性的，与知觉和空间定位有关，具有音乐的、绘画的、综合的集合—空间鉴别能力，表明音乐、绘画、情绪等心理功能同属右半球掌控。另外，对精神分裂症侧化损害研究发现，精神分裂症患者大脑右半球功能亢进，表现为情感活动异常，主要是负性情感的体验。这说明右半球功能损害影响患者情绪功能。因此，绘画疗法认为以言语为中介的疗法在矫治由不合理认知或信念所引起的心理疾病时有疗效，但在处理以情绪困扰为主要症状的心理问题时就显得无能为力了，而同属右半球控制的绘画艺术活动可以影响和治疗患者的情绪功能障碍。

训练二 游戏疗法基本技术训练

游戏疗法（play therapy）是在咨询师的指导下，以游戏为媒介，了解求助者的问题，帮助改变其不良行为，并促进其心理健康发展的方法。游戏治疗室的面积在25到30平方米之间，一般不超过40平方米。室内四壁与装饰色彩应柔和。其中的设施根据条件自选，通常有各种模仿现实生活情景的及有利于发挥想象的玩具。玩具应该放在开放的、孩子易拿到的地方。

在游戏治疗过程中，要配置或创造一个场景，使求助者在这个场景中，用游戏来呈现发生在个人内在或外在的世界状况，可以协助了解和诊断，帮助建立治疗关系。游戏的形式有助于绕过防御，把内在情结外化，也有利于把求助者不断召回到对情结的体验和思考中去，减弱了阻抗。有时，仅仅用口头谈话的形式，求助者会感觉很难表达出自己的困难、痛苦或冲突的来源。而在游戏中，则可通过生动的想象和创造性象征游戏的运用，协助情绪的口语表达，搭起从潜意识到意识的桥梁，进而迈向自我发现的独特道路，并可能出现深层的转化。

一、训练目的

1. 通过本节设计的课内与课外训练项目，进一步领会游戏疗法的原理。

2. 结合训练实践过程，重点了解阿德勒学派、箱庭游戏疗法，体会人本主义学派的共情、积极关注、尊重等基本理念在游戏疗法中的体现。

3. 掌握游戏疗法的基本操作技能。

二、训练要点

1. 参照阿德勒式游戏疗法进行部分玩具设置，在课外创设模拟游戏治疗场景，并结合箱庭游戏疗法过程中咨询师的观察，陪伴，倾听与共情，解读与回应技巧，开展模拟咨询与治疗。

2. 人本主义的设限技巧练习，注意与共情和无条件关注相结合。

三、训练要求

1. 要根据有关游戏治疗的理论，结合具体案例，分析游戏治疗方案中体现的基本原理，并在小组协作中，共同讨论设计新的游戏治疗方案。

2. 除了同学间的相互练习之外，还要利用课外时间，根据方案要求，找到家长和自愿的儿童为当事人，选择适当地点具体实施，练习相应技能，并在下次课上分享，以多种方式展开练习和深入讨论。

四、训练实施

（一）游戏治疗相关理论回顾

实践训练前，简要讲授此次训练的相关理论、要点、注意事项，以便起到复习、强化和巩固的效果。理论讲授内容见下述“相关理论要点”部分。

（二）训练指导语

我们已经学习了游戏治疗的基本知识，但还要通过具体的操作训练，才能做到及时而正确地处理整个过程中可能出现的常见问题，并在此基础上妥善处理可能遇到的种种复杂现象。作为咨询师，在咨询中如果遇到以下情况，会如何分析处理？请就以下案例展开分析讨论。

（三）设限技巧训练

训练基本程序是：先分4~6人一组，讨论以下案例。每讨论一个主题，就要在全班分享讨论结果，并由老师做小结点评。

1. 案例呈现

情境：小孩爬上屋顶。一个游戏室中，有一座一米高的娃娃屋，很坚固。当小孩爬到屋顶上时，以下老师可能的回答是：

A：你怎么爬上去的，上去很危险，快点下来，不要心慌，注意安全。

B：你想一想，这样会不会很危险。

C：（吓了一跳）啊！（温柔地）下来，（语速慢）以后不可以这样，再爬上去就要修理哦！

D：你在上面觉得怎么样？要不要谈谈你的感觉。

E：小心喔！等一下，先别动，老师把你抱下来。

F：看着他，不响应（肢体语言）。

G：你给我下来。

H：喔！你好棒，你怎么上去的？不敢下来啦，那你怎么上去的，你试试看，我在旁边帮你忙。试试看，你不用怕，自己想办法下来。

2. 问题讨论　请根据游戏中设限的理论和要领，分析讨论这些说法哪种比较可取？为什么？是否还想到了其他处理方法？

点评提示：

从本例所描述场景来看，需要运用设限技巧。设限时要用“温和而坚定”的态度，表达自己理解孩子情绪，但要明确地说出限制。必要时可以提供另外的选择，或可行的途径；若设限奏效，则继续进行游戏治疗。若一次设限无效，要重复说明并配合行动。

根据这些原则，上例B、D、F、G都是明显不妥当的做法，而其他几种做法中都有可取之处，但还要根据语气和孩子个性特点以及现实中孩子的反应来做出选择，并判断下一步的做法。对此可引导学生们进一步讨论并做总结。

（四）沙盘游戏疗法与谈话法的结合训练

1. 案例呈现　以下是国外一项有关儿童游戏治疗的经典个案[①]

一对夫妇带儿子大明（6岁）、二明（4岁）来寻求帮助。他们的女儿小兰10岁，不久前死于一种罕见的心脏病；当时孩子们正在游泳池玩，小兰突发心脏病。被抢救时，孩子们也都在现场，两个男孩为姐姐的死很难过，并担心他们也会死于心脏病。

［**初始会谈**］

（1）与父母的会谈：夫妇俩为女儿的死而悲伤难过，并担心这种有一定家族史的心脏病，会突然降临于其他某一个孩子。这种心脏病为突发，没有先兆。自从小兰死后，全家人到处为心脏问题求医。

张先生很快要安装心脏起搏器了，他担心他的孩子们将来也会面临同样的问题。他和他的家人通过学习心脏方面的知识来渡过小兰死后的难关，并学习发现自己的问题，采取预防措施。

张太太说她被死亡的念头包围着。她很担心孩子的将来，并且她发现，现在儿子们比发生丧事之前多了很多恐惧。她说，现在孩子们变得害怕黑暗，怕水，并且担心自己还没长大就会死掉。两个孩子对恐惧的处理方式不同。二明似乎过于多动，不停地讲话，不能集中注意力；大明则把想法和担心压在内心深处，并会做噩梦。

（2）与两个孩子的会谈：因为孩子很小，最初的会谈就从游戏展开，这样治疗师可以更好地观察到他们的活动和注意力水平、情感表达以及对自我和家庭的表达。孩子们在姐姐的死亡中经历了一系列的恐惧，正处于悲伤中。治疗师需要努力找出那些可以推动儿童应对创伤的力量，并把他们拉回健康成长和发展的道路上。

---

① 本案例转引自无锡心理网，http：//www.wuxixinli.com，有删改。

［**基本评估**］

（1）**对家庭成员关系的评估：**张先生和张太太之间以及和孩子之间关系都很好。夫妻俩都是上班族，家庭有广泛的人际关系支持。家庭的亲属成员之间相互帮助，关心孩子并为父母提供支持。

张太太是个善良细心的人，和所有孩子的关系都很好，当丈夫与病魔抗争时，她也很尽心照顾关心他。张先生决定控制好病情并帮助家庭成员面对当前的恐惧和损失。他每周亲自负责接送孩子进行游戏治疗。

（2）**对大明的评估：**大明很友好，容易与人沟通和建立关系；他也很聪明，爱笑且敢于正视别人；他能适当表达感情。在想象性游戏和现实之间，他能很好地转换区分，显示出合理的想象力。大明对于自己应该参加什么活动也很清楚。游戏时，他显得热情、精力充沛，言语、想象力都很丰富，在游戏中赢了会很开心，同时也能合理地同情失败方。并且，他希望治疗师也能这样。他尤其喜欢警察抓小偷游戏，在好人和坏人之间，他通常认为自己是好人。

（3）**对二明的评估：**二明是个很开朗和略显情绪化的孩子。他会爬到治疗者腿上讲个不停。他很好动，模仿力很强。但由于他过于活泼，时常很难集中注意力，他妈妈认为这可能是由于他姐姐死后他过度焦虑造成的。尽管很好动，但在他发现很有趣的事情上，能够集中注意力，并认为游戏治疗有趣好玩。在治疗时间段离开母亲时，他没有分离焦虑，能和治疗师很好地交流沟通，治疗师给了他很多积极关注。他看来是个很健康、受到很好关爱，并在幼儿园表现出色的小男孩。对家庭其他成员和学校老师访谈表明，其他人并没有觉得他以往表现过于好动，他们认为也许是游戏室的积极氛围提高了他的活动水平。

［**治疗目标**］

（1）初期面谈和评价之后，为两个孩子建立了分层次的治疗目标：

1）谈论与小兰死亡有关的事，让孩子有机会表达他们对死亡的害怕；

2）让孩子确信：并不是由于他们做了什么或说了什么，才导致这场悲剧；

3）引导他们在谈及小兰时，回忆有趣的事情。

4）积极尝试让孩子发现恢复正常生活心态方法，比如让他们将注意力转向所喜欢的学校、运动和其他活动，开始谈论生活中的诸多话题，而不再聚焦于死亡。

（2）建议父母自身也考虑下面的目标：

1）谈论有关小兰的事，并鼓励其他孩子也谈论；

2）致力于在交流和活动中习惯与孩子们谈论生活的话题而非死亡；

3）适当享受夫妻间的活动，从一心只顾关心孩子的责任中解脱出来。

［**治疗过程**］

（1）基本策略是配合运用沙盘游戏，进行会谈：起初，儿童在理解并接受死亡的概念上还有些困难。他们不愿直接谈论死亡话题，而是倾向于通过玩沙盘游戏来表现。

如大明常选一些沙箱来代表姐姐死后被埋葬，并在游戏中尝试救她出来。有一次，他在埋“士兵”的沙里插一根草，说“让他们呼吸”。后来，他开始表达对死亡的焦虑，多次和弟弟提到他们活不到上大学的时候。而弟弟表现出怕水。

兄弟俩参加了24次游戏治疗，其中大部分时间孩子是单独与各自的治疗师活动的。也有的时候，会让兄弟俩在一起玩游戏。下面是一段记录：

（大明和弟弟、治疗者一起玩沙，4岁的二明在忙着建一个沙子城堡）

二明：你玩得开心吗?

治疗师：是啊。

二明：我也是。我打算做个城堡，这就是。（把手放到沙里。他哥哥在另一边，安静地在沙里掏洞）

（大明做了好几个兵，然后把他们深埋在沙里）

大明：我在做暗门。

治疗师：是吗?

大明：是的。他落入陷阱了，我做个暗门他就可以出来了。

治疗师：你留了个门?

大明：是的，他总得出来啊。（这时，他把所有的士兵都埋在了沙里）

治疗师：你把他们全埋了。

大明：你愿意去那儿吗？（他指着为士兵们做的墓）

治疗师：不，你愿意吗?

大明：如果你有电筒，愿意去吗？（他想到电筒很高兴，也许它能避免害怕）

治疗者：也许有个大电筒我会试试看。

（2）大明治疗片段概要：单独的时候，大明常选择沙箱，并先把人埋下去，或设法让人在沙下存活，他看起来是在忙于表达与姐姐死亡有关的事情，以及随后的埋葬过程。

治疗师和他母亲的单独交流中得知，在姐姐死后，家人把孩子们带到墓地，所以他们见到小兰被埋在那儿。大明曾经问过妈妈，他们是不是可以将棺木挖出来，那样，他们可以和姐姐说再见，还能再见到她一次。他认为人还是可以起死回生的。如果他有个足够大的“呜呜叫的”机器，他就能够救出姐姐。他仅6岁，一直在关心他姐姐被埋在地下怎么样了，她在那里是不是还好，他害怕自己很小就和姐姐一样死去。

治疗关系进展顺利，大明从感情上对治疗师越来越接受，并且会与治疗师拥抱、分享节日糖果，以此来表达自己的感情。大明说，他对姐姐的死，在情感反应上仍然很难过，尤其是在晚上。他有时会突然停止玩手中的游戏，自言自语道，“她并没有淹着时，心就已经不跳了……我每天晚上都想到她……现在不像以前那样伤心了，我想到天上见她”。但他不多久又暗示说他还没准备好死，说完又开始玩了。大明以前是不敢提到姐姐的，而到这时已经能够主动地谈到姐姐的死，这说明，他已经开始努力摆脱因为失去小兰而产生的害怕与焦虑。

他仍然担心自己脆弱的心脏隐患，但已经可以开口谈论它。下面他和弟弟的交流证明了这一点。

二明：等我长大了，我会做个球员。

大明：你是指足球队员？

二明：是。

大明：你不可能的。

二明：我能。

大明：你必须19岁才行。

二明：我知道。

大明：可是我们活不到19岁。

（3）二明治疗片段概要：在前三次游戏中，二明很活泼地踢游戏室里所有的东西。他捶箱子踢玩具，过了一会，他就注意到沙箱。后来，他试图埋起士兵，并说那是大明。这可能是表现了对大明象征性的否定，除了有嬉闹的成分，也许多少是在表明，他对大明关于死亡说法有些抗拒。

下面是和二明展开的第五次游戏。主题是围绕姐姐的死。尽管害怕黑暗对于4岁的孩子来说很正常，但姐姐的死加剧了二明的害怕。他发展到怕水，而他以前是不怕的。二明还不能明白死亡是不可逆的，他认为人死了还可以再回来。他把死亡看成是一件短暂有趣的事，这样可以有助于克服对死亡的恐惧。

（二明假装游戏室的地板是会掉下去的水，只有睡椅、桌子和衣架是安全的地方）

二明：小心！这是你会掉下去的水坑，（回忆起姐姐曾经在游泳池中死掉）我们掉下去就会没命的。

治疗师：是吗？

二明：是的。（这时，二明单脚在地面上，抬起他的一只手臂装死，而对治疗师的话没有反应。）

治疗师：（假装哭）呜……

二明：（突然活过来说）你死了，你躺到躺椅上去。

（假装控制了场面，完全一副老板的样子，并传了一张大纸板给治疗师，和治疗师一起在大纸板下爬过。）

二明：这很黑，我们得出去。（他相信当人死了后还会起死回生的，就像卡通片中那样）

治疗师：是的。

二明：你不能说话，你死了，（暂停）这个很重，我们得出去。（二明穿过纸板。）

然后二明把纸板放在他俩身上，又把它反过来，重复了好几遍。当卡片在正面时，表示晚上，反过来时就是白天。

他在这次治疗中的表现，再现了他对姐姐死亡和被埋葬的看法。他在努力体会，要搞清楚是怎么回事。但他仍然希望他们可以再生。最后的一段表现似乎又表明，他渐渐开始有点理解和接受死亡概念了——任由是白天还是夜晚，死者在“纸板”下面的事实是要接受的了。

[**评价和跟进**]

随着游戏进程，治疗师渐渐地侧重于鼓励孩子和父母聚焦于现实生活，而不再强调死亡。

结束治疗后的一周里，安排了两个男孩去上游泳课，以让他们克服对水的害怕，这个策略成功了。

渐渐地，孩子们能够面对姐姐的死亡了，他们对自己的健康问题的害怕也逐渐减少了。目前，他们全家已经恢复正常了。

2. 分析讨论

（1）咨询师与个案之间用了哪些方法建立关系？

（2）案例中引用的对话有什么特点？这样的对话在治疗中有什么作用？

（3）本案例对你有哪些启示？

点评提示：

本例中的主要特点是，运用了游戏与会谈结合的方法，对父母与孩子分别进行资料的搜集，特别是对两个不同特点的孩子通过游戏进行了有效沟通。将多元化故事叙述的策略结合在游戏进行过程中，使孩子在多次辅导中渐渐得到成长。

教师要结合同学们讨论中的具体情况，分别就达成共识的方面与有争议之处引导发言，并总结点评。

3. 课外延伸　训练的主题之一是如何将游戏疗法用于有自闭倾向的儿童训练。

有自闭倾向儿童的游戏行为常常局限于简单的操作，与同龄的正常儿童相比，他们的游戏，而且自发的象征性游戏能力较差。即使想要与他人游戏，但是由于语言或其他沟通技能的缺乏等原因，他们在表达这样的愿望时往往会感觉很困难。一些自闭的儿童会表现出并不想与其他儿童共同游戏，而是更喜欢自己单独游戏。那么，怎样去创设适合这类儿童的游戏环境？如何具体操作？游戏疗法用于这类儿童要注意些什么？

请在课外将主题扩展，分组查阅将游戏疗法用于其他群体的资料，在课内分享，并在课外做游戏疗法小实践，交作业谈谈心得体会。

五、注 意 事 项

1. 游戏治疗前要在场地、道具方面进行必要的准备。
2. 游戏治疗过程中，良好关系的建立是基础。
3. 对游戏过程的解释，要注意方式与时机的把握。

六、相关理论要点

（一）阿德勒式游戏疗法

1. 阿德勒式游戏疗法（Adler Play Therapy）分类

阿德勒式游戏疗法（Adler Play Therapy）玩具主要分五大类：

（1）日常家庭生活玩具，可以探索与家庭成员、朋友、同伴的关系。

（2）恐怖性玩具，帮助孩子探索恐惧感受，通过玩具和游戏表达出过去的创伤性体验，以缓解心理压力。

（3）攻击性玩具，可以引发力量与控制感，也可诱发其他情绪的表达。

（4）美术表达性玩具，帮助孩子表现自己的创造力。同时，可以帮助儿童探索家庭关系、发现他们在观念和感情方面的情结。

（5）扮演性玩具，包括面具、戏服、木偶、运输工具等。用来帮助孩子探索不同层面的人际关系，练习与人交往的新方法。

2. 阿德勒式游戏疗法的主要目标　阿德勒式游戏疗法的主要目标是让孩

子在游戏中有所领悟，学习正确的社会技能和人际交往态度。其过程包括四个阶段：

（1）开始阶段：建立平等、信任与合作式的关系。积极鼓励儿童参与游戏活动，并为自己的参与过程承担完全责任。

（2）评价阶段：收集资料，探索儿童的生活方式。可以通过询问儿童一系列问题的方法。

例如：“我是……”、“我必须是……”
“其他人是……”、“世界是……”
“所以，我的行为是……”

治疗师也会使用诸如家庭星座、潜意识梦境、艺术创作过程，来了解儿童的生活目标与生活方式。治疗师还要定期向儿童的父母、老师询问了解儿童的生活背景，讨论亲子沟通技巧。

（3）工作阶段：协助儿童觉察自我的生活方式。譬如，用多元化故事叙述的策略，邀请儿童使用布偶、模型等玩具来叙述一个完整的故事，与此同时，治疗师须要尝试性描述儿童的人格特质，识别故事中的人际关系和情景与儿童生活的相似之处，并做诊断。之后，治疗师使用相同的人物角色、性格、情景重新叙述出一个不同结局的故事，同时附加上适当的社交技巧。

（4）结束阶段：重新定向和教育。治疗师协助儿童在游戏互动中学习和自我、他人、世界建立关系的策略。

（二）沙盘游戏疗法

沙盘游戏（sandplay）疗法，又称箱庭疗法[①]。其过程是在咨询者的陪伴下，通过非言语的手段，让来访者使用沙盘及一些模型玩具配合来完成故事情境。所谓沙盘，通常是两个防水的大约57cm × 72cm × 7cm的长方体无盖容器。一个装干沙，一个装湿沙，底部及侧边漆上蓝色，象征水或天空，再铺上高度约一半的沙（黑沙，白沙均可），搭配数百个小模型玩具或物品。求助者可以自由挑选玩具，在沙盘上进行自我表现，再现其多维的现实生活，使来访者的无意识整合到意识中，也就是使“无意识意识化”。

这一技术所关注的是，游戏中制作各种场景时所伴随的心理过程，以及其

---

① 沙盘游戏疗法，起源于瑞士的卡尔夫，是在荣格的分析心理学、英国劳恩菲尔德的“世界技法”的基础上发展出来的。日本临床心理学家河合隼雄将这一技法介绍到日本，考虑到沙盘游戏与中日的传统园林、盆景艺术的相似性，于是结合东方的意涵，将它译为箱庭疗法，即“在箱子中制作庭院”。我国心理学教授张日昇将它引入中国时，沿用了“箱庭疗法”的名称，并在实践中结合东方文化背景，对这一疗法做了进一步传承和发展。

中所表现出来的种种关系，而并不介意所完成的产品是否有艺术欣赏价值。

咨询师是一个见证者，也是一个对沙盘游戏者给予共情反应的人。这种共情会使内部体验更充分表达，并能对当事人产生持续的作用。

1. 沙盘游戏疗法中咨询师参与的基本过程

第一步，观察与陪伴

在求助者开始制作时，治疗师静静在一旁观看，体验当事人制作过程和作品，这时对作品场景的含义不给予解释，这样可以使创作者贴近自己躯体内正经历着的体验，并展开丰富的想象。也可以把求助者沙具的摆放顺序记录下来，但不要主动发问或对求助者说话，如果对方说话或发问，自然地回应就好了。

治疗师不要距沙盘太近，一般距离是半米到一米，让个案有一个自由而受到治疗师关照的空间。治疗师要静静地、专注地观看整个沙盘游戏过程，这也是求助者对自己内心世界探索和表达的过程。治疗师对个案的接纳、保护、积极关注是沙盘游戏的重要治疗因素。对沙盘所呈现内容的尊重、接纳也是对个案接纳与尊重的一部分。只有专注才能使双方进入内心世界。

第二步，倾听与共情

咨询师可以去引导个案感受自己的沙盘，讲述自己的沙盘。可以适当提开放性的问题，要用坦诚、平和的语气询问。比如，让求助者为沙盘取一个名字，找寻沙盘的主题；或让求助者找找沙盘中的哪一个更像自己，让他去感受每一个玩具上所附着的情绪。

这时治疗师可以表达共情，对求助者的接纳与保护的态度，让求助者感到安全和自由。当事人在讲述和感受自己的沙盘时，对自己的问题就会有所澄清，对内在的自我就会有新的体会。

在游戏进行中，可以简单记录玩具的摆放顺序，并记下求助者对沙盘的主要讲述和情绪状态，以及咨询师的分析，但这分析并不在当时就反馈给对方。游戏场景完成后。可以用相机拍照，先从求助者角度拍一张，再每转90度各拍一张；还可以对某些局部拍照，根据需要多拍几张。

第三步，解读与回应

咨询师可以结合前面游戏的细节过程和总体，做出一些解释。可以用弗洛伊德和荣格的象征法，还可以用神话、传说、童话等人类自古传下来的形象及含义来探究沙盘所呈现的心理意义。我们认为，在游戏之后与谈话分析适当结合是可行的，但要谨慎对待。

2. 咨询师进行解释时常用的技术

（1）注意出现的顺序：咨询师注意玩具摆放顺序，特别是第一个和最后一个摆上去的。

（2）注意出现的频率：注意是否有重复使用的玩具。出现频繁的人偶，或是个案最有感觉的那个人偶很可能是主角，被赋予更多的情感和心理能量。

（3）注意位置与结构：注意玩具摆放的结构。对称、分散、成组等。把自己当作他的主角，观察主角与周围的关系，与他的故事联系起来。但不要一味从咨询师自己角度随意联想，那通常无意义的。

（4）对象征性的理解：有时可尝试性运用象征、神话、民俗故事来试着理解一些物件的意义。但不要主观武断地替当事人确定所谓象征意义，不能将解释强加于人。一些玩具虽然会有常见的象征意义，但共性之外也有个性。象征意义同样可能会因人而异。

（5）选择解读的时机：咨询师不必太急于做出自己的联想或解释，解读的方式和语言也不要说得太深让人难懂。在求助者的游戏活动还在持续时，治疗者要控制住自己“想要做些什么”的冲动，不去随意介入，相信“只要给予适当的环境，无意识深处就会有一种治愈因素自动帮助个体获得心灵的复原”。有些治疗师认为，解读的过程并不是一定要进行的。即使有解读，这个过程也应适当滞后，甚至可能是放到几个月或更长时间以后。

（三）人本主义的共情、无条件关注与设限技巧

1. 在游戏中共情的技巧　共情一方面可以与当事人一起玩游戏来表达，另一方面，可以用语言表达，即说出你看到或感受到的孩子内在可能的情绪状态。将观察到的情绪用口语表达出来，让孩子知道你了解他此时的感受是什么，这是一种很正向满足的经验，同时也让孩子学习认识自己的情绪及接纳各种不同的情绪经验。

2. 关注技巧——追踪与描述行为　“追踪与描述行为”技巧所强调的是，对孩子表现出来的行为做口语上的反应，让他感受到你是与他同在的。在游戏单元内，让孩子自己决定要玩什么，怎么玩。“追踪与描述行为”的目的，就是让孩子感受到对他的注意和“全神贯注”的陪伴，同时也会增加他对自己行为的觉察。

例如：“你想用这些积木拼出你要的东西。”
“你把不一样颜色的士兵分开来了。”
“你用棒子打了娃娃两下。”
“你把沙子撒在地上。”
“你把门踢了三下，又用力的关上了。”

3. 游戏治疗中的设限技巧　首先，要确定孩子的行为是不是需要设限。

当儿童出现攻击行为、破坏游戏室内器材、将游戏室中的玩具带走、不能准时开始或结束咨询等现象时，咨询师要设定一些限制。

第二，设限时要用“温和而坚定”的态度。

若决定需要加以设限，要觉察一下自己的情绪，不要让自己的情绪影响了设限的执行，最重要的原则是要用“温和而坚定”的态度，做到：

（1）说出孩子的感受、盼望及想法，表达自己理解孩子情绪。

例如：“我知道你很想……”

“我明白你感到非常（好奇）……”

（2）说出限制。

例如：“但你不能（到那高处去）……（因为……）”，

“不，柜子的门是不可以踢的”。

（3）提供另外的选择，或可行的途径。接着，陈述最后的选择。

例如：“若你愿意，你可以（让老师帮你）……”

“你可以选择……”

“好的，现在（停下那个动作）……”

第三，若设限奏效，则继续进行游戏治疗。

第四，若一次设限无效，要重复说明并配合行动。

当看到孩子打破限制时，别忘了耐心是最重要的。面对必要的限制，有时孩子会想再讨价还价一番，或者表现为赖皮，甚至哭闹……咨询师这时要继续重复前面几个步骤，并且要配合行动来证明。

例如：“我知道你想再讨论，但我已回答了这个问题。”

“我知道你想……，但你不能……，你可选择……”

“要是你无法改正你的行为，那么……”

（温和而明确地表态，并坚定地实际去做。）

如果没有特殊原因，要对不遵守应有限制的做法，做出合理的反应，以产生相应的后果。但如果发现这种抗拒背后，另有可以理解的原因，如疲倦、生病、饥饿、极度的压力、被虐待或被忽略等，则要设法有针对性的处理。

训练三　心理剧疗法基本技术训练

心理剧疗法是一种治疗方式，是随着人们进入他们的内在现实，让他们描述、并以他们看到的情形去运作。透过戏剧行动，做心理剧的人将长期埋藏的情境带到表面，以释放情绪压力。他透过分享、支持与接纳创造一个能掌控的环境，然后就让心灵的自然疗愈之力量与情绪上的自我继续运作。换言之，心理剧提供一个安全的场所及一群可以信任的成员，在经过心理剧导演催化下，允许成员探索心灵深处的一些情结。

一、训练目的

1. 学习心理剧治疗技术理论原理；

2. 掌握心理剧治疗技术的创作原理、过程；

3. 在角色体验中发现表达性意识治疗的真谛，提升创造新角色的能力，这种能力源于“自发性”，即对旧有状况以新的方式作出反应，对新状况作出充分的反应。

二、训练要点

1. 在训练过程中，角色训练者有确定的角色、功能和任务；

2. 角色训练团体根据确定的经过测试的方法得到指导，基本的心理剧技术有：具体化，角色交换、镜观技术，教练技术，示范和模拟，个人分享，小组讨论，自我觉察和自我监控；

3. 这些技术使此种类型的学习过程得以在角色训练团体中发生。

三、训练要求

1. 对于该角色及其如何与其他角色相配合的理解；

2. 演出该角色的必要技能；

3. 能够自如而可信地演出该角色的相关的感情。

四、训练指导语

心理剧是用来帮助个体“演绎”本身问题的方法。心理剧通过自发性和创造性来演绎每个人精彩的人生。心理剧有很多技术，通过心理剧技术训练，可以提高心理剧治疗的水平和质量。

五、训练实施

（一）暖身训练

1. 情境测验　“救生船”的情境——谁要被迫选择死亡；“弃置在荒岛”的情境——团体如何把本身组织起来；等等。戏剧性、幻想性、幽默性、悲剧性和挫折性的情境，从轻度情形到极端的情形均可。

2. 引导式幻想　想象身体的内部旅程，经过的森林、山脉、房屋或进入大海；想象自己会拥有怎样的小屋，并仔细说出它；这些技术叫做“引导式白日梦法”。

点　评

在练习中，导演要求团体成员想象各种主题，并说明每个人所想到的详细内容。

3. 舞蹈　舞蹈和练习可以引起自发性和对情感表达的投入，因此可以达到暖身的效果。与舞蹈有关的是下列所述的活动：身体动作，感觉唤醒，生理能量学和韵律式团体仪式。简单的声调——吟唱、咕噜哼呜、嗓音重叠都能加强呼吸和动作表达的效果。

4. 艺术材料　运用绘画、黏土、纸糊材料、粉笔、蜡笔、指画、彩色沙土以及各种美术拼贴材料进行绘画和艺术创作，团体成员互相分享绘画，他们会自动自发和有效的自我创造，把自己的画呈现出来，并讨论所绘的作品。

（二）主角的产生训练

1. 团体选择　让每一位团体成员按照自己的意愿排在他认为可以代表自己或与自己最有连接感的主题或人后面。当主角的候选人有好几个的时候，导演会问：“假如现在你无法以主角的身份工作时，你会选择哪一个主角所代表的主题来工作？”

点　评

当有不止一位成员有意向要担任主角时，导演可以让每一位有意向的成员简短说明自己的主题，由其他参与者表决，选出大家感兴趣的主题和在心理剧的过程中能获得最多效益有助于个人成长的角色。

2. 动作社会图　团体成员分别详细和具体地描写自己的人格特质。导演会让这些人物在舞台上呈现出来。一般主角所表达出的这些人物是与他有密切关系的人（往往是主角的家人）。团体成员成为辅角来扮演主角所描述的人物，以演出他们的特质来。主角可以在导演的帮助下，把这些“人物”按照有意义的关系安排各自的位置，主角也要了解这些“人物”常说的话。最后，辅角们按照主角安排的位置摆好姿势，并把所扮演人物常说的一句话挂在嘴边。这时主角站在一边，仔细观察，或进入状况，与他们一起进行互动活动。

点 评

在这个技巧中，主角呈现出他人际关系的人物——即社会原子。

（三）基本角色扮演技术训练

1. 具体化或雕塑技术训练

（1）让一个人左手叉腰，右手平举向正前方并伸出食指，双脚张开，这个人就很快地被雕塑成责备他人的姿态。

（2）主角说他在老板面前是顺服的，就让他演出一个典型的场景，在这个场景中他是顺服的，为使主角容易这样做，角色训练者会使其暖身到那一场景的时间和地点，然后主角设立场景，演出对他们来说重要的细节，可能会使用道具，就好像那一场景发生在现在。

然后训练者会请主角选另一个团体成员做辅角，担任老板这个角色，主角交换角色，表演老板的角色，目的是向辅角表明如何扮演老板的角色。主角处于老板的角色时，可能被问到这样一些问题：在这一场景中发生了什么？老板在做什么？主角当时是什么样子？当确认辅角已经了解了角色，训练者指导辅角演出那一场景，就好像再次发生了。主角所关心的重大问题以这种方式变得具体了。

替身训练

点 评

这是一种非口语的表达方式，如同雕塑家将人的“肢体”雕塑成某种特殊的姿态，以表示某种特殊的意义。用行动表演出团体成员关心的重大事件活动。这是不同于言语描述的另一种强有力的表达方式，这是实际地在当下演出个人生活中的一个场景。”

2. 镜子技术训练　当主角有阻抗作用，无法上台演出时，导演会让一位辅角模仿主角，让主角有机会如同找镜子一样，看到自己的行为举止和内在心态。辅角要尽可能模仿主角的一切，重复他的动作，试着用话语、动作表达主角可能的感受，像一面镜子反映出来，而主角仍坐在团体中观看。

点　评

镜子技术：辅角通过模仿主角的手势、态度、演出中的言语，来反映主角的角色。导演可以将主角带出场景，使他脱离原有角色，让主角有机会以旁观者的角度去观看整个心灵挣扎的过程或紊乱的情境，以激发主角重新诠释这个情境，进而产生新的领悟。

3. 空椅技术训练

（1）倾诉宣泄式：只需要一张椅子，把这张椅子放在来访者的面前，假定某人坐在这张椅子上。来访者把自己内心想对他说、却没机会或者没来得及说的话，表达出来，从而使内心趋于平和。

点　评

主要应用于三个方面：

第一，亲人或者朋友由于某种原因离开自己或者已经去世，来访者因他们的离去，内心非常悲伤、痛苦，甚至伤痛欲绝，却无法找到合适的途径进行排遣。此时，心理辅导教师可以运用空椅子技术，让来访者向空椅子进行倾诉，表达自己对空椅子所代表人物的情感，从而使自己强烈的情感得以舒缓。

第二，空椅子所代表的人曾经伤害、误解或者责怪过来访者，来访者由于各方面的原因，又不能直接把负面情绪发泄出来，郁积在内心。此时可以通过对空椅子的宣泄、指责，甚至是谩骂，从而使来访者获得内心的平衡。

第三，椅子所代表的人是来访者非常亲密或者值得来访者信赖的人，来访者由于种种原因，无法或者不便直接向所代表的人物倾诉。此时，可以让他向空椅子倾诉，宣泄出自己的情感，从而获得某种解脱。

（2）自我对话式：放两张椅子在来访者面前，先让其坐在一张椅子上，扮演自己的某一部分；然后再让他坐在另外一张椅子上，扮演自己的另一部分。这样依次进行对话，从而达到内心的整合。

点 评

主要应用于两个方面：

第一，由于种种原因，来访者认为自己本应该做的事情，却没有做，引起了不好或者严重的后果时，产生了强烈的内疚感、罪恶感和自责心理。此时，运用空椅子技术，让来访者自己与自己展开对话，从而降低内疚感。

第二，面对各种各样的选择很难下定决心，或者处于人生的十字路口不知将何去何从时，来访者忧心忡忡，不知如何进行选择，因此逃避现实，甚至通过烟酒甚至其他方式来麻醉自己。此时，可以运用空椅子技术，让来访者自己与自己展开对话，澄清自己的价值观，分析各种选择的利弊，找到解决问题的途径。

（3）“他人”对话式：这是自己和“他人”之间的对话，放两张椅子在来访者面前，坐到一张椅子上时，就扮演自己；坐到另外一张椅子上，就扮演别人，两者展开对话，从而可以站在别人的角度考虑问题，然后去理解别人。

点 评

主要应用于两个方面：

第一，来访者以自我为中心，不能或者无法去体谅、理解或者宽容别人，因此存在人际交往方面的困难，而自己却找不到原因。此时，运用空椅子技术，让“自己”和“他人”之间展开对话，让来访者设身处地地站在“他人”的角度思考问题，从而产生领悟，找到人际交往困难的原因。

第二，来访者存在社交恐惧，不敢或者害怕和他人交往。此时，运用空椅子技术，模拟人际交往的场景，让来访者在这种类似真实的情境当中减轻恐惧和焦虑，学会或者掌握与人交往的技巧。

六、注 意 事 项

1. 主角的暖身过程一直持续到他在思维、情感和行为上表现出顺服，如果要使主角的自发性能促进整合出一个坚持自己主张的新角色，这个暖身过程是至关重要的。

2. 演出被用于获得对该情境的角色分析，通过角色交换可以看到老板是如何对待主角的，主角是如何回应的，然后老板又是如何回应的。

七、相关理论要点

（一）哲学观

创造力与自发性是莫雷诺理论的核心概念。

心理剧是创造性治疗的一种形式，它强调个体的自发性和创造性的发展，运用演出的方法，促进个体成长并且使个人的创造潜能得到最大程度的发挥，它旨在最大限度地激发个体的创造性潜能，从而有效地面对生活中的挑战与机遇。自发是一种能量，可以打开每一个人的智慧，并在情景中充分地反应，而这种反应是以前从未经验过的。随着自发性的引导，个体的直觉与自由增加，扩大了内在的自然智慧，产生了创造行为。创造也带来人与环境互动下的智慧财产和解决问题的方法。

（二）人际关系网络与社会原子

莫雷诺认为个体是生活在人际关系网络中，社区或团体成员间有相互选择或排斥关系，一个团体要能正常运作，至少必须有一定数量的人际网络。或者称之为“社会原子”（social atom）。社会原子乃是社会个体与他人所连接的网络核心所在。其关系可以是情感的、社会的或文化的。是个人在选择或被排斥之后人际结构的总和。在人际关系网络中，彼此之间的创造力得以充分发挥。

（三）角色与文化原子

莫雷诺认为每个人都是天生的扮演者，个人所扮演的角色主宰了他的行为，并成为他的特征。他认为自我源自角色之中。然而，生活中任何角色都不是单独存在的，一定与其所处的角色系统有着联系。在角色系统中，每一个体都有着自己的角色目录，并在互动中扩大自己的觉知度。个人是种种角色的焦点，并且透过不同的角色与他人相连接。莫雷诺把个体在特定时空下的角色关系叫做文化原子（atom）（1953），每一个人必须澄清自我内在的文化遗留，如对某一个人的刻板印象，或对某人的僵化反应等，接纳新的自发性和创造力，有勇气面对来自外在的社会原子中的新的尝试和突破，改变自己的生活环境。心理剧则提供了一个改变个体内在的文化原子的机会。

（四）团体动力

人类的行为经常受到所处环境的影响，这是个体与环境交互作用所产生的运作与结果。由于团体中的成员是彼此交感互动的，故团体动力也可以说是一种团体内互动的历程。在心理团体中，任何人都可能成为剧中活跃的参与者，由观察者转变为主角，或所谓的“戏剧中主要的人物”。心理剧毕竟是团体心理治疗的一种形式，期待团体中有更多的自发性、创造性和真实性，团体中的所有成员都能投入其中。

下篇 心理咨询师的自我成长训练

9 第九章 觉察训练

心理咨询与治疗的目标之一是使求助者具备自我觉察的能力，能否达到这一目标很大程度上取决于心理咨询师自我觉察的广度与深度。因此咨询师对自我的高度觉察就是一个不可忽略的基本功，亦即咨询师要训练观察自我，以提高自我的透明度，认识并化解自身的反移情。这要求咨询师在咨询过程中，始终要保持临在状态，用第三只眼看自己，随时随刻觉察自我。自我觉察是一个不可分割的统一过程，但是为了练习的方便可分解为对身体的觉察、对情绪的觉察、对周围环境的觉察三个层次。

训练一　觉察自己的身体

觉察自己的身体，指的不是视觉器官所感觉到的躯体的外在物理性状，如高矮、胖瘦、肤色、运动的动作等等，而是指感觉到内在身体的存在。内在身体是生理层面的自我意识成分，反映的是个体如何感觉自己的物质自我。

一、训练目的

1. 觉察自己对不同身体部位的感觉与反应，加强自己对身体的认识。
2. 了解自己对身体不同部位不同反应的原因。掌握情绪与身体的关系。
3. 能够完全接纳自己的整个身体。

二、训练要点

1. 系统化地进行身体各部位的觉察，程序要循序渐进。
2. 学会总结自己对身体不同部位的感觉变化，了解自己对身体的接纳程度。
3. 觉察不接纳自己身体部分的原因。

三、训 练 要 求

1. 环境安静，光线与温度适宜。
2. 挺直后背，双脚着地，放松，凝神，保持端正坐姿。
3. 慢慢调整内心，摆脱外界干扰，集中精力。

四、训练指导语

我们的身体是心灵安住的地方，长久以来，由于思维的纷乱与外界的喧哗，使得我们与承载生命的身体失去了联系，使得宝贵的躯体缺少了我们用心的呵护，它变得紧张、变得疼痛，变得生病，让我们与整个宏大的生命源头分离开来，让我们困顿、焦虑、烦躁、恐惧不安，现在我们要回到生命的本源，要找回生命活泼、自由、灵动的本质，恢复我们原本的生命活力，现在请跟着我的语言，让我们慢慢地、一点一点地、静静地感觉我们身体美好的存在。

现在请将所有的注意力集中到呼吸上，切切实实地感觉到每一次的吸气都深深进入小腹，然后再缓缓地吐出……吸气、呼气，重复以上动作，一直到心平气和地感觉到深沉而有规律的呼吸为止。心里不想改变任何东西，只是全神贯注地感受每一次呼吸。你可以数呼吸的次数从1数到10，然后再从头开始……现在请随着我的指令关注我所提到的身体的部位，一边感受身体，一边体会这个部位的呼气与吸气。现在从右脚开始：你看到了右脚脚趾、右脚心、右脚背、右脚后跟、右脚踝、右小腿后侧、右小腿胫骨、右膝盖窝、右膝盖、右大腿后侧、右大腿前侧、右腹股沟、右髋部、右臀部、右侧腰部、右侧腋窝、右肩膀、右上臂、右肘部、右前臂、右手腕、右手背、右手心、右手所有的手指……你感到每一个部位都是属于你的，都是你生命的一部分……

现在转到身体的左侧：你看到了左脚脚趾、左脚心、左脚背、左脚后跟、左脚踝、左小腿后侧、左小腿胫骨、左膝盖窝、左膝盖、左大腿后侧、左大腿前侧、左腹股沟、左髋部、左臀部、左侧腰部、左侧腋窝、左肩膀、左上臂、左肘部、左前臂、左手腕、左手背、左手心、左手所有的手指……你感到每一个部位都是属于你的，都是你生命的一部分……

现在转到上身躯干：你看到胸部、整个胸腔、心脏、横膈膜、腹部、内脏器官、骨盆、性器官、肛门、腰骶椎、整个脊柱、整个背部……你感到每一个部位都是属于你的，都是你生命的一部分……

现在转到颈部和头部，你看到颈部前侧、颈椎、后脑勺、头顶、头皮、前额、两个脸颊、两耳、两眉、眉心、眼皮、眼球、眼睑、鼻子、嘴唇、牙齿、舌头、下巴、整个头部……你感到每一个部位都是属于你的，都是你生命的一部分……

现在感觉身体每一个关节、每一个部位都是你整个身体的一部分。从内在感受它们，你感到它们是活生生的，在每一个部位，都有生命的存在，你能感受到充满你整个身体的、赋予每个细胞和器官活力的微妙的生命能量，你在身体的各个部位同时感觉到生命能量的和谐律动。现在请将你的注意力集中在感受内在身体上3分钟，你感谢这个身体带给你的保护与支持，这么多年以来，你忽略了与自己宝贵身体的沟通与对话，现在你请求它的原谅，并请它一如既往地保护你，支持你……你的感觉越来越强烈、越清晰，你觉得整个身体变得透明与光亮，充满了活力，你感到你的生命力正在觉醒……现在，请睁开双眼环顾四周并将注意力集中在内在身体，你会发现你对外界有一个全新的感觉。

五、训 练 实 施

（一）合组练习

1. 小组组成　每组10~15人，设训练主持一人，主持助理一人，其他同学为组员。

2. 主持人发出指导语，带领组员进行如上的训练。

3. 小组分享　每一个组员将自己在训练中身体各部位的感觉与大家分享，大家展开讨论，由此使每一个组员更加了解自己对身体的感受。

（二）分组训练

1. 双人小组　在合组训练基础上，每两人一组，互为指导者，为对方进行觉察训练。

2. 感受的反馈　双方分别将自己的身体感受进行反馈，互相讨论。

3. 互换角色继续训练。

（三）自我训练

记录自己对内在身体的感觉变化。

1. 选择安静舒适的地方，放松身体，腰背挺直，嘴巴微微张开，集中注意力在呼吸之上。

2. 应用上述指导语，通过自我语言的内在引导，缓缓想象自己身体各个部位，同时觉察每个部位的感觉。

3. 将自己身体的感觉记录下来，分析与自身情绪的关系。

六、注 意 事 项

1. 光线要柔和，避免太强或者太暗，尽量营造“深夜客厅”般的宁静气氛。

2. 温度要适宜，过冷或者过热都不适合静坐，最好控制在22~27℃。

3. 颜色不宜太过艳丽，最好选择蓝绿色系的家具或者墙壁，具有放松作用。

4. 避免强烈的气味，气味太强烈容易分心，清淡的薰香会增加身心放松的感觉。

5. 指导语　音量低而富有磁性，缓慢而有节奏。

七、相关理论要点

真正的自我是个体内在的中心力量，具有独一无二的活力，如果个体的成长环境安全有利，比如成熟的爱、自由表达情感、与他人健康的互动体验等等，每个人都会按照天赋所能成长为真正的自己。但是个体的成长过程总是会有各种不利的条件，比如管制、溺爱、偏袒、苛刻等病态的养育态度，导致个体生存的基本焦虑，即缺乏“我们”感，即与他人和外在世界的同在感、归属感，而是深深的不安全感和孤独感。个体为了对抗恐惧和孤独，便发展出一个理想化的自我代替真正的自我。从此按照理想化的指引强迫性地重复自身的行为：比如应该伟大，应该成功，应该卓越，完全替代了真正自我的情感、思想和兴趣，与自我实现的方向背道而驰。

身体的基本功能，进食、排泄、呼吸、性交、择偶、生育等等，与动物并无区别。理想化自我对自身的动物本性非常抗拒和排斥，产生出羞耻之心和各种各样的禁忌，导致内心与身体本质的分离，只是知道自己拥有一副躯体，但心与身的内在本质联系却严重脱离。心身疾病，或者心因性疾病，比如不明原因的胃痛、头痛、肌肉酸痛等，其心理学解释是指当一个人的自我严重脱离真实，被理想化自我严格指令着思考与行动，内心冲突通过躯体化的防御机制，使得身体表现出紧张与不适，这是躯体产生病变的首要心理因素，也是自我脱离的最严重结果。因此，自我觉察的第一个步骤，就是恢复自我与身体的联结。

负性情绪会产生肩部肌肉僵硬、头痛、胃胀或胃溃疡、失眠、倦怠、无食欲或暴饮暴食、腰部酸痛等身体问题，而且容易影响神经系统、内分泌系统，造成高血压、糖尿病、自律神经失调等慢性疾病。原因在于个体不是自我的自发性活泼跃动，而是背负着种种应该与自负去行动。通过对身体的觉知，会细微地觉察到意识深层焦虑、恐惧等情绪的升起，并且识破情绪背后的思维内容，进一步觉察到根深蒂固的功能失调性信念系统，从而达到自我的完整统一。

中医理论认为：心身是不可分割的统一整体。信息控制系统理论认为，心与身通过“能量信息流”，使大脑与躯体成为以心为主导的、互相联系、互相作用的心身合一的整体。正常状态下，大脑通过意识活动调控神经-内分泌-免疫系统，但是一种不自觉的、被动的调节方式，心理刺激的“能量信息流”传递的路径是：大脑-丘脑-自主神经系统；大脑-丘脑-内分泌系统；大脑-丘脑-免疫系统。但中医心身医学认为，通过特定的训练，这种对身体的调节可以变得有意识，能主动改变身体的内部指标如体温、脉搏、血压、内分泌等，这种状态下，“能量信息流”的传递路径是：大脑-身体-内脏，大脑-身体-自然环境。中医的气功状态、禅宗的静坐、瑜伽的冥想、精神分析的均匀悬浮注意等均属于这种主动的调节方式。

弗洛伊德的古典精神分析从未清楚地表明逻辑思维与情感的、整体的体验之间的差异。但正是这种经验性的、非理性化的洞察，构成精神分析的目的。如觉察到呼吸并不意味着思考呼吸；觉察到手在运动，亦不意味着思考这一运动。相反，一旦我思考我的呼吸或手动，我就不再觉察到它们。这亦适用于人们对一朵花，对一个人，对我的喜、爱或安宁的体验。精神分析中一切真正的洞察，其特点就在于不能用思想来表达；把精神分析的“洞察”用复杂的理论表述出来，可是这些理论同直接体验毫不相干。真正精神分析中的洞察是突如其来的，它的出现不可强求，甚至不可预料。它不是起始于我们的大脑，用一句日本的譬喻来讲，却是起始于我们的肚腹。因此，对身体的觉察是咨询师必须修炼的基本功。

训练二　觉察自己的情绪

所谓觉察自己的情绪，是指将自己看作内心的观察者，关注自身流动的各种情绪与情感，并且关注情绪背后的思维，觉察思维背后的规则与信念。是自我觉察的层次之一。

一、训练目的

1. 训练对每一种情绪情感、思维、信念的觉察。
2. 学会完全接纳自己的情绪情感，提高自我知觉。
3. 通过情绪的觉察，更好地整合自我，达到自我和谐。

二、训 练 要 点

1. 逐步提高对各种不同情绪的觉察，程序要循序渐进。
2. 学会总结自己不同情绪的感觉变化，了解自己对情绪的接纳程度。
3. 觉察情绪的深层原因。

三、训 练 要 求

1. 观察情绪过程中不做评判，不加阻止，保持情绪的自由流动。
2. 环境安静，光线与温度适宜。
3. 挺直后背，双脚着地，放松，凝神，保持端正坐姿。
4. 慢慢调整内心，摆脱外界干扰，集中精力。

四、指 导 语

当我们尝试与内在身体重新联结之后，我们会有一些感觉，这是以前没有被注意到的、被压抑的情绪，不要忽略它们，仔细觉察这些情绪，不是思考，不是评判，不是抓住不放，而是专注地观察，全然地感受，并接纳和承认它们。有些情绪可能很容易识别，比如愤怒、恐惧、哀伤、痛苦等，而有些可能很难描述，可能只是一些模糊的感觉，就像沉重感、麻木感，堵塞感、缩紧感等等，既可以是情绪描述，又可以是身体的感受。每当这种感觉出现的时候，无论是在哪个部位，无论是什么样的体验，只要觉察到，就尽可能地专注于这种感觉当中。现在请继续做自己的观察者，观察如浮云般流动的各种情绪，不要评判，不要思考，只是专注地观察……

五、训 练 实 施

（一）合组练习

1. 小组组成　每组10~15人，设训练主持一人，主持助理一人，其他同学为组员。

2. 主持人发出指导语，带领组员进行如上的训练。

3. 小组分享　每一个组员将自己在训练中觉察到的情绪情感与大家分享，展开讨论，由此使每一个组员更加了解自己对情绪情感的觉察。

（二）分组训练

1. 双人小组　在合组训练基础上，每两人一组，互为指导者，为对方进行觉察情绪的训练。

2. 感受的反馈　双方分别将自己的感受进行反馈，互相讨论。

3. 互换角色继续训练。

（三）自我训练

1. 冥想　每天坚持冥想两次，每次5~10分钟，连续6天。练习方法：选择安静的地方，放松，凝神，端坐，双脚着地，自然均匀地呼吸，让呼吸将意识带到当下的时刻，然后关注每一细微情绪的出现与消失。

2. 自省记录　每天自省日常生活中出现的不和谐情景，连续6天。取一张白纸，纵向对折，左侧记载不和谐的情景，右侧记载当时的情绪如愤怒、痛苦、悲哀、恐惧，最好包括当时的身体反应如抽缩感、紧张感、疼痛感等。六天结束之后，重新仔细观看，寻找共性的部分。

六、注意事项

1. 光线要柔和，避免太强或者太暗，尽量营造“深夜客厅”般的宁静气氛。

2. 温度要适宜，过冷或者过热都不适合静坐，最好控制在22~27℃。

3. 颜色不宜太过艳丽，最好选择蓝绿色系的家具或者墙壁，具有放松作用。

4. 避免强烈的气味，气味太强烈容易分心，清淡的薰香会增加身心放松的感觉。

七、相关理论要点

情绪是身体对思维的反应。比如一个攻击性的想法或敌对的思想会聚集体内的愤怒的情绪能量，这时身体准备开始战斗，身心受到威胁的想法促使肌肉收缩，这就是恐惧在身体上的反应。研究显示，强烈的情感甚至会导致身体的生物学改变，即精神的物化现象。愤怒、抑郁、嫉妒、内疚等是身体疾病的主要原因，即如果自我不能觉察到情绪，断绝了与情绪的联系，情绪最终会以纯粹的生理问题或疾病的形式表现出来。

人类所有层面的情绪律动常有独特呈现。提高自我觉察，包括对所有细微情感的全然开放和接纳。自我具有十分丰富的内在情绪，研究证明共有五百多种的情绪变化，包括平静、愉快、好奇、快乐、焦虑、嫉妒、贪婪、狂热、憎恨、惊恐、恐惧、悲伤、厌恶、悲悯、沮丧、感恩、同情、冷漠、欣喜、快活等等，容许自己体验各种情绪情感，了解自己与这些情绪情感的纠葛和认同，是自我觉察的重要环节。觉察会发现在情绪情感的背后，往往压抑着童年的创伤情感，成为真实自我的制约力量。每一种都是生命寻求的表达，觉察并且接纳自己的所有的情绪与情感，是相当重要的治疗变量。

中医心理学把情绪情感分成喜、怒、忧、思、悲、恐、惊七种类型，称之为七情。其中怒、喜、思、忧、恐为五志，五志与五脏相对应，五脏的气血和调是情绪情感活动得以维持的基础，气血和调则七情和谐，五脏功能异常、气血失和，则可出现过度过久的七情变化，导致异常的情绪变化。反之七情的异常还可影响脏腑的功能："怒伤肝"、"喜伤心"、"思伤脾"、"忧伤肺"、"恐伤肾"，由此可见情绪情感与脏腑功能联系之密切。因此中医养生理论提倡情志的调摄，养护平和的心境。

训练三 觉察周围环境

觉察周围的环境是指自我与整个环境做有意识的联结，自我觉醒与环境意识的觉醒是无法分开的，觉察环境是自我觉察的重要组成部分。

一、训练目的

1. 改善自我与环境的联结，提高自我知觉。
2. 通过对周围环境的觉察，更好地整合自我，达到自我和谐。

二、训练要点

1. 逐步提高对外在环境的觉察，程序要循序渐进。
2. 了解自己对环境的觉察程度。
3. 觉察与环境失去联系的内在原因。

三、训练要求

1. 环境安静，光线与温度适宜。
2. 挺直后背，双脚着地，放松，凝神，保持端正坐姿。
3. 慢慢调整内心，摆脱外界干扰，集中精力。

四、指导语

我们每个人都是真实地生活在我们的环境当中的，当思维存在的时候，人的真实自我被脱离当下，情绪纷乱，与身体及周围环境的分离扰乱了当下的临在感，无法清晰地觉察自我。现在请利用我们的感觉器官，充分体会与周围环境的息息相关。请选择一个舒适安静的地方，选择自己感觉最舒适的姿势，坐下，挺直腰背，放松身体，关注每一次深沉而有规律的呼吸，同时环顾四周，不要做评判，不要做解释，不要做分析，把自己当作环境的观察者一样去单纯地看着，观察其中的光线、形状、颜色、大小、质地等，关注每个物体宁静的所在，关注让这一切存在的空间；同时倾听声音，同样只是单纯地去听，不要判断，不要分析，倾听声音的强度、频率，倾听声音之下的宁静；触摸一些物体，同样只是单纯地触摸，感觉物体的温度、质地，感觉到它们的存在；同时观察呼吸的节奏，感觉空气在身体内的流动，感觉到外在与内在融为一体，与万事万物同在，感受到自然本来如此，深深地体会到当下时刻的宁静与深远。

你来到一个静谧的、铺满绿色细草的小山丘，那里有一片小小的空地，上面有一张木色的长椅，你坐下来，宁静地看到周围美丽的景色，环顾四周，你看到太阳升起，天空变成明亮的橘红色，清新的风轻轻抚过你的脸颊，让你的内心蓦然感动……突然，不知何时，你突然变成了天空，变成了橘红色的光，你看到蚂蚁在草上快速地爬，非常忙碌……你就是那些蚂蚁……你看到青葱翠绿的草在小树丛底下成长，你就是那些草和那些树丛……你看着你所坐的长椅和水泥的支撑，你就是那个长椅和水泥的支撑。碧绿的树枝在早晨的微风中轻轻摇曳，你就是那个微风和那个树木。任何你能看到的……感觉到的……听到的……闻到的……尝到的……碰触到的……你就是每一个，你就是一切，你就是存在本身。你感到全然的觉知。

五、训练实施

（一）合组练习

1. 小组组成　每组10~15人，设训练主持一人，主持助理一人，其他同学为组员。

2. 主持人发出指导语，带领组员进行如上的训练。

3. 小组分享　每一个组员将自己在训练中觉察到的环境的感觉与大家分享，展开讨论，由此使每一个组员更加了解自己对环境的觉察。

（二）分组训练

1. 双人小组　在合组训练基础上，每两人一组，互为指导者，为对方进行觉察环境的训练。

2. 感受的反馈　双方分别将自己的感受进行反馈，互相讨论。

3. 互换角色继续训练。

（三）自我觉察训练

1. 日常生活训练　任何日常活动都可以训练自己。每当给自己的茶杯添水，每一个动作，每一秒中，都完全可以全神贯注，完全集中注意力；或者上课前，坐在座位上之后，停顿几秒钟并观察自己的呼吸。觉察到内在的宁静与平和；或者清洗草莓的过程，联想到每一颗草莓都是由一双巧手亲自采摘，都意味着人们辛勤的劳动和汗水，每一颗草莓都带着农人的体温，仿佛看到他们在田间的劳作，身影在大自然美丽广阔的田野里面，置身在宇宙温暖宽阔的环抱中，与万事万物融为一体。内心的感恩油然而生，自身的觉察清晰而透明。

2. 万物的会议 选择山清水秀的清新自然之地，与万物同观天地，与河流一起倾听，雨后散步在绿树丛中，投身大自然的环抱中。感觉所闻、所见、所触、所嗅，全身心地与周围的环境融合。

3. 觉察日记 用日记的形式，记录每天的日常行为，如洗水果，请全身心感觉水果的颜色、形状，水流的速度、水流在水果与手部的皮肤质感、手与水果的摩擦互动、手指动作的变换、水果与水流的温度等等，体会当下这个行为的情绪感受。注意自己内心和外在的变化，也即平静地注意并接受所发生的任何事。然后扩展到能否在其他人际的世界中仍然能够冷静、客观、同情的观察一切，即“置身事外”不做出任何反应，不做任何评价，仅仅是客观地观察内心过程和交流过程。记录在日常行为中的观察体会，然后进行比较。

六、注意事项

1. 集中注意力，放下思维，专注于体验。
2. 环境安静，温度适宜。
3. 体验与身体、情绪、环境三个层次的联结。

七、相关理论要点

我们的生命原本是完整的，我们和母亲、和自己的身体有一体感、合一感。随着年龄增长，成为社会的成员，便丧失了这份完整性。我们在家庭中遭遇缺乏尊重和心灵滋养的窘境，又必须面对亲人苛刻的批评和指责，以及文化的分裂与错乱，以符合社会价值所期待的标准，不免心生挫折和失落，于是我们开始与自己的肉体、内在深刻的情感、周围的环境分离。这些心态通常是在无意识之下，发生于心灵的深处。

在精神分析过程中，所发生的是个体原本在意识中认为自己是谦虚、勇敢和仁爱的，通过分析却初次意识到他竟是虚荣的、怯懦的、憎恨他人的。这一自我觉察使个体不再把内心压抑的东西投射到他人身上。而是逐步体验到自身中的婴儿、儿童、成人、罪犯、疯狂者、圣贤、艺术家、男人和女人；更深地与人性相连，与宇宙沟通；更少压抑，更为自由，更不需要投射于外界和他人；第一次体验到自己是如何目观五色、如何看球滚动，自己的耳朵又是如何向音乐敞开——以前不过是听到它而已；在与他人一体的感觉中，个体可能第一次看到，他以往执著、培养与保护的个人自我，不过是一个幻象而已；他将体验到，通过占有自己而不是通过真正成为自己来寻求生命的答案是徒劳无益的。所有这些体验都是突如其来、出人意料的，不掺有任何思维的内容；但从此以后，个体将比以前感到更为自由，更为强壮，更少焦虑。在这个层面上，这些体验就是自我觉察的开放与提高。

当思维存在的时候，人的真实自我被脱离当下，情绪纷乱、与身体及周围环境的分离扰乱了深深的当下的临在，无法清晰地觉察自我，更无法清晰地觉察对方，而是在浅层的意识流中做虚假的交流。当咨询师无法与求助者在深层产生联结，就无法产生深层的共情，治疗联盟是不牢固的，治疗关系便没有良好的基础。放下思维，全身心地去感受当下完全地真实存在，才有可能真实呈现求助者的情绪情感反映，才能清晰地观察到自己的移情与反移情。真正的心理疗愈，大都发生在无思维的、内在宁静状态下与求助者的潜意识互动。当自我觉察到足够开放的程度，会呈现一种完全的意识状态，感觉到所有的身体、情绪、整个环境都不那么重要了，超越了实体的自我而与一种更广大的存在相连，如哲学所讲的本体感，存在感。只有在这样一种状态中，才能撤除语言、逻辑和内容构成的三层过滤器，以一个宇宙的人的身份来体验自我，与生命中最深的本源沟通，这就意味着与一切人性沟通。意味着不再有与意识相对的无意识；有的只是直接的体验。由于我对自己不是陌生人，也就没有任何人和物对我陌生。这是自我觉察的最高境界。

自我觉察的三个层次：觉察身体、觉察情绪、觉察环境，是浑然一体不可分割的，当自我同时觉察到身体、情绪、环境时，是一种完全融入客体的专注状态。当我们分步骤训练上述三个层次的觉察之后，可以通过三加三的默观训练，同时觉察这三个层次。步骤如下：

1. 觉察呼吸，切实感觉到每一次呼吸的真实过程；
2. 体会空气在鼻尖部造成的感觉，感受空气的温度、湿度、流动的质地；
3. 一边维持对呼吸与空气的觉察，一边扩大到对周围声音的觉察；
4. 在三次完整的一呼一吸中，将呼吸、空气和周围的声音一并纳入觉察中。

经过反复的练习，自我觉察的范围会逐渐拓宽，在这种状态中，自我会清楚地注意到周围的一切，却又没有特定的目标。任何一个新出现的东西都会被注意到，甚至能同时觉察到几个不同的面向，是一种清澈而警醒的状态。这正是专业的咨询师在分析情景中所需要的临在与当下的职业姿态。

10 第十章 心理咨询师的自我认知

训练一　自我认识训练

自我认识又称自我意识（Self-consciousness），是意识的核心部分，就是对“自我的认知”，或者说自己对自己的认知。它包含自我认知、自我评价和自我控制。如果再进一步简化，自我意识是对自己及自己与周围环境关系的认识，包括对自己存在的认识，以及对个体身体、心理、社会特征等方面的认识。这种认识是个体通过观察、分析外部活动及情境、社会比较等途径获得的，是一个多维度、多层次的心理系统。

一、训练目的

1. 增进心理咨询师对自我的觉察；促进自我认识、接纳自我。
2. 提供机会使心理咨询师重新认识自己、悦纳自我、发展自我。

二、训练要点

1. 成员通过性格、气质量表测验，更全面认识自己的性格、气质特点。
2. 通过自我评价训练，了解身体自我、心理自我与社会自我。

三、训练要求

要求成员积极投入活动，促进成员更全面认识自己，增进成员间的了解，学习接纳每个人的独特性，学会对别人的隐私保密。

四、训练实施

活动内容

1. 热身 制作名片。八个人一个小组，每人制作一张“名片”，贴在胸前。“名片”上写下自己最想让别人叫的别名，然后，每个人按“名片”，依次叫一遍其他人的别名。

2. 性格、气质量表测验 组织同学做性格、气质量表，辅导员解释结果。解释时应使组员理解，每个人的气质都不同，并没有好坏优劣之分。

3. 小小动物园 每位小组成员选择一种最能代表自己的动物写在卡片上，如兔子、狗、小鸟等，写完后大家同时出示卡片，看都有哪些动物，哪些与自己相似，哪些不同，你在其中有什么感受。然后，成员轮流说明为什么会选择这个动物。介绍时，其他成员可以有不同的回应，以促使当事人进一步思考。

4. 如何评价自我 自我评价的三个角度

（1）生理“我”的自我评价

如果你感兴趣的话，可以试着完成以下自测题。回答无对错之分，请根据你的实际情况，在空格内填入相应的答案，或者圈选相应的选项。

①我有______cm高，我（很满意，比较满意，无所谓，比较不满意）我的身高。

②我有______kg重，我（很满意，比较满意，无所谓，比较不满意）我的体重。

③我是（男，女）性，我（完全认同，比较认同，无所谓，比较不认同，完全不认同）我的性别属性。

④相对于其他人，我长得（很漂亮，比较漂亮，一般，不太漂亮，根本不漂亮），我（很满意，比较满意，无所谓，比较不满意）我的容貌。

⑤我最满意的身体部位是（眼睛、鼻子、耳朵、嘴、眉毛、头发、皮肤、胸部、腹部、背部、臀部、手臂、掌、腿、足），或其他________________。

⑥我的身体状况（非常好，良好，一般，有点不好，非常不好）。

⑦在一天的大多数时间里，我感到精力（很充沛，比较充沛，一般，有点不充沛，非常不充沛），思维（很清晰，比较清晰，一般，有点不清晰，非常不清晰）。

⑧我（曾经，现在，从未）患过重大疾病。如果有，是________，该病对我现在的生活影响（非常大，比较大，一般，轻微，没有）。

⑨我的风度______________________________。

⑩生理“我”对我的学习和生活（有，没有）影响，如果有，该影响是（积极的，消极的），具体影响了______________________。

（2）社会“我”的自我评价

①我生命中最重要的五个人依次是_____、_____、_____、_____、_____，他们与我的关系是_____、_____、_____、_____、_____。

②在父母眼中，我是________________________。

③在老师眼中，我是________________________。

④在好友眼中，我是___________________________。

⑤与我交往的朋友中，同性朋友比异性朋友（更多，差不多，更少）。

⑥我（更，无所谓，不）喜欢与异性交往。

⑦我的亲友、朋友（非常，一般，不）理解我。

⑧在人多的场合，我（能，一般，不能）自然地表达自己。

⑨在聚会上，我扮演的角色是（大家关注的中心，被人遗忘的人，被众人嘲笑、攻击的对象）。

⑩我（更喜欢、无所谓、害怕）一个人独处。

（3）心理“我”的自我评价

感兴趣的朋友可以完成以下语句：

______________________________________是我做的最出色的，它们是我最大的长处。

______________________________________是在我经历中最与众不同的地方，运用它，我能做到与众不同的事。

是____能够点燃我内心激情的火焰，一想到它，我就分外激动向往，做它时感到乐趣无穷，永远不会累。

我最明显的优势是___________________________。

我最明显的缺陷在于______________________________。

五、注意事项

1. 不要对自己的性格急于下结论。
2. 积极参与活动，态度要认真。
3. 不要对别人的气质、性格做过多的评判。

六、相关理论要点

在前文谈及自我意识的概念时，就谈到了生理“我”、社会“我”以及心理“我”的分类方式，我们从这三方面来评价自我，就能获得一个较全面的自我认识。

（一）自我评价的三个角度

1. 生理“我”的自我评价　生理“我”是指我们对自己身体的认识，涉及我们对身高、体重、容貌、性别、身体状况等的认识和情绪体验，我们对自己身体的认识和满意度在很大程度影响了自信、自尊等自我体验的高低。

2. 社会“我”的自我评价　社会“我”是我们对自己在社会关系、人际关系中角色的认识，包括与父母、同伴和老师的关系以及自己在这些圈子里的地位。

3. 心理“我”的自我评价　心理“我”是我们对自己心理特征的认识，它建立在生理“我”与社会“我”的基础上，包括对性格、气质、情绪、智力、态度和行为特点的认识。

（二）乔韩窗口理论

美国心理学家约翰（Jone）和哈里（Hary）提出了关于人自我认知的窗口理论，被称为乔韩窗口理论，有助于帮助我们了解自己。在该理论中，他们将自我分为4个部分：A为自己和别人都认识到的公开自我；B为别人认识到但自己不知道的盲目自我；C为只有自己认识到但别人认识不到的秘密自我；D为自己和他人都没有认识到的未知自我。当一个人A部分越大，自我评价就越客观全面，心理也就越健康。B部分比较大的人对自我的认识往往存在偏差，他们或者夸大自己的优点，拿放大镜看自己的优点，甚至把自己的缺点看成优点；或者就只看到自己的短处，忽视自己的长处，有些过分的自卑。C部分大的人特别怕别人否定自己，害怕对方认识到自己后，就失去了他（她），总是按别人对自己的预期评价来表现自己，这类人的精神负担过重，长此以往必定会导致心理异常。D部分是一个未知的部分，由于它的存在，我们就无法确切地知道我们在何种程度上了解了自我。因此，我们要积极地认识自我、如实地展现自我，留心观察和分析他人对自己的态度、并主动地征求他人的意见，这样才会扩大A部分，缩小B、C和D部分，我们的心理才会越来越健康，我们才会活得越来越精彩和自在。

训练二　自我形象训练

自我形象包括对自己存在的认识，以及对个体身体、心理、社会特征等方面的评价与认识。

一、训练目的

1. 增加心理咨询师对自我形象的觉察；促进自我认识、接纳自我。

2. 提供机会使心理咨询师重新认识自己、悦纳自我、发展自我。

二、训练要点

1. 通过“20个我”活动，成员认识并接纳自我，认识并接纳独特的他人；

2. 通过自画像，强化成员自我认识，更全面认识自己的形象，了解身体、心理、社会自我，增进成员间的了解，学习接纳每个人的独特性。

三、训练要求

要求成员积极投入活动，促进成员更全面认识自己，增进成员间的了解，学习接纳每个人的独特性，学会对别人的隐私保密。

四、训练实施

（一）20个我

1. 目的　认识并接纳自我，认识并接纳独特的他人

2. 时间　约50分钟

3. 准备　1张白纸，1支笔

4. 操作　指导者可以先找出一个成员示范，连续让他回答“我是谁”，当他说出一些众所周知的特征时，如“我是男人”，指导者告诉大家，这种回答不反映个人特征，应尽量选择一些能反映个人风格的语句。然后指导者让大家开始边思考边回答“我是谁”这个问题，至少写出20个。当指导者看到最后1位放下笔时，请团体成员在小组（5~6人）内交流。任何人都抱着理解他人的心情，去认识团体内一个个独特的人。最后指导者请每个小组代表发言，交流活动的感受。

（二）自画像

1. 目的　强化成员自我认识

2. 时间 50~60分钟

3. 准备 1张图画纸，1盒彩色水笔或油画棒

4. 操作 指导者给每位成员发1张图画纸，每人或几个人合用1盒彩笔。然后请成员画出自己。可以有标题，也可以无标题。若有标题，如：生活中的我、我的梦等。无标题则让成员随自己的意思，可以用任何形式来画出自己，抽象的、形象的、写实的、动物的、植物的，什么都可以。总之，把自己心目中的最能代表自己的东西画出来。这种方法可以使成员发现隐藏在潜意识层面的自我，不知不觉中对自己作出评估和内省。画完后挂在墙上，开“画展”，让团体成员自己观看他人的画，不加评论。欣赏完毕，请每一位画家对他的画解释并答疑。

自画像用非语言的方法将画者的内心投射出来，是一种独特的自我探索、自我分析、自我展示的方法。通过团体内交流，可以促进成员深化自我认识，加深对他人的认识和理解。

五、注意事项

1. 不要对自己的形象急于下结论。
2. 态度要认真，积极参与活动。
3. 不要对别人的形象做过多的消极评判。

六、相关理论要点

自我是心理学的重要内容。自我意识的内容可以从不同的角度进行分析。从知、情、意来看，自我意识在“自我认知、自我体验与自我控制”三个层面上展开。

（一）自我认知

自我认知是主观自我对客观自我的评价，包括自我感觉、自我观察、自我印象、自我分析、自我评价等。自我认知解决“我是一个什么样的人”的问题。自我认知层面上还包含现实自我与理想自我的冲突。进行客观、正确的自我评价是一个复杂、毕生的过程，人的自我发展也是一个连续的终生的过程，对自我的认识将是人类永恒的话题。“认识你自己”也将是一个终生课题。

（二）自我体验

自我体验是主观自我对客观自我产生的情绪体验，是在自我认知基础之上产生的。自我认知决定自我体验，而自我体验又强化着自我认知，主要集中在“能否悦纳自己”、“对自我是否满意”等方面。自我体验的内容十分丰富，可

以包括义务感、责任感、优越感、荣誉感、羞耻感等。

（三）自我控制

自我控制是对自己行为、思想和言语的控制，以达到自我期望的目标。包括自我激励、自我暗示、自强自律，核心内容是“我将如何规划自己的人生”。自我控制是自我意识中的最高阶段，其核心是“我应该做什么？”“我应该成为什么样的人？”“我可以选择如何做？”我们经常讲的“自制力”其实就是自我控制的能力。心理学研究表明：自我控制与大脑额叶的发展紧密相关，当我们生理正常时，自我认知与自我体验决定了自我控制，大学生通过主观能动性，选择认识角度，转变认知观念，调整自我认知评价体系，感受积极自我。

要适应社会生活，建立良好的人际关系，前提是必须先了解自己，接纳自己，进而认识别人，接纳别人。在心理咨询中，促进团体成员自我探索，深化自我认识，勇敢地开放地表达自己以形成健康的自我形象，增强自我控制的能力，是最主要的课题。

训练三　别人眼中的我

别人眼中的我又称镜中我，符号互动学者库利提出“镜中我”（Looking-glass self），认为我们感知自己就像别人感知我们一样，镜子中的我或别人眼中的我就是我们感知的对象，我们常常依据别人如何对待我们来了解自己，这一过程称之为反射性评价。

一、训练目的

探索自我，认识自我，从别人的反馈中了解自己的优点与缺点，以便扬长避短。

二、训练要点

1. 写下描述自己的身体外貌特征、心理特征（兴趣、能力、性格）、人际关系的形容词。
2. 请老师和同学公正、客观地写下对你的评价。
3. 请父母或亲戚公正、客观地写下对你的评价。

三、训练要求

要求成员积极投入活动，促进成员更全面认识自己，增进成员间的了解，学习接纳每个人的独特性，学会对别人的隐私保密。

四、训练实施

（一）心理活动一

1. 制作，请你制作若干张卡片（如下图）

身体外貌特征：________________
心理特征：________________
人际关系特征：________________

2. 填写：在一张卡片上写下描述自己的身体外貌特征、心理特征（兴趣、能力、性格）、人际关系特征的形容词（越详细越好）。

在3~5张卡片上写下自己的姓名，请老师和同学公正、客观地写下对你的评价。

在3~5张卡片上写下自己的姓名，请父母或亲戚公正、客观地写下对你的评价。

3. 比较　比较你自己与别人对你的评价，看看有什么异同。根据比较结果填写下表。

相同之处	不相同之处
身体外貌特征：__________	身体外貌特征：__________
心理特征：__________	心理特征：__________
人际关系特征：__________	人际关系特征：__________

相同之处中的优点	不相同之处中的优点
身体外貌特征：__________	（身体外貌、心理特征、人际关系）
心理特征：__________	我认为：__________
人际关系特征：__________	他人认为：__________

相同之处中的缺点	不相同之处中的缺点
身体外貌特征：__________	（身体外貌、心理特征、人际关系）
心理特征：__________	我认为：__________
人际关系特征：__________	他人认为：__________

4. 思考 为什么会有这些不同？自己是从什么角度来评价？根据什么来评价？再问问他人为什么这么评价，请他\她尽量举出你生活中的例子来说明。

（二）心理活动二 制作自我窗口

美国心理学家约翰（Jone）和哈里（Hary）提出了关于人自我认知的窗口理论，被称为乔韩窗口理论。他们认为人对自己的认识是一个不断探索的过程。因为每个人的自我都有四部分：公开的自我、盲目的自我、秘密的自我和未知的自我。通过与他人分享秘密的自我，通过他人的反馈减少盲目的自我，人对自己的了解就会更多更客观。见下图：

	自己知道	自己不知道
他人知道	公开我	盲目我
他人不知道	秘密我	未知我

思考：个体自我的四部分哪些是公开的自我、盲目的自我、秘密的自我和未知的自我？

五、注 意 事 项

1. 不要对自己的性格急于下结论。
2. 积极参与活动，态度要认真。
3. 不要对别人的气质、性格做过多的消极评判。

六、相关理论要点

自我是心理学的重要内容。精神分析学派创始人弗洛伊德从人格的三个维度上研究自我的发展，提出了“自我的三结构说”即本我（id）、自我（ego）和超我（superego），本我是由与生俱来的本能冲动构成的我，按“快乐原则”行事；自我指自己可以意识的“我”的一部分，按“现实原则”行事；超我是理想自我、道德自我，按“道德原则”行事。弗洛伊德还提出潜意识理论，意识是人脑对客观事物的主观反映，意识既是心理学研究的重点，也是难点。与意识相对应的是“潜意识”，弗洛伊德曾用冰山比喻。意识是个体可以自知自觉的心理部分，只是冰山浮出水面的尖峰，而潜意识则是个体不曾觉察的发源于生物本能的冲动和欲望。人的精神活动主要是潜意识，一切症状背后都是潜意识的动机。潜藏于海底的冰体，蕴藏深厚，但不被看到，在他的理论中强调了潜意识对人发展的重要性。

在生活中，那些与我们生活无关紧要的人有时并不会给予我们清晰明确的反馈，但我们可以从他们的态度与反应中来了解自己。符号互动学者库利提出“镜中我”（Looking-glass self），认为我们感知自己就像别人感知我们一样，镜子中的我或别人眼中的我就是我们感知的对象，我们常常依据别人如何对待我们来了解自己，这一过程称之为反射性评价。而米德（G.H.Mead）则认为：自我分为主体我和客体我，主体我代表每个人的自然特性，而客体我代表自我社会的一面；主体我先于客体我形成，客体我形成需要很长时间，自我意识的发展包含主体我与客体我不断对话。大学阶段是自我同一性建立的关键时期，这个时期的主要发展任务就是探索自我同一性，大学生可以从与同学、老师交往中感知到的“自我”得到一些反射性评价。可以通过反射性评价重新审视自己，学会适应环境，这对自我同一性的形成起着重要作用。

11 第十一章 心理咨询师的自我情绪

训练一　认识自己的情绪特点

情绪是内心的感受经由身体表现出来的状态，具有动机性。人有九类基本情绪如：兴趣、愉快、惊奇、悲伤、厌恶、愤怒、恐惧、轻蔑、羞愧。现代心理学一般把情绪分为快乐、愤怒、悲哀、恐惧四种基本形式。痛苦是最普遍的消极情绪。情绪特点是个体所具有的独特的情绪表现，体现在个体情绪状态的强度、情绪体验的丰富程度、情绪变化的快慢等方面。

一、训练目的

1. 能够运用多个情绪字眼，来描述自己在各种情境中的体会。

2. 分析自己的情绪特点，加强对自身情绪特点的认识，接纳自己的情绪。

3. 了解自己各种情绪的诱因。区分健康的发泄和不健康的情绪发泄，明确自己需要调节的情绪特点。

二、训练要点

1. 系统化地进行自我情绪分析，程序要循序渐进。

2. 学会总结自己各类情绪状态的强度、情绪体验的丰富程度、情绪变化的快慢。得出自己的主导情绪特点。

3. 反思消极情绪产生的认知原因。

三、训练要求

1. 学会识别自己的情绪状态。

2. 明确自身的情绪特点和诱发原因。

3. 咨询师需要加强对自身不利情绪特点的反思。

四、训练实施

训练指导语：

情绪在人与人交流过程中属于非语言行为，是交流必不可少的手段，有多方面的作用。在这一训练中，将根据提供的材料和方法，分析自己在面对各种情境问题时的情绪表现，总结自身的情绪状态的强度、情绪体验的丰富程度、情绪变化的快慢等。同时了解通常自己产生这类情绪的诱因，区分健康的情绪发泄和不健康的情绪发泄。请您根据下面训练实施的要求进行训练。

（一）角色扮演及案例分析

案例①

超市里等待结账的队伍越排越长。刘女士大概排在队伍的第八位，因此看不太清楚前面发生了什么事。只听到有人叫来主管，打开收款机检查，看来还得等很长时间。刘女士有点生气，但是理智告诉她她现在什么也做不了，只能等，而且这肯定不是收银员的错。无奈中，刘女士回头冲排在后面的人笑了笑，随手从旁边的架子上拿起一本杂志翻了起来。过了几分钟，刘女士感觉队伍远处有喊叫声。队伍前面有个男子在骂收银员和主管，“纯属无能，笨到家了。”“你不会修好收款机啊？没看见队伍有多长吗？我还有事呢，太可恶了。”收银员和主管只好道歉，说收款机出问题也不是他们能控制的，他们已经在尽力修了。他们建议刚才那个骂人的男子换个收款台，这一说男子更来劲儿了，“为什么我要换啊？换到别的收款台又得等那么长时间。今天把我晚上的安排都给毁了，以后再也不来这头东西了。我要投诉你们！”男子丢下满是物品的购物车，愤愤地离开了超市。

男子离开一两分钟之后，又发生了第三件事。为了不耽误这支队伍的顾客交款，超市在旁边又专门开了一个收款台；刚才坏了的收款机也修好了；为了表示道歉，主管给刘女士以及这个队伍中的其他顾客每人10块钱的优惠券。刘女士挺高兴的，这次买东西不仅得到了优惠，她还从刚才的杂志上看到两个新的菜谱，而且她跟后面的女士聊得也挺愉快，得知了附近有家很不错的饭店。刘女士谢了收银员，还收到一个感激的微笑。离开超市时，刘女士心情特愉快，觉得这次购物的收获真不错。

① （英）韦尔丁，著.情商.尧俊芳，译.天津：天津教育出版社，2009：22-35.

同时，那个愤怒的男子却没完成购物，没得到优惠券，还跟人生气发火，留下的是“不愉快的”经历。他会睡不好，起来可能还会头疼。

1. 选出一组学员约12个人模拟上面案例中的场景，选出特定的刘女士、骂人的男子、收银员、主管，根据自己的角色分工进行表演，允许根据自己的特色适量进行创新性调整。其他人观看，注意自己对剧中角色的情感反应。

2. 分析自己为何会出现那种情绪反应，在剧中角色身上投射了自己怎样的情感特点。

3. 小组讨论、分享体会。

（二）根据情绪词语进行自我分析与讨论

相对程度	愤怒类情绪	恐惧类情绪	快乐类情绪	悲伤类情绪
轻度	温愠 易怒 烦扰 急躁 讨厌	焦虑 紧张 犯怵 不安	平静 舒适 满足 愉快 轻松	伤心 难过 难受 压抑 消沉
中度	激愤 愤慨 愤然 厌恶 烦躁 气愤 幽怨	担忧 害怕 惊恐 惧怕 震惊 惊吓	高兴 喜悦 激动 开心 爽快 兴奋 惊奇	痛苦 沮丧 郁闷 悲伤 沉重 悲痛 心痛
强度	愤怒 发怒 恼怒 狂怒 憎恨 仇恨 怨恨	恐慌 惊惧 惊慌 惶恐 惊愕	鼓舞人心 激奋 极度喜悦 激动 狂喜至极	极度痛苦 悲楚 绝望 痛不欲生

1. 参照这些情绪词语，每个人都要描述一个令自己体验到情绪的情境，评定每个情绪的强度。为了得到更多种情绪词汇，同一种情绪词汇，每人只能用一次。下面回想自己在学校、工作或和家人在一起、在游乐场所、看电影等情况下曾强烈体验到某些感受的情境。记录如下：

（1）选择的情绪词

（2）什么事件引起的

（3）情绪的强度怎样（用1到9进行数字评定）：

几乎感受不到　轻微　中等　强烈　非常强烈

1　2　3　4　5　6　7　8　9

（4）情绪持续了多长时间

（5）情绪是怎样变化的

（6）自己现在的感受和体会

（7）总结自己这一情绪的特点

以故事的形式呈现出来。例如，去年春节我得到了自己向往已久的自行车，我当时欣喜若狂，为此高兴了一个多星期，现在想想还觉得很开心。

经过对这些情感词的逐一总结体会，最后得出自己的情绪总体特点。

2. 通过上面的记录，总结一下引起自己快乐、愤怒、悲哀、恐惧的诱因通常是怎样的，这些原因的共同点是什么，与自身的情绪特点有怎样的关系。

3. 认识自己情绪特点的认知原因　情绪的产生一般源于自己对事情的认知。人的感受和行为方式很大程度上都受到思维方式的影响。悲观消极思想（如，“我处理不了”，“我感觉糟透了”）容易让人忧虑和沮丧。有些思想是来自现实，而有些则可能建立在“凭空猜测”的基础上，因此容易造成轻易断定某事不行。确定自己的情绪认知，有利于我们进一步认识自己的情绪特点的形成原因，从而可以改善我们的思想和行为。

活动要求：拿出一张纸，在纸上画三栏，具体见下表。写下最近一周引起的消极情绪的三件事（尽量具体）以及造成这些情绪的认知。

事　件	情绪（你感受到的强度：0~100%）	认知（你认为的程度：0~100%）
例如： 要求帮忙被人拒绝了	沮丧（70%）、气愤（90%）、可以理解（70%）	“他不喜欢我”（65%） “他怎么能这样？”（80%） “他觉得完成很困难”（70%）

4. 小组讨论一下四种基本情绪各特点的作用、意义、适用的情形、好处、坏处。

例如愤怒：愤怒一旦运用不合适，就会成为最具破坏性的情绪，但愤怒也有许多的好处。如面对压迫暴君的统治，只有人民的愤怒才能促使他们去捍卫自己的利益和尊严。

（三）增进情感能力与词汇量的练习

有许多方式可以考察并增进情感能力与词汇量，Carkhuff与Eagen推荐了以下活动。找出一种基本情绪，如愤怒、恐惧、快乐或悲伤，然后开始联想其他与此相关的情感反应。例如，说“当我悲伤的时候”，然后联想到另一种情感以完成这个句子，比如说，“我感到被欺骗了”。下面还有这一过程的一个更长的例子。

“当我快乐时，我感到充实。

当我充实时，我感到满足。

当我满足时，我感到舒适。

当我舒适时，我感到安全。

当我安全时，我感到平静。

当我平静时，我感到放松。”

这一情绪联想过程能帮助咨询师对自己的内在情感生活有更多发现，同时也帮助他们想出许多对自己有意义的情感词汇。建议咨询师独自或两个人一起进行这项练习，可以使用Izard确定的10种主要情绪。

兴趣	厌恶
快乐	轻蔑
惊奇	恐惧
悲伤	羞耻
愤怒	内疚

（四）增进情绪表达和知觉能力的训练

研究者发现了许多不同文化的婴儿与儿童在成长中都会表达和知觉的7~10种基本情绪。Plutchik指出了8种具体情绪：愤怒、悲伤、快乐、接纳、期待、厌恶、恐惧与惊奇。这一练习是通过视觉和听觉通道练习对Plutchik的8种基本情绪的表达与知觉。

情绪的视觉表达需要使用同伴或某种形式的视觉反馈系统（如：镜子、照相机、录像机）。当设置好反馈系统后，逐个练习以上8种情绪的面部表现。为了在脸上充分展现这些情绪，需要回想那些使你产生这些情绪的以前经历。如果近来并没有体验过这些情绪，或者不愿回忆不快的往事，可以想象一些会让你产生你所要表现的情绪的情境。如果用一个摄像机拍下你的情绪表现，要记住记录下你的情绪表现的次序。以后你可以把录像带给研究情绪知觉的同学看，并请他们通过辨认所表现的情绪来评估你表现的准确性。你也可以自己观看录像并辨认你所要表现的情绪。

练习听觉上的情绪表现最好使用录音机。情绪在听觉上的表达主要有两种模式：词汇内容，即是否使用有情绪色彩的词和语音特点或泛语言特征，包括音量、音调、语速或流畅性。因为这一程序的目的是通过语音特性而非词汇内容来产生某一情绪表达，因此需要一份标准讲稿，在作了一些尝试之后，我们建议使用这样的讲稿："我现在要出去，我下午不回来了。如果有人打电话，就说我不在。"你应该有一份书面的讲稿，这样你可以集中于使用语音特性来表达Plutchik的8种基本情绪。正如在视觉的情绪表达与知觉任务中一样，你随后可以找个同伴来评估你的准确性并进行自我分析。

课堂上完成这些练习可能更有收效，因为可获得集体的反馈和评价。当我们在课堂上使用这个练习时，我们把讲稿写在黑板上，把8张分别写了某种情绪的7.5厘米×12.5厘米的卡片分给8个学生。然后他们试图表现出卡片上所写的情绪，而其他人闭眼倾听。同学们努力辨认每个人表现的是哪种情绪。课堂讨论则关注于哪些因素导致准确或不准确的各种情绪的表现与知觉。

（五）日记——记录自己的情绪变化

加强对自己情绪特点的认识，可以开始记日记，日记中包括以下内容：

1. 一天中都感受到了哪些情绪，最强的情绪是什么？

2. 出现这种情绪时的情形。

3. 这种情绪让你做出了什么反应。

4. 你的反应是否合适。

5. 其他人如果在场的话，他们会怎么理解你的反应。（如果当时就你一个人，假设问一下你自己）

6. 现在问问自己——你确定别人跟你想象中看问题的方式一样么？

7. 下次遇到同样的情形，你觉得自己最好做出怎样的情绪反应？

这些内容是否有意义？你怎样理解写日记的目的性。在写日记的过程中你有什么体会？记录下来。

五、注意事项

1. 主持人引导下，使主题意义联系团体成员实际，催化团体讨论与分享。

2. 需要使小组成员明确评定自己情绪特点的要点、方法。

3. 鼓励小组成员袒露自己的体验和感受，也能开放性地接受来自他人的反馈。

4. 增加完成作业的可能性，必要时强化监督，增强日常生活中对自身情绪特点的关注和把握。

六、相关理论要点

（一）情绪特点

情绪特点是指个体情绪独特的地方。体现在情绪体验的深浅不同，情绪活动丰富程度不同，情绪变化快慢不一。情绪的特点因人而异。

情绪是由刺激引起的主观经验，情绪与反应之间的关联性并非固定。现实中，每个人的情绪都是不同的。其实情绪并非是无法预测和控制的，情绪也有其发生和变化的规律。认识和掌握自身的情绪特点，可以考虑以下几个因素。

1. 自己的个性特征　对大多数人，常常有一种主要情绪主导他们的性格。有的人脾气急，表现在情绪反应上就是常常过于暴躁，鲁莽，点火就着；有的人则是慢性子，遇事不急不慌的，很少见到与人红脸；还有的人风风火火，情绪变化无常；另外也有的人，情绪反应格外敏感，属于多愁善感型。一个人的情绪上的特点，往往与其气质和性格特征密切相关。因此，了解自己的气质与个性特征，对于认识和把握自己的情绪特点有着重要的意义。

2. 自己的情绪年龄　所谓情绪年龄是人的情绪发展水平的一种衡量标志。心理学研究表明，不同年龄的人在其情绪的各方面具有不同的发展水平和特点。当一个人的情绪与其应有的情绪表现相符合，即具有相应的情绪年龄。例如，大学生的情绪年龄正处于未成年人与成年人的转变阶段，在情绪状态上反映着两种情绪并存的特点。一方面，相对于中学阶段，大学生的情绪趋于稳定和成熟；而另一方面，与成年人相比，大学生的情绪带有明显的起伏波动性，容易从一个极端走向另一个极端。情绪有时会表现为大起大落，大喜大怒的两极性。

3. 自身成长经历及早期经验　人的情绪特点往往与他们的成长经历和早期经验有关。心理学研究表明，在人的婴儿期乃至幼年期，失去家庭的关爱和父母照顾的儿童，会带来情绪上的伤害，并在以后的成长中产生不良的影响。一般而言，幼年时期或在以后的成长经历中，有比较平和、乐观的生活环境和经历的人要比经历过挫折、创伤的人在情绪上更趋于稳定和积极。

4. 男女差异　女性的情绪状态具有热情开放，富有激情和幻想，敢想敢做等特点；但容易出现抑郁，焦虑，多愁善感等不稳定情绪。男性的情绪状态要比女性相对趋向稳定，主动和敢为性强，更有独立性和刚毅性，但当情绪冲动时也容易出现情绪失控、行为过激。

这种随时随地认知感觉的能力，对了解自己非常重要。不了解自身真实感受的人必然要沦为感觉的奴隶。只有掌握自身情绪特点才能有计划的完善自己。

（二）情绪认知理论

情绪认知理论认为认知在情绪产生中起决定作用。20世纪50年代，美国心理学家阿诺德提出情绪与人对事物的评估相联系，认为人的认知过程会左右我们对情绪的解释和反应。当人把知觉对象评估为有益时，就会产生接近的体验和生理变化的模式，当人把知觉对象评估为有害时，则产生回避的体验和生理变化的模式，当人把知觉对象评估为与己无关时，就会产生漠然的体验而予以忽视。在不同的情境下，知觉对象尽管相同，由于人的认识不同，其情绪反应模式可能不同。阿诺德的学说后来被拉扎勒斯所发展。他认为，个体的每一种情绪所需的评估是各不相同的，因此，每一种情绪反应也包括了不同的生理变化和反应。他强调，个人所持有的先前观点、经验是左右情绪体验的主要因素。由于社会文化背景的不同，个人的情绪感受和反应有所不同。

情绪认知论的拥护者认为，我们不停地、过快地根据以下标准将事物分类：令人愉悦的/令人不愉悦的，可预见的/不可预见的，可以控制的/不可以控制的，由我们造成的/由他们造成的。根据类别，这样那样的情绪即会出现，如：

未预见——令人不愉悦的——不可控制的——因为他人=愤怒

预见的——令人不愉悦的——可控制的=焦虑

情绪与认知之间存在着某种必然的联系。个体对自身的遭遇或生活本身的认知评价是情绪体验的基础。我们要将自身的情绪表现与认知评价结合起来，探索自我的情绪特点。

训练二　自我情绪对身体的影响

情绪以其特有的方式影响身体。情绪对身体健康的影响，早已被我国中医所发现，如中医经典中指出：在过度的情况下，喜伤心、怒伤肝、悲伤肺、思伤脾、恐伤肾。这些观点完全被现代医学所证实。

一、训练目的

1. 了解基本情绪对身体产生的一般影响。
2. 感受并能描述各种自我情绪所产生的身体表现及变化，加以总结。
3. 学会应用聚焦技术来聚焦自我情绪对身体的影响。

二、训练要点

1. 了解人的各种情绪可能产生的身体表现。
2. 根据提供的材料，体会自己在相同情境下可能有的情绪和身体反应。
3. 回忆以往/近期，自己/他人产生某种情绪时的身体表现。
4. 应用聚集技术，体验自我情绪对身体的影响。

三、训练要求

1. 成员需静下心来，全身心投入思考与想象。
2. 掌握聚焦疗法的理论、意义和步骤。
3. 能够在日常生活中运用聚焦技术体察身体感觉，调节身心。

四、训练实施

指导语：平时我们有了情绪，身体是不会无动于衷的，因为身体是一切情绪的载体。每一个基本情绪都会以不同于其他的身体反应表现出来：如害怕和愤怒都会造成心跳加快，愤怒会提高手指皮肤的温度，而害怕使手指皮肤温度下降。身体会提醒我们注意自己的情绪变化。今天让我们大家一起去感悟情绪对身体的影响，以此调节身心。

（一）描述自己面对各种情境时的情绪反应及身体反应

每个成员都会拿到下面这几个情境，首先先写下每个情境中的情绪反应是什么，然后写下另一种情绪反应，这个情绪反应要和原来的不一样，但不一定要更好。成员可拿自己可能有的身体反应跟范例中的反应做个比较。

1. 他因为自己没做的事而挨骂，觉得很生气、很恼怒、很有挫折感。（他注意自己的拳头紧握，头开始痛起来，舌头发颤导致言辞模糊）

2. 他在学校被另外一个男生故意推倒，他觉得非常生气。（他注意到自己呼吸困难，咬牙切齿，手心出汗，腿在颤抖）

3. 他因为某件事被妈妈严厉地指责，但他弟弟也常这么做，却没有挨骂，他觉得很嫉妒，认为自己很没价值。（他注意到眼泪已经涌上了自己的眼眶）

4. 一听到几乎班上每个人这次小考都考得比她好，她觉得失望又沮丧。（她注意到自己哽咽起来，泫然欲泣，她的心好痛）

（二）案例分析与讨论

根据下面提供的案例，回忆以往注意到的自己或他人产生某种情绪时的身体变化，或是长久造成的身体影响。

1. 案例

李某，在单位里负责营销。销售任务重，竞争激烈。他常为产品销售的事着急，甚至梦中都是这些事。

最近他经常感到胸闷、心前区不舒服，起初没太在意，后来情况加重，出现胸闷气短、心慌，出虚汗等现象。到医院一检查才知道患了冠心病。他心情变得抑郁，时常发火。这都与他工作和心理压力过大，交感神经过度兴奋，血管收缩，心脏负担过重有关。

像李某这样的中年人，在单位是中坚，在家里是支柱，精神压力之大可想而知，由此产生的消极情绪往往也是很大的。

2. 小组讨论情绪对我们身体的影响

（1）健康情绪对我们身体的影响。

（2）消极情绪对我们身体的影响。

科学家们发现，大脑的情绪中心与免疫系统有着直接的联系。健康的情绪能帮助人们抵抗感染、感冒和流感，靠健康的心态战胜疾病的例子屡见不鲜；而那些恐惧、害怕、绝望的情绪则会让疾病恶化得更快，甚至导致死亡。

长期处于紧张的情绪下，会出现神经衰弱的各种症状，比如烦躁不安、精神倦怠、失眠多梦等，以及心悸、胸闷、筋骨酸痛、四肢乏力、腰酸腿疼和性功能障碍等其他症状，甚至可能引发高血压、冠心病、癌症等疾病。恐惧、焦虑、抑郁、嫉妒、敌意、冲动等负面的情绪，是一种破坏性的情感，长期被这些心理问题困扰，容易导致身心疾病的发生。

消极情绪引起身体内部消极的化学反应，那么，积极向上的情绪可以引起积极的化学反应。积极的情绪有天然的抗病能力，能使我们奇迹般地保持和恢复健康。例如某些癌症患者及时调整心态，每天积极生活，最后癌症消失。

（三）聚焦身体——体验自我情绪对身体的影响

这一方法有六个步骤，是一个连续的完整过程。即腾出空间、体会、标识感受、交互感应、叩问、接纳。

1. 腾出空间（clearing a space）　当开始尝试聚焦时，先要给自己准备一个可以工作的空间，让身体放松下来，然后询问自己身体，“有什么事情困扰我？”等。当这样耐心询问之后，可能有一件事情，有时候也会有几件事情，当出现事情信息时，先不用去处理，而是将之按照轻重缓急序列搁置。这样练习，往往就会使身心压力顿减。

2. 体会（felt sense）　选择刚才整理的问题，选择其中一个自己认为最重要的，然后询问自己的身心："这个问题给我什么感受？" 这时候，不要试图用语言来回答。而是用身体去全面整体地感受这个问题，觉察所有与之相关的身心体会，大部分体会的位置会在胸腹部，例如心痛、闷、热、麻等等，但也个别体会产生的位置会在四肢或者头部。

3. 标识感受（handle）　当体会产生之后，聚焦在体会上，用心去等待一个词汇或一个描述的短句的出现去轻轻地描绘体会，也有个别会产生一个图像来显示描述。不管产生什么，要了解这不是大脑的臆造，而是一种自发的描述。不要将意识思维强加于体会之上，而是让身心以自己的存在方式来告诉我们体会所带来的感觉是什么；或者，你可以用一个词语轻轻的验证一下。

4. 交互感应（resonating）　是聚焦的第四阶段，这时候需要把刚才的把手描述与体会交互感应，询问一下体会，"这样的描述或者表达正确吗？"当表达精确时，身心会感受到某种轻微的震动。"啊，是了"的感受会油然而生。

5. 叩问（asking）　当交互感应获得确认时，我们就可以询问这体会，诸如"这种心酸的东西到底是什么？是什么让心酸产生？"这时候不是用思维去回答，而是叩问这体会，静静地等待它的回应。如果有头脑的分析出来，可以暂时搁置这些分析，而只是静静地与体会共处几分钟。可能在一定的时刻，一种领悟会在身心中出现，"噢！那并不是心酸，而是那时候艰难的生活。"往往伴随这样的领悟，自己全身心会感受到一种震动。

6. 接纳（receiving）　带着友善的心态，接纳随之而来的所有变化。停留在那变化里一会儿，即使那只是一个轻微的释放。无论什么出现，这只是一个小小的变化，还有更多的会来。在你可以继续下去以前，多停留一会儿。

五、注意事项

1. 环境保持安静，成员可闭上眼睛无杂念地感受身体状态。

2. 需要由有经验的咨询师给予学员指导联系，及时发现问题、解决问题。对于负性情绪激烈、身体反应强烈的成员给予个别指导，防止二次创伤。

3. 聚焦身体时避免学员之间的相互干扰。最好能咨询师与学员一对一进行或由学员掌握要领后单独进行聚焦。

六、相关理论要点

（一）情绪对身体的影响

情绪的复杂生理机制在很大程度上取决于下丘脑、边缘系统、脑干网状结构的功能，大脑皮层调节情绪的进行，控制皮层下中枢的活动。悲伤或快乐时，大脑不同区域的活动会加快。

每个人每天会有不同的情绪表现，这些情绪或多或少会对人的身体产生影响。

1. 发火的时候，你会觉得血压在升高———这正是人与人吵架时经常出现的情况，其影响将是长期的。事情过了一个星期，一想到那次吵架，你的血压会再次升高。

2. 男女之间坠入爱河会提高神经生长因子水平一年左右。这种激素一类的物质可以促使大脑细胞的新陈代谢，从而帮助恢复神经系统、增加记忆力，镇静身心。

3. 经常承受压力，你很容易疲劳、压抑，工作的能力就会下降。如果常年处于这种慢性压力之下，高血糖和脂肪酸会使你面临患心血管病和糖尿病的风险。

4. 笑能使紧张的肌肉松弛，引起压力激素的产生也会减少。不仅如此，笑还能降低血压，增加血液的携氧量。笑可以降低心脏病的发病危险。欢乐，愉快，高兴，喜悦等都是积极良好的情绪体验，这些情绪的出现能提高大脑及整个神经系统的活动，使体内各器官的活动协调一致，有助于充分发挥整个机体的潜能。

5. 忍气吞声的人，其因心脏病、中风或者癌症死亡的几率要多。怒火发作出来，虽然只有几分钟，可是肾上腺素、血压和心率都会增加。对一个五十岁以上的人来讲，因此而患心脏病或者中风的可能性要增加五倍。就连面带愠色，包括急躁、烦恼、不悦也会损害健康，因为这些情绪会使免疫力下降。

6. 嫉妒是人类最有杀伤力、最痛苦、也最难以控制的情绪。该情绪是一种复杂的充满恐惧、压力和愤怒的感情。醋意大发的时候，人们往往会血压升高，心率加快，肾上腺素水平增加，同时免疫力减弱、焦虑或许还有失眠情况的增加。

7. 挚爱、感激以及满足都能促使催产素的产生，这种激素是由心脏分泌出来的，有助于增加免疫力，降低血压，缩短身体的自愈时间。每当你敞开心扉、心满意足的时候，所分泌的这种激素会使你的神经系统得到放松，从而释放身体所承受的压力。

8. 抑郁、悲观以及对待周围的事物漠然置之都与血清素和多巴胺水平低有关，而这两种物质是大脑中感觉良好的神经递质。血清素可以起到调节痛感的作用。也正是这个原因，百分之四十五的抑郁症患者受着疼痛的煎熬。情绪低落还与睡眠不好、疲劳、性功能障碍有关。

（二）聚焦技术

罗杰斯与简德林在合作中，他们共同研究上千次咨询案例的录音，发现那些能够在咨询中经常注意自己感受的求助者往往是容易好转的，而不太能够集中在自己感受而一味理性分析、或纠缠琐事、或沉溺情绪等的求助者是很难好转的。在此，求助者能否关注自己的感受就是相当重要的治疗变量。

尤金·简德林（Gendling）早先是罗杰斯的以求助者中心疗法中的重要学者，他通过对于东方禅宗修行概念，结合以求助者为中心疗法实践经验和研究，总结出“聚焦疗法”（Focusing）。尤金·简德林在20世纪70、80年代的著作中详细说明了这一疗法，它是通过发展了一种聚焦——集中注意来协助求助者，使其集中注意力，一步一步体验身心，直至产生可以觉察到的生理、内脏、心理的感觉变化，这是治疗过程的关键。当注意力集中于以往被否认的体验，用接纳的态度对它进行充分体验时，就会给治疗带来转机。这里身体和心灵的变化体验并非出于想象。

聚焦疗法就是我们愿意持续关注那些存在于我们内在而没有被觉察的部分。通过聚焦，我们以非介入的方式提供给那个部分一个呈现的空间，发现新的可能性，从而导致改变的发生。我们对关注和觉察提供支持，而不是滞留于被认同强加的限制中，我们觉察那些流动于当下的体验，并跟随那随之而来的呈现和改变，不判断，不假设，只是陪伴。聚焦运用身体本有的智慧——自然进化过程中所赋予我们人类的先天能力，它是应对和修复心身压力和生活工作事件的强大工具。

训练三　情绪管理训练

情绪管理就是善于掌握自我，善于调制合体调节情绪，对生活中矛盾和事件引起的反应能适可而止的排解，能以乐观的态度、幽默的情趣及时地缓解紧张的心理状态。

一、训练目的

1. 增强咨询师的积极情绪体验。
2. 改善情绪管理的方式方法，培养进行情绪管理的意识。
3. 掌握情绪合理宣泄的原理及方法，找出适合自己的宣泄方式。

二、训 练 要 点

1. 培养积极乐观的情绪。
2. 学习挑战消极思想，改善消极情绪。
3. 情绪表达练习。
4. 日常情绪管理总结与反思。

三、训 练 要 求

1. 坚持积极情绪体验的积累。
2. 找出导致自己产生负性情绪的不合理信念。
3. 熟记并运用良好情绪表达的句式，提升人际交往的互动能力。

四、训 练 实 施

指导语：通过前面的训练，我们了解了自己情绪的特点、情绪对身体的影响，目的就是为管理好我们的情绪做准备。体察自己的情绪与影响是情绪管理的第一步，接下来我们学习一下情绪管理的好方法。

（一）培养积极乐观的情绪

1. 心理学家克里斯托弗·皮特森开发了一套练习叫“三件好事”。试试下面的练习，看看对你是否有作用。

写下一天当中三件进展顺利的事，记录进展顺利的原因。（皮特森的基本原理是人对好事不会太在意，除非好事离得实在太近。）对很多人来说，“能力不需要评价”我们经常会假想好事是理所当然的，因此就不会去关注好事，觉得没必要特意花心思去感谢、去回味，这样也就失去了感谢潜在的益处。

清单上的三件事可以是大事，也可以是非常小的事。往往大的事情我们更知道去感谢，反而是小事我们会忽略，如我们路旁的小花，他人的一个微笑，听到了一个笑话。

坚持上述的练习至少两周，培养对事物的良性态度。长此坚持下去，每当心情低落的时候就拿出来看看，是缓解情绪、调节身心的好方法。

2. 在笔记本上罗列并总结出平时能让自己变得快乐和放松的事情。每当自己在工作与生活中遇到让自己紧张和不安的事情，可以把笔记本拿出来回顾这些记录，强迫自己去做其中的一两件，以此转化自己的心情。

（二）学习挑战消极思想

1. 挑战消极思想　挑战消极思想能改善你的情绪，让你感觉更能控制事态和生活。当你发现自己的思想消极或情绪低落时，问自己：

这是真实反应吗？是否还有其他方式来看待事情？

事　　件	情绪（你感受到的强度，0~100%）	认知（你认为的程度，0~100%）	是否还有其他方式来看待事情
例如： 要求帮忙被人拒绝了	沮丧（70%）、气愤（90%）、可以理解（70%）	“他不喜欢我”（65%） “他怎么能这样？”（80%） “他觉得完成很困难”（70%）	“他可能有其他要紧的事需要做。” “他这个人平时就不喜欢帮助别人，不帮助我也很正常。”

到现在，你更应该知道怎样积极有效地去处理消极思想，怎样理智地处理情感。不过，具体实施起来还有难度。下面有些处理消极情感的思路，希望能给大家一些启示。读完所有思路，看看哪些对你适用，可以帮助你积极地处理情感。

思考可能用到的例子，然后引导自己进行如下思考：

“再碰到这个问题，我能处理地更好。

不可能所有的事情都能做好，更重要的是通过这件事我建立了自信。

我知道忧虑会让人感觉更糟。我能控制自己的情绪。

以前碰到这样的处境，我不也活过来了吗？

更好地处理担忧情绪，才能不担忧。

我很自豪自己能越来越平静。

学会控制忧虑不错。

我要特意改变自己的感受。”

平衡思考的关键是要勤练习。一旦发现脑子里出现消极思想，就要尝试阻止，代之以更积极现实的想法。进入忧虑的情境之前，先想象会用到哪些处理技巧（如放松练习），你会去怎样回应消极思想。良好的准备是成功的一半。

2. 合理情绪的形成

（1）找出诱发事件：是什么事情使自己情绪异常紧张？

（2）自己对诱发事件的解释、评价和看法（B）是怎样的？（B）与紧张情绪（C）之间的关系是怎样的？通过分析，认识到异常的紧张情绪之所以发生，是由于自己存在不合理的信念，这种失之偏颇的思维方式应当由自己负责。

（3）从不同视角与自己的不合理信念（B）进行辩论（D），动摇并最终放弃不合理信念，学会用合理的思维方式代替不合理的思维方式。还可以通过与他人讨论或实际验证的方法来辅助自己转变思维方式。

（4）思维方式的转变，使紧张情绪开始减少或消除，并产生出更为合理、积极的行为方式。积极行为方式又促进着合理信念的巩固与情绪的轻松愉快。最后，个人通过情绪与行为的成功转变，从根本上树立起合理的思维方式，不再受异常的紧张情绪的困扰（E）。

（三）情绪表达练习

1. 恰当地表达对他人的正性情绪　两人一组以角色扮演方式就以下参考句式进行练习，也可相互提问：

（1）表达喜欢："我喜欢你为人的真诚，这使我和你相处时感觉放松。"

（2）表达欣赏："我欣赏你的这个观点，它有独到之处。"

（3）表达感谢："谢谢你的安慰，现在我感觉好多了。"

（4）表达关切："需要我为你做点儿什么吗？"

2. 恰当表达自己对他人的负性情绪　表达负性情绪的原则：对事不对人，实事求是，就事论事。此外，要尽可能用"我"开头，这样有助于降低对方的不满甚至敌意。

请与同学以角色扮演方式就以下参考句式进行练习：

"我不喜欢你用那种态度和我说话。"

"我很失望你在这件事上不守信用。"

"你做的……事，让我感到受伤害。"

"我不喜欢你在这件事上对我说谎。"

3. 准确理解并回应他人的情感　准确回应别人的情绪情感，会使人感到被理解并产生欣慰、快乐甚至感激的感情。

理解并回应别人正性或负性情绪的参考句式有：

"谢谢你的称赞，我真高兴。"

"谢谢你对我的信任，谢谢你让我与你分担你的苦恼。"

"你很苦恼，这种事的确很难处理。"

"我能理解，这事让你多为难。"

4. 与搭档共同讨论并罗列出与你们自身实际情况相符的情绪表达句式。

5. 写下你们的感想。

（四）日常情绪管理总结反思

1. 日常成功情绪管理反思

（1）描述上个月的某次经历，其中你成功地辨别和管理了自己/他人的情感。

（2）辨别了自己/他人的哪些情感？

（3）用了哪些技能来管理自己的情感？

（4）用了什么技能来管理别人的情感？

不断积累经验总结自己管理情绪的方式方法。并在成功管理情绪之后进行自我强化。如对自己说：

"我做的不错，我真棒！"

"我不仅情绪把握得挺好，而且问题解决得也不错。"

"以后就这样做，我还会做的更好。"

2. 日常欠缺情绪管理反思

（1）描述上个月的某次经历，其中觉得自己没有正确地辨别和管理了自己/他人的情感。

（2）没有辨别的情感是哪些？

（3）需要什么技能来更有效地管理这些情感（你可以从成功情绪管理的答案中获得一些提示）？

（4）你采取了什么措施来培养这些技能？

（5）你能辨别出这些措施的利弊么？

五、注 意 事 项

1. 情绪管理的作业要坚持完成，重在实践和应用。
2. 发挥成员的积极主动性，共同总结好的情绪管理思路和办法。
3. 情绪表达练习时，避免成员之间可能产生的冲突。

六、相关理论要点

（一）情绪的功能①

1. 适应功能　情绪是有机体适应生存和发展的一种重要方式。情绪直接反映着人们生存的状况，是人们心理活动的晴雨表。如愉快表示处境良好，痛苦表示处境困难。人们还通过情绪进行社会适应。如用微笑表示友好，用移情维护人际关系，通过察言观色了解对方的情绪状况，以便采取相应的措施等。也就是说，人们通过各种情绪了解自身或他人的处境与状况，适应社会的需要，求得更好的生存和发展。

2. 动机功能　情绪是动机的源泉之一，是动机系统的一个基本成分。它

① 黄希庭.心理学导论.北京：人民教育出版社，2007.

能够激励人的活动，提高人的活动效率。适度的情绪兴奋，可以使身心处于活动的最佳状态，进而推动人们有效地完成工作任务。同时，情绪对于生理内驱力也可以起到放大信号的作用，成为驱使人们行动的强大动力。

3. 组织功能　情绪是一个独立的心理过程，有自己的发生机制，并对其他心理活动具有组织作用。这种作用集中表现为积极情绪的协调作用和消极情绪的破坏、瓦解作用。当人们处在积极、乐观的情绪状态时，更容易注意事物美好的一方面，行为也比较开放，愿意接纳外界的事物；当人们处在消极的情绪状态时，则容易失望、悲观，放弃自己的愿望，甚至产生攻击行为。

4. 信号功能　情绪在人际间具有传递信息、沟通思想的功能。这种功能是通过情绪的外部表现，即表情来实现的。表情是思想的信号，在许多场合，只能通过表情来传递信息，如用微笑表示赞赏，用点头表示默认等。表情也是言语交流的重要补充，如手势、语调等能使言语信息表达得更加明确或确定。情绪的适应功能也正是通过信号交流的作用来实现的。

（二）积极情绪体验

积极心理学是指利用心理学目前已比较完善和有效的实验方法与测量手段，来研究人类的力量和美德等积极方面的一个心理学思潮。积极心理学的研究对象是普通人的心理活动，针对大部分人的心理状况来指导人们如何追求幸福生活的学科。它要求心理学家用一种更加开放的、欣赏性的眼光去看待人类的潜能、动机和能力等。

积极心理学从传统心理学研究生命中最不幸的事件变化到研究生命中最幸福的事件。积极情绪体验是其三大研究主题的首要方面。积极情绪的“扩展—建构”理论认为，个体看起来相对离散的积极情绪有利于增强在某一时刻的思想和行为能力。积极心理学还对主观幸福感这一积极情绪进行了重点研究，强调人要满意地对待过去、幸福地感受现在和乐观地面对将来。其次是积极人格特质的研究。赛里格曼用“解释风格”来对人格进行描述，他把人格分为“乐观型解释风格”和“悲观型解释风格”。积极心理学具体研究了包括好奇、乐观等在内的24种积极人格特质，认为培养个体具有这些积极人格特质的一条最佳途径是增强个体的积极情绪体验。

（三）情绪管理

情绪管理就是善于掌握自我，善于调节情绪，对生活中矛盾和事件引起的反应能适可而止的排解，能以乐观的态度、幽默的情趣及时地缓解紧张的心理状态。我们每个人，都有情绪失控的时候，很多负面情绪会影响我们的工作和生活，我们需要对这些负面情绪加以控制和管理。

情绪管理主要分为以下几个方面：

1. 情绪的自我体察　时时提醒自己注意：我现在的情绪是什么？我现在有什么感觉？管理情绪首先就要承认自己有负面的情绪，要知道，人一定会有情绪的，压抑情绪反而带来更不好的结果，学着体察自己的情绪，是情绪管理的第一步。

2. 情绪的适当表达　表达情绪的基本原则是：对事不对人，就事论事，实事求是。这样既不伤害自己，也不伤害别人。情绪的言语表达是我们日常生活中与他人交流时的一个重要方面，情绪言语表达的妥当与否，关系着双方谈话的情感基调，对合作的顺利进行起着重要作用。言语表达的好坏，不在于你是否能说会道、语言应用的是否精炼，而重在效果上能否促使双方形成良性的互动。

3. 以适宜的方式纾解情绪　情绪是一种能量，能量是不能破坏的，只能转化，那我们就要学习把情绪的能量进行转化，以此进行纾解。情绪可以以动能、声能、文字等形式转化，如散步，健身，打球，舞蹈，洗澡，哭泣，唱歌，找朋友诉说，从事兴趣爱好，写日记，给自己打造愉快的生活环境。必须指出，对情绪的体会、认识、表达、宣泄，应立足于能改善自我，改善人际关系，有利于和睦他人，有利于活跃竞争，应当达到文明行为，健康身心的境界。

（四）合理情绪疗法

合理情绪疗法是埃利斯通过切身体验总结出来的用于助己、助人的心理自我调节的方法。目标是帮助人们培养更实际的生活哲学，减少自己的情绪困扰与自我挫败行为，即减轻因生活中的错误而责备自己或别人的倾向（消极目标），并学会如何有效处理未来困难（积极目标）。

其基本理论是ABC理论，A指诱发性事件；B指个体在遇到诱发事件之后相应而生的看法、解释和评价；C指B作用下个体的情绪及行为结果。通常人们认为，人的情绪的行为反应是直接由诱发性事件A引起，而ABC理论认为A只是引起C的间接原因，而B才是引起C的直接原因。人们的情绪及行为反应与人们对事物的想法、看法有关。在这些想法和看法背后，有着人们对一类事物的共同看法，这就是信念。合理的信念会引起人们对事物的恰当、适度的情绪反应；而不合理信念则导致不适当情绪和行为反应。当人们坚持某些不合理信念，长期处于不良情绪状态时，最终会导致情绪障碍。因为情绪是由人的思维、人的信念所引起，所以埃利斯认为每个人都要对自己的情绪负责。

12 第十二章 心理咨询师的自我动机系统

训练一　认识自己的兴趣

兴趣是人认识某种事物或从事某种活动的心理倾向，它是以认识和探索外界事物的需要为基础的，是推动人认识事物或从事某种活动的心理倾向。

一、训练目的

掌握兴趣的理论知识；能够认识到自己的兴趣所在。

二、训练要点

1. 仔细观察、分析自己。
2. 在生活中加深自己的内心体验。
3. 从多个角度分析自己。

三、训练要求

1. 了解兴趣的有关知识。
2. 认真分析自身的兴趣，并进行深入的探索和内省。
3. 真诚地表达自己的思想和看法。

四、训练实施

训练指导语：下面将要进行的是认识自己的兴趣的训练。请您按照训练实施的要求进行训练。

（一）兴趣的测量

请你在6分钟以内完成下面的句子。

要求：这些句子是为你自己写的，而不是为别人写的；请你按照思考时的顺序来写，不必考虑其中的重要性和逻辑关系。

	假如你有足够的时间，你喜欢做什么	在过去的2周，你在空闲时间里都做了什么	在将来的一周，你计划在空闲时间内做什么
1			
2			
3			
4			
5			

（二）兴趣的探索

1. 小组组成　每组可有8~10人，设主持人一人，其他同学为组员。

2. 主持人介绍练习要求。

练习1：猜猜这是谁[①]

每位成员在纸上写下3~5个描述自己兴趣的句子，如："我喜欢轮滑"；"我是个球迷"；"我酷爱足球"；"我最喜欢画画"等，不要写上自己的名字。写完后将纸折好，放在主持人手中。主持人随机抽取一张，念纸上的内容，让每位成员猜猜这张纸是谁写的。然后由纸的主人宣布谁是猜中者。猜中的同学要说出自己判断的理由。最后每位成员都谈谈自己在活动中的感受，并讨论自己的兴趣及其表现。

练习2：快乐假期

假如你有3天的休假时间，在不考虑金钱和物质条件的前提下，你将会如何度过？请列出你的时间安排表。

与小组成员交流彼此的时间安排，并回答以下问题：

1. 自己为什么如此安排？

2. 自己将从中得到什么乐趣？

3. 你对其他人的安排有何感想？

4. 听了其他人的安排之后，如果你还有机会再次休假，你会修改自己的计划吗？

① 樊富珉.团体心理咨询.北京：高等教育出版社，2005：221.

练习3：我的地盘我做主

假设每位同学都有一块属于自己的地盘，大小自定，可以按照自己的喜好进行设计。每位成员在纸上画出自己的设计图，包括自己喜欢的设施、感兴趣的项目等。画完后，每位成员都向其他人讲解自己地盘的组成部分及其功能，并描绘自己在乐园中开展的活动。

与小组成员共同讨论，交流相互的感受，并回答以下问题：

1. 我在乐园中可以得到哪些愉快的体验？
2. 这种体验可以持续多久？
3. 我还可以在乐园中做什么？

练习4：说你说我

主持人随便点出一位成员，每位成员都说一条这位成员的兴趣，如“他喜欢结识新朋友”、“他喜欢自己组装玩具”等，一名成员说完之后，下一位成员接着说，要求每个人说的都不能重复。进行完一轮后，若是有人认为没有说完，可以再进行补充，直至大家都认为说全了为止。请该名同学描述自己的兴趣，并与小组成员交流自己的感受。然后换另一名同学，继续按照以上程序进行活动，直至所有成员都说完为止。

练习5：兴趣透视

每位组员都回忆、思考自己的经历，找出自己兴趣变化的轨迹，然后填写以下表格（表12–1）。

表12–1　兴趣透视表

时　间	兴　趣	花费的时间	希　望
幼儿园			
小学			
初中			
高中			
大学			
现在			
10年后			

填写完毕后，在小组内进行交流。交流分为三轮。第一轮：每位成员轮流介绍自己在过去的时间段内的兴趣所在、为这个兴趣所花费的时间以及当时的

希望，并说明为什么这么写。第二轮，每位成员轮流介绍现在的状况，并说明理由。第三轮，介绍对未来生活的展望及理由。

练习6：我的核心兴趣

请每位成员想一想自己生活中的兴趣所在，按照喜好程度依次列出自己的5项兴趣，并思考、交流为什么这么写。

然后请成员从中删除一项不太喜欢的兴趣，向其他成员说明自己的理由，并谈谈自己的感受。

请成员从剩下的4项中再删除一项不太喜欢的兴趣，向其他成员说明自己的理由，并谈谈自己的感受。

按照这一程序依次进行删除，直至全部删除。

小组成员进行交流、分享，谈谈在删除每一项兴趣时的感受，以及通过本活动所受到的启发。

五、注 意 事 项

1. 本次训练主要以团体活动的形式开展，所需时间比较长，需要提前做好时间安排。
2. 主持人需要熟悉活动流程，并做好活动的准备工作。
3. 小组成员要积极参加活动过程，并体验内心的真实感受。

六、相关理论要点

兴趣是人对事物的一种积极的认识倾向，往往伴随着积极地情绪体验，对个体的活动，尤其是人的认知活动具有巨大的推动力。培养良好的兴趣是推动人努力学习、积极工作的有效途径。爱因斯坦有句名言：“兴趣和爱好是最好的老师。”孔子也说过：“知之者不如好之者。”这些话都说明了兴趣对学习的重要作用。

（一）兴趣的种类

兴趣可以分为直接兴趣和间接兴趣。直接兴趣是由认识事物本身的需要所引起的，如看电影、看小说的兴趣；间接兴趣是由认识事物的目的和结果所引起的，它和当前认识的客体只有间接的关系，如一位社会学家可能对复杂的数据处理不感兴趣，只对研究的结果感兴趣，这种兴趣就是间接兴趣。

兴趣还可以分为物质兴趣、精神兴趣和社会兴趣。物质兴趣与主体的需求相关，表现为主体对物质的迷恋和追求，例如收藏兴趣；精神兴趣主要是指主体对文化、科学、艺术的迷恋和追求，例如写作、书法、摄影、阅读等兴趣；

社会兴趣主要是指主体对社会工作和组织活动等有积极的态度。

兴趣也可以分为个体兴趣和情境兴趣。个体兴趣是指个体长期指向一定客体、活动和知识领域的一种相对稳定的兴趣。这种兴趣与个体的情感和价值观相联系。情境兴趣是指有环境中的某一事物突然激发的兴趣，它持续的时间较短，对个体的知识、偏好系统产生影响，是一种唤醒状态的兴趣。

职业兴趣不是通常的兴趣爱好，而是把人的兴趣分为六类，看个体对于这六种的排序如何。这六种兴趣是：

1. 艺术型　有创造力，渴望表现自己的个性，做事追求完美。具有一定的艺术才能和个性，不善于事务性工作，适合需要艺术修养、创造力、表达能力的职业，比如：艺术方面（演员、画家、建筑师等）、音乐方面（歌唱家、作曲家等）、文学方面（诗人、小说家等）、设计策划方面（平面设计、广告创意等）。

2. 社会型　喜欢与人交往、善言谈、愿意帮助和教导别人。关心社会问题、渴望发挥自己的社会作用。适合与人打交道和助人的工作，比如：教育行业（教师）、医护行业（医生、护士等）、咨询顾问（咨询师、各类型顾问）、人力资源（人力资源经理、培训师、猎头顾问等）、服务行业（售后服务、旅游服务等）。

3. 现实型　喜欢从事户外工作或者操作机器，动手能力强，偏好于具体任务。不善言辞。踏实稳重、诚实可靠。适合使用工具、机器，需要基本操作技能的工作或者与动物、植物相关的工作。比如：技术性职业（计算机硬件人员、摄影师、制图员等）、技能性职业（木匠、厨师、技工等）、运动型职业（警察、各类型运动的教练等）。

4. 研究型　思想家而非实干家，抽象思维能力强，求知欲强，肯动脑，善思考，不愿动手。喜欢独立的和富有创造性的工作。适合独立的智力的抽象的研究性工作，比如：科学研究人员、社会学家、各类型工程师、电脑编程人员等。

5. 管理型（也叫企业型）　追求权力、权威和物质财富，喜欢领导和控制别人，具有领导才能。喜欢竞争、敢冒风险、有野心/抱负。为人务实，做事有较强的目的性。适合需要经营、管理、说服、领导才能的职业，比如：企业管理、项目管理、销售、采购员、法官、律师等。管理型的人往往在政治和企业界能取得不俗的成绩。

6. 常规型　喜欢常规的活动和按照预先安排好的程序工作。尊重权威和规章制度，细心、有条理，习惯接受他人的指挥和领导。关注实际和细节情况，通常较为谨慎和保守。适合要求精确和条理的事务性工作，比如：出纳、会计、审计、统计、文秘、行政等。

每个职业一般会有个职业兴趣代码，我们也可以分析每个职业是什么类型的，比如：人力资源职业需要很强的社会性特征，财务会计职业需要很强的常规型特征等等。

如果一个人能根据自己的兴趣选择职业，在工作中，他的主动性将会得到充分发挥。即使十分疲倦和辛劳，也总是兴致勃勃，心情愉快；即使困难重重也绝不灰心丧气，而总能想尽办法去克服它。当我们了解了自己的职业兴趣，也了解了不同职业适合的兴趣类型之后，就可以相比较选择最适合自己的职业方向了。

（二）兴趣的品质

兴趣具有不同品质，主要包括：

1. 兴趣的倾向性　即对什么发生兴趣。当人们对某个特定领域的事物形成更浓厚、更强烈的兴趣，它能推动人们较深入地认识客观世界。

2. 兴趣的广阔性　即兴趣的范围大小。有人兴趣广泛，有人兴趣狭窄。一般而言，兴趣广泛有利于人们获得较广博的知识。

3. 兴趣的持久性　即兴趣的稳定程度。有的人某项兴趣能够维持多年，而有的人没有长久的兴趣。

4. 兴趣的效能　即兴趣所产生的推动人的活动的力量，兴趣能够推动人的活动，提高活动的效能。

训练二　自身需要的了解与建构

需要是有机体内部的一种不平衡状态，它表现在有机体对内部环境或外部生活条件的一种稳定的要求，并成为有机体活动的源泉。

一、训 练 目 的

掌握需要的基本知识；了解并建构自身的需要。

二、训 练 要 点

1. 理解需要的理论知识，在此基础上了解与建构自身的需要。
2. 要深入分析、觉察自身的需要。

三、训练要求

1. 了解需要和愿望的有关知识。
2. 了解自身的需要和愿望，并进行深入的探索和内省。
3. 要真诚地表达自己的思想和看法。

四、训练实施

训练指导语：下面将要进行的自身需要和愿望的了解与建构训练。请您按照训练实施的要求进行训练。

（一）小组组成：每组10~15人，设训练主持一人，主持助理一人，其他同学为组员。

（二）主持人介绍练习要求，请小组成员按照练习要求进行训练。

练习1：我的生活缺什么？[①]

主持人：请你安静下来，好好想想，你对现在的生活满意吗？你的学业、事业成功吗？在你的人生中，你是否真切地感受到被爱、被接纳、被肯定、被尊重呢？你和你所爱的人（父母、兄弟姐妹、夫妻、情侣、儿女、朋友）是否有一段真正的亲密关系？而你的父母、伴侣、孩子、朋友，他们的内心又是否感受到你的爱、接纳、尊重和肯定呢？而你生命中最重要的人——你自己，你和自己有没有一段真正的亲密关系呢？你每天在做的是一些应该做的事情，还是你真正喜欢的事情呢？你明白你自己真正的需要吗？是否分析过自己的需要？为什么你的需要似乎永无止境？为什么你和别人的需要不尽相同？怎样才能让你的需求得到满足？

现在请你写出你目前生活的满意度指数，10为非常满意，0为非常不满意。

与小组其他成员讨论、分享你的指数与感受，谈谈为什么选择这个指数？你的生活中还缺些什么？如果哪些方面改善了或者满足了，你的生活满意度指数就会增加？

练习2：愿望树

主持人：这是一棵愿望树（可以用圣诞树或者在纸上画一棵树来表示），每个人都有一次机会将自己的愿望实现。现在请你静下心来想一想，你人生中的最大愿望是什么？请每位成员认真思考以后将自己的愿望写在卡片上，签上自己的名字和今天的时间，不愿意写名字也可以。将卡片挂在愿望树中你喜欢的位置上。大家都挂好以后，请欣赏其他人的愿望卡。欣赏完毕以后，请坐下

---

① http：//www.yingyangshi.com/home/space-1616-do-blog-id-9547.html

来相互交流、讨论自己的愿望，并分享自己看到其他人愿望后的感受。

练习3：我的成长轨迹

主持人：人的一生中有很多需要，这些需要的满足状况直接影响人生快乐与否。现在请你回忆一下你以前的经历中，哪些事情让你感觉自己很有成就感？当时你最大的需要是什么？那个时候你又有什么愿望？仔细思考之后，请你填写下列表格（表12–2）。

表12–2　我的成长轨迹

时　　间	成　　就	需　　要	愿　　望
幼儿园			
小学			
中学			
大学			
现在			
10年后			

填写完毕后，在小组内进行交流。交流分为三轮。第一轮，每位成员轮流介绍自己在过去的时间段内取得的成就、当时的主导需要及当时最大的愿望，并说明为什么这么写。第二轮，每位成员轮流介绍现在的状况，并说明理由。第三轮，介绍对未来生活的预期及理由。

练习4：挑挑拣拣

主持人：你想做什么性质的工作？在什么地方工作？与什么人一起工作？收入如何？社会地位如何？能提供你需要的什么？工作发展性与前景如何？当面临工作选择时，要了解工作不仅带来物质满足，也是提供个人内在需求的满足，人通过工作上的表现来寻求人生的意义和价值。许多因素会影响你对工作的选择，如收入、时间、利他等等。让我们看看工作将会给我们带来什么（见表12–3）。

表12–3　工作可以达到的目的①

类　　型	项　　目	次　　序
经济的	物质需求的满足	
	对未来发展的安全感	

① 樊富珉.团体心理咨询.北京：高等教育出版社，2005：361.

续表

类　型	项　目	次　序
	可用于投资的流动资产	
	购买休闲和自由时间的资产	
	购买物品和服务	
	成功的证明	
社会的	一个与人们会面的地方	
	潜在的友谊	
	人群关系	
	工作者与家庭的社会地位	
	受人尊重的感觉	
	责任感	
	被人需要	
心理的	自我肯定	
	角色认定	
	秩序感	
	可信赖感	
	胜任感	
	自我效能感	
	投入感	

要求：请认真阅读每个项目，并思考其在你心目中的重视程度，然后按照轻重进行排序，1为最重视，20为最不重视。排序结束后，每位成员说出自己所选的前5项和最后5项，并说出自己的理由。然后小组成员进行讨论、交流，分享各自的感受。

练习5：人生加油站

主持人：请你认真思考，在你的生活中，什么事情对你激励最大？是他人的评价、物质的奖励还是其他事物？假如你取得了某项成就，社会要奖励你，你会选择哪一项？这些因素中，哪些激励因素可以促使你以后更加努力？哪些因素不能产生激励作用？为什么？（表12–4）

表12-4 奖励列表

项目	次序
发放奖金	
免费出国度假	
颁发荣誉证书	
提拔到高一级的岗位	
接受媒体的采访	
领导与同事、同行的认可与赞扬	
家人的认可与赞扬	
其他（请注明）	

五、注意事项

1. 本次训练主要以团体活动的形式开展，所需时间比较长，并且需要提前准备纸、卡片、笔等，请提前做好准备。

2. 在活动中，要求每位组员都积极参与，认真思考。

3. 在活动中，成员之间要相互包容、积极关注，不允许对其他组员进行攻击、指责等。

六、相关理论要点

需要

需要是有机体内部的一种不平衡状态，它表现在有机体对内部环境或外部生活条件的一种稳定的要求，并成为有机体活动的源泉。这种不平衡状态包括生理的和心理的不平衡。在需要得到满足后，这种不平衡状态暂时得到消除；当出现新的不平衡时，新的需要又会出现。需要是个体活动的基本动力，是个体行为动力的重要源泉。人的各种活动或行为，都是在需要的推动下进行的。

需要是由个体对某种客观事物的要求引起的。这种要求可能来自有机体内部，如人渴了要喝水；也可能来自个体周围的环境，如父母“望子成龙”使孩子积极向上。当人们感受到这些要求，并引起个体某种内在的不平衡状态时，这些要求就转化为某种需要。需要总是指向能满足某种需要的客体或事件，即追求某种客体或事件，并从中得到满足。

人的需要是多种多样的，按照需要的起源可以分为自然需要和社会需要；按照需要指向的对象可分为物质需要和精神需要。

1. 自然需要和社会需要　自然需要也称生物需要，主要包括饮食、运动、休息、睡眠、排泄、配偶等需要，主要由机体内部某些生理的不平衡状态所引起，对有机体维持生命、延续后代有重要意义。社会需要主要包括劳动、交往、成就、社会赞许、求知等方面的需要。这些需要反映了社会的要求，对维系社会发展、推动社会进步有重要意义。

2. 物质需要与精神需要　物质需要指向社会的物质产品，并以占有这些产品而获得满足，如对工作和劳动条件的需要、对日常生活用品的需要、对住房交通条件的需要等。精神需要指向社会的各种精神产品，如对文艺作品的需要、阅读报刊杂志、观看电视电影、浏览网页的需要等等。

关于需要的结构，心理学界存在不同的理论观点，影响最大的要数马斯洛的需要层次论。在该理论中，需要共有七个层次：一、生理需要：人对食物、水、空气、睡眠、性等的需要。二、安全需要：人们要求安全、有保障、有秩序、稳定、没有危险等。三、归属和爱的需要：人们要求与其他人建立感情的联系或关系、为人接受、有归属感。四、尊重的需要：包括自尊和希望受到别人的尊重，人们要求成就、能够胜利、获得赞美、赏识。五、认知需要：人们要求知道、了解及探索自身及外部世界。六、美的需要：人们追求对称、秩序及美的感受。七、自我实现需要：人们追求实现个人的能力或潜能，并使之完善化。在马斯洛的理论中，反映了人的需要是从低层次的生存的需要逐级发展到高层次的精神需要，最后达到最高层次的精神需要，即自我实现。马斯洛指出，每个人都需要发挥自己的最大潜能以实现自我价值，但潜能和价值的水平并非同一水平，而是参差不齐的，这也就是说并非人人都达到爱因斯坦的自我实现水平，但每个人都可以实现自己的价值。

奥德弗在此基础上提出了ERG理论，认为人主要有生存、关系和成长三种核心需要，其中生存需要满足人类基本的物质生存，关系需要维持人类的相互交往和人际关系，成长需要是个人发展的内部需要，表现为尊重和自我实现的需要。此后，麦克利兰对需要与工作绩效、权力、管理者的合群性等问题进行了广泛的研究，认为成就需要与工作绩效之间有密切的关系，管理者的成功与其合群性和权力欲是相关的，并因此把人的需要分为成就、权力和合群三种。

训练三　认识自己的价值观

价值观是指主体按照客观事物对其自身及社会的意义或重要性进行评价和选择的原则、信念和标准。

一、训练目的

掌握价值观的基本理论；认识自己的价值观。

二、训练要点

1. 要理解价值观的理论知识，在此基础上了解自己的价值观。
2. 要深入分析、觉察自己的价值观及其形成过程。

三、训练要求

1. 了解价值观的有关知识。
2. 了解自己的价值观，了解自己价值体系的建立过程和基础，并不断内省。
3. 要公开表达自己的思想和看法。

四、训练实施

训练指导语：您将进行的是认识自己的价值观的训练，请您按照训练实施的要求进行训练。

（一）小组组成：每组10~15人，设训练主持一人，主持助理一人，其他同学为组员。

（二）主持人介绍练习要求，请小组成员按照练习要求进行训练。

练习1：最后的使命

主持人：由于种种原因，你正在面临死亡。此时时间有限，只允许你再做最后10件事情，你会做哪10件事？请你按照先后顺序排列出来；然后写下你的遗嘱，要求在50字以内。

要求：请每位成员认真思索后写下你的决定和遗嘱，再向小组其他成员公布，并解释原因，谈一谈在写这些内容的时候有何感受。

练习2：价值清单

请认真阅读价值清单（见表12-5），仔细地思索自己的价值观，并根据您个人重视的程度，依序列出10项。

要求：每位组员把自己列的价值清单大声地念出来，并说明自己选择这些项目及排序的理由。如果你认为还有其他项目对自己来讲很重要，可以列在10项之内，并向小组成员解释为什么要加这一项或几项。

表12–5 价值清单

序号	项目	序号	项目	序号	项目	序号	项目
1	成就	12	自我控制	23	有力	34	声望
2	独立	13	竞争	24	清洁	35	敏感
3	上进	14	安全	25	亲密	36	顺从
4	责任	15	领导	26	智慧	37	勇敢
5	服务	16	机会	27	高尚	38	自主性
6	舒适	17	尊重	28	归属	39	平等
7	冒险	18	关爱	29	社会赞誉	40	创造力
8	权力	19	赞许	30	友谊	41	秩序
9	兴趣	20	温柔	31	变异性	42	理性
10	地位	21	支持	32	依赖	43	金钱
11	宽容	22	独占性	33	开放	44	助人

练习3：救生艇

主持人：在一次远洋旅途中，游客们乘坐的轮船不幸发生故障，即将沉没。轮船上连你在内一共有14名乘客（见表12–6）。轮船上有一艘救生艇，只能乘坐5人，在救援未到之前只能先救出5人，其他人只能在轮船上等待机会。船正在一点一点地下沉，很快就要消失在海里了。

要求：

1. 此刻如果由你来决定，你认为谁应该优先坐上救生艇？他被救的理由是什么？请列出这些乘客被救的优先顺序，并说出被救理由。

表12–6 乘客名单①

人　　物	优先顺序	被救理由
自己：请根据自己情况进行描述		
孕妇：28岁，怀孕7个月		

① 樊富珉.团体心理咨询.北京：高等教育出版社，2005：240.

续表

人　　物	优先顺序	被救理由
法官：男，45岁，精通法律		
运动员：男，20岁，未婚，奥运会选手		
市长：女，42岁，已婚，有远见与魄力		
老人：男，75岁，行动不便，原救生专家		
股市大亨：男，40岁，已婚，影响股市		
电脑工程师：男，27岁，未婚，科技新星		
记者：女，35岁，已婚，资深记者		
医生：女，40岁，未婚，内科权威		
儿童：女，8岁，小学二年级，聪明伶俐		
中学教师：男，43岁，已婚，从教20年，水平高		
导演：男，37岁，已婚，多次获得国际大奖		
歌手：女，23岁，国内人气最旺的青春偶像		

2. 每位成员将自己的选择记入统计表（见表12–7），并在小组内交流。全组成员充分讨论，各抒已见，每位组员可以在讨论之后修正自己的意见，最后做出小组最后决定。每组派一名代表在整个班级中介绍本组的决定及讨论情况。小组成员可以保留自己的意见，等每组代表阐述完之后再在班内说明自己的观点。

表12–7　小组决定统计表

小组成员 / 乘客	1	2	3	4	5	6	7	8	小组决定
自己									
孕妇									
法官									
运动员									
市长									
老人									
股市大亨									

续表

小组成员 / 乘客	1	2	3	4	5	6	7	8	小组决定
电脑工程师									
记者									
医生									
儿童									
中学教师									
导演									
歌手									

练习4：拥有与丧失[①]

主持人：请各位组员想一想，自己的生活中什么最重要？请你按照轻重程度依次写下来，并思考为什么这样写。写完后和小组成员进行交流，谈谈自己的理由。

请你从中删除一项你认为不太重要的。删除之后，请与小组其他成员谈谈自己的理由和内心的感受。交流结束之后，再删除一项，再交流。继续同样的程序，直至全部删除。你在删除的过程中有何感受？通过本练习你得到什么启发？

练习5：工作价值拍卖会

在下面表格中，一共列出了20个工作价值项目（见表12-8）。假设每位小组成员拥有10万元。由主持人负责叫出每一个项目的内容，然后小组成员出价，出价最高者为竞标成功者，其喊出的价格为成交价格。

出价时请遵守以下规则：

1. 不必对每个项目都出价（若您觉得该项目不重要，可以不出价）。

2. 每一项目的出价单位不得低于1千元，每次加价不得低于1千元。

3. 出价总数不得超过10万。

活动要求：

1. 请每位成员将20个项目进行排序，并在总价10万元之内进行预算，然后填写工作价值拍卖表的“顺序”与“预估价格”。对于自己认为不重要的项目可以不进行排序和支出预算。

① 樊富珉.团体心理咨询.北京：高等教育出版社，2005：241.

2. 按照出价规则进行拍卖活动。

3. 所有项目拍卖结束后，填写工作价值拍卖表的“竞标人”、“成交价格”。

4. 每位组员计算自己的花费以及买到的项目，并与小组其他成员进行讨论，谈谈自己的感受。

表12-8　工作价值拍卖表

项　　目	顺　　序	预估价格	竞 标 人	成交价格
1. 为大众福利尽一份力				
2. 追求美感与艺术气氛				
3. 寻求创意、发展新事物				
4. 独立思考，分析事理				
5. 有成就感				
6. 独立自主，以己意进行				
7. 受他人推崇并尊敬				
8. 发挥督促或管理他人的能力				
9. 丰厚的收入				
10. 生活安定有保障				
11. 良好舒适的工作环境				
12. 与主管平等且融洽相处				
13. 与志同道合的伙伴一起工作				
14. 能选择自己喜爱的生活方式				
15. 工作富有变化不单调				
16. 可以到处旅游				
17. 成为公众的焦点				
18. 和自己喜欢的人朝夕相处				
19. 可以帮助其他人				
20. 增进自己的心身健康				

五、注意事项

1. 本次训练主要以团体活动的形式开展，所需时间比较长，请提前做好时间安排。

2. 在活动中，要求每位组员都积极参与，认真对待。

3. 在活动中，不允许对其他组员进行攻击、指责等，有不同意见可以提出并保留。

六、相关理论要点

价值观是指个体对特殊活动或事物所具有的重要性、实用性、或价值的评估，通常是有目的性的，但也有潜在的对手段的判断。与态度相比，价值观更多地被看作是人格的中心成分，是对个体需要和欲望更根本的反映。个人的价值观直接影响着个体对各种观念、事物和行为的判断，使个体发现事物对自己的意义，并按照自己认为有价值的目标去做。价值观具有相对的稳定性和持久性。在特定的时间、地点、条件下，人们的价值观总是相对稳定和持久的。价值观一旦形成，就具有相当的稳定性，个体会自觉不自觉地按照自己的价值观来判断事物的意义。比如，对某种事物的好坏总有一个看法和评价，在条件不变的情况下这种看法不会改变。但是，随着人们的经济地位的改变，以及人生观和世界观的改变，这种价值观也会随之改变。这就是说价值观也处于发展变化之中。

关于价值观研究很多，心理学家从不同的角度对价值观进行了分类。比较有代表性的有两种观点。一是德国心理学家施普兰格尔的价值观六分法；二是罗克奇的两分法。

施普兰格尔根据社会文化生活方式把人的价值区分为6种，它们分别是：理论的（重经验、理性）、政治的（重权力和影响）、经济的（重实用、功利）、审美的（重形式、和谐）、社会的（重利他和情爱）及宗教的（重宇宙奥秘）。施普兰格尔认为，人们的生活方式基本向这6种价值观的方向发展。6种价值观念的分类只是为了更好地理解每个人主要的价值趋向。在实际生活中，每个人的价值观都或多或少有这6种价值观的成分，但其核心价值观是因人而异的。

美国心理学·罗克奇的价值系统理论认为，各种价值观是按一定的逻辑意义联结在一起的，它们按一定的结构层次或价值系统而存在，价值系统是沿着价值观的重要性程度的连续体而形成的层次序列。因此价值观被分解为两类：一是行为方式价值观（工具价值观），二是终点状态价值观（终极价值观）。其中工具价值观又被分解为道德价值观（涉及人与人的行为方式，违反时会产生负罪感）和能力价值观（涉及内心的、自我实现的行为方式，违反时会产生不满足感），而终极价值观又被分解为个人价值观（包含心灵的平静和赎罪等终极状态，是以个人为中心的）和社会价值观（包括平等和世界和平的终极状态，是以社会为中心的）。根据上述理论，罗克奇于1973年编制了价值观调查表，共包含18项终极性价值和工具性价值。终极性价值包含：舒适的生活、振奋的生活、成就感、和平的世界、美丽的世界、平等、家庭保障、自由、幸福、内心平静、成熟的爱、国家安全、享乐、灵魂得到拯救、自尊、社会承认、真正的友谊、智慧。工具性价值包含：有抱负、心胸宽广、有才能、快活、整洁、勇敢、助人、诚实、富于想象、独立、有理智、有逻辑性、钟情、顺从、有教养、负责任、自控、仁慈。

13 第十三章 心理咨询师的能力系统

训练一　自身潜能的发现与认识

一、训练概述

潜能是一个人潜在的、尚未完全表现出来的能力倾向，它是个人发展的一种内在特质，有生理潜能和心理潜能之分，在本节中主要指心理潜能、大脑潜力。现代心理学、生物学、人类学均证明，人存在巨大的潜能，即人类原本具备却深藏在我们的深层意识中没有开发出来的能力。心理是脑的功能，在一般情况下，任何心理活动都存在着潜能，这些潜能在通过特殊的训练后能够逐步释放出来。通过一系列的活动训练不断发现、认识自己的潜能，发挥潜能优势。

二、训练目的

1. 发现自身潜能，并体验、认识这种能力，从而增强自身信心。
2. 克服心理惰性，磨炼战胜困难的毅力。
3. 调适身心状态，乐观面对工作与生活的挑战。
4. 改善人际关系，学习关心他人和更融洽地与他人合作。

三、训练要点

1. 充分开放自己，在安全的团体里自由的活动。
2. 充分感受在活动中的感觉。
3. 分享彼此在合作中的认识、体验，倾听他人的体验及他人为自己带来的那些帮助。

4. 充分认识、体验自己的潜能，积极暗示自己的这种潜能，增强战胜困难的自信心。

四、训 练 要 求

1. 保密原则，即团体各成员要尊重彼此的分享内容，保证做到为彼此保密。
2. 真诚参与，保证团体训练顺利进行。
3. 按指导语逐步进行。
4. 在沙盘摆放过程中不准交流，打扰别人，以免影响他人的情绪。

五、训练指导语

对于任何人来讲，开发其潜能都具有极其庞大的空间。人的相互间能力大小、智愚的区别，在很大的程度上根源于人的神经系统开发多少的不同。人身上有些能力之所以成为潜能，主要是由于负面的心理暗示，久而久之在某一方面的能力真的就被压抑住了。美国的潜能开发大师安东尼・罗宾说："人的所有改变，都是潜意识的改变。"因此在潜意识被激活的状态下植入正面的、积极的暗示，形成优势心理（积极的心态），则同样可以产生强大的心理暗示作用。如果一个人总是认为自己在某一方面具有很强的能力，时间长了，他在某一方面通常会表现的比较突出，从而调动了自身的潜能。请大家根据以下的训练方法练习潜能的开发。

比如练习由专家设计开发的 "潜意识理论与暗示技术"、"自我形象理论与达成人生目标技术"、"情商理论与放松入静技术" 等行之有效的方法，提高情商、开发智力，学会全脑思维，向成功人士学习。

六、训 练 实 施

（一）小组训练

本训练以小组形式进行，每个小组4~5人，设主持人一名，其他人为组员，人数过多过少都不利于训练的实施及训练效果的取得。

1. 色彩感觉训练　准备足够多颜色的彩色粉笔（不少于20种），让大家从中选出分别最能代表春天的色彩。练习中主持人注意观察，大家初次选出的颜色是什么、有几种？然后主持人请大家分享、并交流自己的选择，之后进行下一轮的选择，再次注意观察大家选出的颜色是什么、有几种？最后，可以让大家用抽象画的方式表达出对春天的感觉，并给自己的画起名如：春天的五线谱、春天的城市、春天的色彩等。

备注：初次选择一般只有绿、黄、浅蓝、棕等5、6种颜色，面对浅绿、粉红、桃红、玫瑰红、荧光黄、橘黄等能表达明媚春光的色彩容易忽视。这说明色彩感觉不够灵敏，对色彩的认识拘泥于概念化；而且平时所使用的色彩工具色系范围偏窄等。通过反复联系，所选的颜色会增加到8、9种以上。

2. 沙盘游戏集体创作训练　时间控制在30~45分钟，具体操作程序如下所述：

（1）由主持人给团体内的成员讲解沙盘游戏的规则，如“按次序摆，每一类沙具可取多个，但不能一次跨类别取。如果是动沙子或动他人的沙具就不能再摆了……。”

（2）排列组员摆放次序，具体方法如“通过抓阄的方式确定摆放次序”，也可以通过其他方式。

（3）按次序依次摆放，每轮完成后都要拍照，主持人记录组员进行的操作活动。

（4）一般情况下摆5~6轮即可，结束前要提示，如“这是最后一轮，大家同意吗？”如果有组员感觉还没摆完，可以增加一轮，并征得其他组员的同意。

完成后成员一起欣赏集体的创作。在这一过程中，每个成员都要自己体验在沙盘摆放过程中自己的感觉，思考自己为他人、集体做出了什么贡献，别人对自己有什么帮助，从而发现自己的潜能和别人的潜能，并认真体验、认识这种能力。这一阶段大家不要交流，自己体悟感受到的东西。（时间控制在15~20分钟）。

最后成员一起分享感受。将自己的感受和体验与大家分享，每个组员根据自己的理解为最后完整的沙盘起个名字，并讲解其寓意，最终大家一起商定认为合适的名字。通过分享他人和自己的感受，发现自己的优势潜能，从而给自己积极的正面暗示，树立战胜困难的决心和毅力，提升解决问题的自信心，不断的培养自己的这种优势潜能。（时间控制在30~40分钟）。

（二）个人训练

1. 目标视觉化　把自己的目标（我想成为出色的外交家；我想成为杰出的心理治疗大师；我想成功通过考试；我想被喜欢的企业录取等等）或者愿景画成一张图片，细节越详细越好，最好是彩色的、立体的、形象逼真的，挂在醒目的地方，让自己时时能够非常方便地看到它，重复多次，观察它带给自己心态和行为上的影响。

备注：这是自我训练潜意识的方法。潜意识分不清真假，只要不断重复想象并相信它，事情都可能变得真实。

2. 超我观想 首先放松，进入冥想状态，同时在内心中观想自己成为理想中的自我意象，告诉自己内心是这个卓越的形象，同时体会自己的感觉，直到感觉全身充满自信和愉悦。每天早晚各一次，每次15~20分钟。坚持3个月左右。体验、观察自己的感觉与行为变化。

备注：放松状态下，潜意识自然会浮现出来，任何的信息在这个时候都非常容易进入。经过重复刺激自己的理想形象植入潜意识中，个体就会充满信心，按照理想的形象要求，将精神能量付诸行动，发挥出自己的潜能。

七、注意事项

1. 任务指导语的陈述深度、语气、与室内环境的配合、时间的控制。

2. 体验和分享时照顾到每个人的情况，在谈感受时，要求每个成员是对事不对人，切勿给他人造成创伤。

3. 小组成员不要太多，一般4~5人为宜，太多不能有效激发解决问题的能力。

4. 必须为小组成员之间创造安全的环境，使其在自由的环境中自由的发挥。

5. 主持人在分享阶段应把大家向着讨论的主题方向引导。

八、相关理论要点

潜能是指人自身潜在的、尚未开发出来的能力，它包括体力潜能和脑力潜能。脑力潜能包括智力潜能（用智力商数IQ衡量）和情感潜能（用情感商数EQ度量）。智力潜能是一个人许多能力的总和，包括：观察力、注意力、记忆力、想象力、思维力、创造力等。情感潜能：将非智力范畴的一切心理潜能定义为情感潜能，它与人的动机、兴趣、情感、意志、性格、心理倾向有关。情感潜能也是一种思维活动，它主要受人的观念、伦理道德、个性、爱好、兴趣等非智力心理因素的影响，与一个人的世界观、人生观、审美意识关系密切。它还可包括信心、恒心、毅力、乐观、忍耐、抗挫折、合作等一系列与个人素质有关的反应程度，说得通俗点就是指心理素质。

潜能理论来源于弗洛伊德，他提出了人的潜意识的概念，认为人除了有意识的由大脑所支配的行为，还存在着某种因习惯性动作而形成的不自觉的根本不需要思维的行为动作。意识与潜意识之间的关系就好比冰山之角与海水之下的冰山一样。人的潜意识是相当巨大而复杂的。根据研究表明，人的潜能来源于人的潜意识，而且潜意识是呈直线的。潜意识的力量比意识大3万倍，所以潜能的激发，需要运用潜意识。

潜能论是人本主义心理学的重要理论。人本主义假定人类天生就具有趋向完美、谋求自身充分发展的基本动机，只要有适当的机会和环境，个体就将致力于自我发展，使其身心各方面潜能都能得以实现。人的潜能的发挥是源于个体自我实现的需要。自我实现需要是潜能和人格发展的驱动力。人按照他自己的本性（自我实现的需要）有越来越努力实现这种完善的趋向。个体内在的“机体智慧”对人起着一种自我的促进作用。潜能发展的关键在于形成和发展自我。自我与生俱来，但却被深深地埋藏在人性的最深层，最初是知觉不到的。随着年龄的增长，在良好环境中以及在以人为中心的方法的指导下，儿童才慢慢地发现和揭示自我，从而走向独立，走向创造性。他认为，在自我发展的初期，一个人主要是生活在一种已有的价值体系之中，这种价值体系是从他人及他人所处的文化环境那里“影射”而成的。“外来的”、“现存的”价值体系的形成，是自我发展的第一阶段。之后，个体进入自我发展的第二阶段。在这个阶段个体对没有真实的自我非常不满，但是他对什么是真正的自我仍然茫然无知。最后，仍是在教育的帮助和影响下，他开始进入第三阶段。此时，个体逐渐认识到他的价值判断不在“外部”而是取决于“内部”，取决于他自己的感觉、经验、直觉，他发现自己有能力权衡事情、作出决定，从而完成了自我发展的历程。简言之，罗杰斯认为，自我的发展就是一个人独立性的形成过程，是由依赖他人到自立的过程，是个体潜能的发展过程。

美国教育哲学家谢弗勒（I.Scheffler，1923-）在《人类的潜能——一项教育哲学的研究》一书中提出：①一个人所拥有的潜能并非稳定不变的，而是随着时间推演而不断变化的。②潜能不都是与生俱来的，它在具体人的身上可以消退，也可以被赋予。③每个人都拥有多种潜能，虽然它们彼此之间协调一致，但是它们的实现却是相互冲突的，一种潜能的实现会排斥另一种潜能实现的可能性。④潜能也不都是有价值潜能的，有积极和消极的不同。⑤潜能研究的是阻碍学习、妨碍发展的因素，以及这些阻碍性因素是如何形成的，或在特定情况下是如何成为阻碍性因素的。⑥潜能是成为某事物或某人的倾向性，或是形成某一方面特征的倾向性。⑦潜能是人有效地和自由地去做有效选择、努力或决策的能动性。

据科学家研究，人的大脑中大约有一千亿个神经细胞，它们可储存一千亿条海量信息。大脑通过神经细胞向全身传递信息的速度可达每秒一百米，其带宽超过一百兆的通信线路。理论上大脑能存储的信息量相当于藏书1000万册的美国国会图书馆的50倍，高达5亿本。每一个人都蕴藏着巨大的潜能，人脑蕴藏着的潜力之大是无法估计的。可是由于种种原因，人脑有90%以上的潜力还没有发挥出来。

潜能开发是由德国的心理学家提出的新概念。具体地讲有四项比较有效的潜能开发方法。第一项开发潜能的方法是“正面暗示”。第二种方法是“超我观想”。第三种方法是“光明思维”。第四种方法叫做“中和情绪”。在现实生活中，我们可以运用各种方法来开发自己的潜能、才能，解决各种困难，提升自己的人生境界。

训练二　压力应对与解决能力训练

应对是指个体面临生活事件以及其引起的认知、情绪、行为等心身不平衡状态时，所采取的认知和行为措施，从而可以调节这种不平衡状态。由于应对可以被直接理解成是个体解决生活事件和减轻事件对自身影响的各种策略，故又称为应对策略。压力应对则特指个体面对能够引起个体压力的生活事件及其造成的反应时所采取的手段，也称压力管理。

一、训 练 目 的

体验压力并对其程度作出评估；了解自己的压力反应和压力应对方式；学习积极的应对方式。

二、训 练 要 点

1. 识别压力的来源，对压力进行评估。
2. 充分宣泄体验压力时的感受。
3. 分享彼此面对压力时的感受和所采取的应对方式。
4. 探讨何种应对方式更积极更有效。

三、训 练 要 求

1. 保密原则，即团体各成员要尊重彼此的分享内容，保证做到为彼此保密。
2. 真诚参与，保证团体训练顺利进行。
3. 按指导语步步进行。

四、训练指导语

在人们正常的学习、工作和生活中，每时每刻都面临着需要处理的问题，所以压力无处不在。压力是生物体对于外界刺激的反应。面临同样一件外部事件（应激源），对一些人来说会产生强烈的应激反应，而对另一些人来说，小应激片刻之间烟消云散，而还有一些人则可以安然无恙，波澜不惊。这与个体对压力价值判断和意义评价有关，与积极还是消极的应对压力的方式有关。如何认识自己对压力的评价并且了解自己的应对方式，请大家进入以下的训练阶段。

五、训练实施

（一）团体训练

每个团体10~15人，围圆而坐。宣读训练指导语，签写保密守则。开始训练，训练时间控制在80~120分钟。

1. 压力分析法　查找压力产生的原因，并能采取合适的应对方式解决压力。步骤如下：①列出压力清单：同事之间的冲突、超过论文截止期、电脑在急需使用时出现故障、情感困扰等等，尽量囊括所有压力问题。②找出可以避免的压力：在压力清单中标出自己能直接施加影响的问题，单列一张清单出来，并且标出每种压力可以采取什么行动去解决它：包括委托他人解决、安排时间处理等，明确解决的时间和方法，越具体越好。③找出可能避免的压力：针对第一张清单，单列出经过研究和考虑可能避免的压力。这些问题通常模糊不确定，具有自己可以控制同时又被他人或者外力所影响的特点。注明应该采取的必要行动，增强对压力问题的控制。比如一个班长对宣传委员的工作影响整个团队的效率感到压力，如何帮助他找出原因，可以采取谈话的方法。④找出不可避免的压力：第一张清单上有的问题属于此类，如疾病、强有力的竞争对手、交通拥挤等，是个体无法控制的问题。可以将行动先写在问题旁边，或者改变看问题的思路，或者接受现状等，以减少此类问题的压力。

2. 应对方式识别训练　设置一系列压力情境，如恋爱失败、婚姻破裂、竞争失败、人际冲突等，进行角色扮演，假设应激已经产生了，该怎么办？根据反应，分析自己面对应激的应对方式。

（二）个体训练

1. 定格法　是指当压力情境出现的时候，比如别人在路上踩了自己的脚，而且还不道歉，态度极其恶劣，自己针对这件事情感到生气、愤怒……将其定格，面对压力解决困扰。具体分为5个步骤：①识别与脱离：暂停片刻，让自己暂时摆脱思维和情绪，能够客观地看待事物。②专注呼吸：将注意力的焦点转移到心脏附近，感觉自己的气息吸入该区并缓缓排出体外，以此调节心脏的节律模式，迅速减轻压力感。③唤起积极的情绪：真诚地努力唤起积极的情绪，产生强大的生理效应，促使我们产生愉悦的感觉。④自我质辨："是否只有生气和愤怒才是应对的方式？什么样的态度或者行为可以减压？⑤回到压力情景：注意视角的转变，静静体会感觉或情绪上的任何变化，并竭尽所能维持这种改变。

2. 撰写压力日记　自己感到有压力的时候，用日记的形式详细描述下来。然后对压力情境提问并回答这样的问题：什么原因造成了目前的压力（如果不确定的话可以假设）？面对压力，我现在的状态如何，生理、情绪以及行为上发生了什么变化？我该如何才能摆脱这种处境？究竟是什么因素让我重新感觉到轻松？认真回答这些问题，体会每一次的感受。

六、注 意 事 项

1. 任务指导语的陈述深度、语气、与室内环境的配合、时间的控制，这些在指导语中都已指明。

2. 体验和分享时照顾到每个人的情况，尤其是有特殊反应的同学，切勿造成创伤。

七、相关理论要点

心理压力，表示一种使人感到紧张、焦虑并产生应激反应的心理状态，亦即因外部环境的影响而导致的那种紧张、焦虑感以及在此基础上产生的生理反应。

应激反应状态就是通常所说的心理压力。一般情况下，人们在感到有心理压力时，都会引起一些不同寻常的心身反应。如在感到紧张、焦虑的同时，会出现心跳加快、血压升高、反应速度加快、活动效率提高或降低等表现。这就是所谓的应激反应。应激的产生是一种典型的心理→生理现象。先是由于紧张情绪的出现，使得大脑的情绪中枢处于兴奋状态，随即向内分泌系统发出指令，使肾上腺分泌出大量肾上腺素，刺激血压升高、心跳加快，使肝脏分泌出大量的糖供给血液，提高血糖水平，给大脑和肌肉输送更多的能量，从而使人的反应更加机敏，更有力量。由于在应激状态下人能够在很短的时间内充分调动自身的全部潜能，所以常常会表现出一种超乎寻常的力量。

应激对于我们既有积极作用，又有消极作用，从身心健康的角度来说，一个经常处于应激状态下的人很难保持身心健康，因为会出现以下不良循环：长期处于应激状态→心身反应→心理障碍→心理疾病→更强的应激状态……因此我们最好避免进入应激情境。从应激源的出现到应激反应的产生，不是直接的，而是间接的，有一组中介机制在起作用。这组中介机制主要包括四个因素，即认知评价、个性特征、社会支持、应对（应付）方式。应激是否产生，如果产生了，其强度有多大，持续时间有多长，都与这四个因素有关。而其中的认知评价是一个举足轻重的因素。认知评价指对外部事件（应激源）的价值判断和意义评价。这对应激的产生与否及强弱和持续时间长短起决定作用。要避免或减少应激反应的发生，最根本的是对外部事件要有正确合理的、恰如其分的认知，只有从认知观念上解决问题，才能真正解决问题。应激如果已经产生，那么自己的应对方式非常重要。应对方式从消极到积极可分为六类：退避→幻想（做白日梦）→自责→合理化→求助→解决问题。个体要学会分析自己的主客观条件，根据自己的应对风格，采取适当的应对方式，来减轻事件对自己的负性影响，或缩短应激反应持续的时间，尽快地渡过难关。

一般来说，压力通常是指我们对消极的、具有威胁的或令人不安的处境所产生的内在反应，例如即将公布的业绩报告、盛气凌人的同事、高峰时期的交通等等。随着时间的累积，负面压力会让个体感到精神抑郁、精疲力竭、周身不适，甚至危及生命。化解对压力的负面反应，重新控制自己的生活，使其变得有效率和有活力的方法叫做压力管理。压力管理又可称为压力分析，分四个步骤：①列出导致压力的问题。②找出哪些压力是较容易避免的。③找出那些经进一步的研究和分析可能避免的压力。④查出不可避免的压力。以压力是否能避免为依据，划定界限。

经过压力管理的训练，个体学会如何阻止瞬时的压力反应，使大脑、心脏和身体的其他系统恢复协调运转。几周时间里就可以克服习惯性的压力反应，血压恢复正常并保持稳定，改善焦虑和抑郁症状，开始重新控制自己的生活，享受工作的乐趣。目前因压力前来咨询的求助者很多，设置此训练一方面锻炼咨询师个人的压力应对和解决的能力，保证其个人心理健康，另一方面锻炼咨询师面对来自咨询工作压力时的应对和处理能力。

14 第十四章 心理咨询师的自我调节训练

训练一　认识自我调节能力的特点

所谓自我调节能力是指个体在受到应激源刺激而产生不稳定的心理状态时，采取一定的方式调节自己的心理状态和行为，以最大限度地适应当前环境的能力。

一、训 练 目 的

认识自我调节能力的特点，训练自己觉察需要自我调节的信号的能力。

二、训 练 要 点

1. 对自己的自我调节特点客观、全面分析。
2. 有效改善不良的自我调节。

三、训 练 要 求

1. 认识自我调节对于心理健康的重要性。
2. 深刻、客观地分析自己。
3. 训练应持之以恒地进行。

四、训练指导语

在这一训练中，将对自己进行自我调节的训练。请您排除杂念，集中注意根据训练实施的要求进行训练。

五、训练实施

（一）认识自我调节能力的特点

1. 回忆你曾经历过的困境　仔细回忆，那段困境可能是患病，也可能是生活中的窘境，或工作学习中的难关……

2. 请思考并回答以下问题：

（1）当上述困境发生时，你是怎么想的？

（2）当时面对困境，你有怎样的情绪？

（3）当时面对困境，你表现了什么行为？

（4）你出现的想法、情绪、行为等是否影响困境的发展？

（5）你是顺利渡过了困境？还是经过了诸多波折？

3. 寻找应对困境的规律　请回忆另外一次你曾经历的困境，并分别回答上述5个问题。对照两次面对困境的经历，如果你从情绪、认知、行为三方面进行分析，你会更清晰地认识自我调节能力的特点。

（二）不良自我调节信号的觉察和调节

能够尽早觉察自己在应对应激时出现的不良自我调节信号，并能及时、正确地予以调节，对于解决问题和保护心身健康有重要意义。

1. 不良情绪的自我觉察和调节

（1）请大家按照情境的描述去想象，并按照问题描述自己的感受

情境一　班里同学都积极准备英语四级考试，自己也很努力，考试后老师在课堂上公布结果，得知只有自己没过。

体会当下自己的情绪是____________________；

这样的情绪可能持续的时间是_______________；

这样的情绪对学习有无影响_________________；

这样的情绪对生活有无影响_________________；

这样的情绪对人际交往有无影响_____________；

这样的情绪是否带来躯体症状（如疲倦、食欲不振、失眠、头痛等）_________________________；

出现上述情绪后，你打算怎么办？_____________；

结果如何？________________________。

情境二　自己心仪的恋人突然提出分手，并告知原因是爱上了别人。

体会当下自己的情绪是____________________；

这样的情绪可能持续的时间是_______________；

这样的情绪对学习有无影响＿＿＿＿＿＿＿＿＿＿＿＿＿；

这样的情绪对生活有无影响＿＿＿＿＿＿＿＿＿＿＿＿＿；

这样的情绪对人际交往有无影响＿＿＿＿＿＿＿＿＿＿；

这样的情绪是否带来躯体症状（如疲倦、食欲不振、失眠、头痛等）＿＿＿＿＿＿＿＿＿＿＿＿＿＿＿＿；

出现上述情绪后，你打算怎么办？＿＿＿＿＿＿＿＿＿；

结果如何？＿＿＿＿＿＿＿＿＿＿＿＿＿＿＿＿＿＿＿＿＿＿＿＿。

（2）小组练习

1）小组组成：每组6~7人，设主持一人，其他人为组员。

2）主持人提出不同情境，要求组员体会自己的不良情绪，并分析所采用的自我调节方式和调节效果。

3）主持人提出要求后，组员根据训练要求，就训练要点，写出答案。

4）小组分享：就每一个组员的回答，大家谈自己的感受（评议），并加以比较，总结自己调节不良情绪的特点，找出自己情绪调节能力的不足，学习其他组员的经验。

（3）不良情绪的调节：心理学认为，当一个人受到挫折后，用意志力量压抑负性情绪，表现出正常情况下的谈笑自若，这种做法虽然可以暂时减轻焦虑，却只能缓解表面的紧张，难以按捺住内在的情绪纷扰，不仅不能解决问题，还会陷入更深的心理困境，带来更大的身心危害。因此情绪调节显得尤为重要。

常用的情绪调节方法：一是理智性地合理宣泄：如对自己的至亲好友诉说心中的委屈和痛苦，或者诉诸文字跟自己倾吐，让心中的苦水缓缓流出，或通过想象发泄不满、怒气等。二是情感性的合理宣泄：是指在适当场合，大哭一场，大叫一番，任怒火、委屈肆意喷发。这是陷入极度心理困境的即时性的最佳自救策略。

2. 不良认知的自我察觉和调节

（1）请大家按照情境的描述去想象，并按照问题一步一步训练。

情境一　班里同学都积极准备英语四级考试，自己也很努力，考试后老师在课堂上公布结果，得知只有自己没过。

当时自己会怎么想？＿＿＿＿＿＿＿＿＿＿＿＿＿＿＿＿＿；

努力了就一定会通过考试，对吗？＿＿＿＿＿＿＿＿＿＿；

只有自己没通过说明自己很笨，对吗？＿＿＿＿＿＿＿＿；

老师和同学们可能都在偷偷地看自己、议论自己，认为自己很笨，对吗？________；

没通过考试让自己感觉自己以及自己的生活糟糕极了，对吗？________；

带着上述的认知，你认为对学习有无影响________；带着上述的认知，你认为对人际交往有无影响________；带着上述的认知，你认为是否带来躯体症状（如疲倦、食欲不振、失眠、头痛等）________。

出现上述认知后，你打算怎么办？________；

结果如何？________。

情境二　自己心仪的恋人突然提出分手，并告知原因是爱上了别人。

当时自己会怎么想？________；

承诺过永远在一起就一定会永远在一起，对吗？________；

对方爱上别人说明自己没有魅力，对吗？________；同学们知道后可能都在偷偷地议论自己，认为自己缺乏魅力，对吗？________；

失去恋人让自己感觉自己以及自己的生活糟糕极了，对吗？________；

一次失恋让自己不再相信爱情，对吗？________；

带着上述的认知，你认为对学习有无影响________；

带着上述的认知，你认为对人际交往有无影响________；

带着上述的认知，你认为是否带来躯体症状（如疲倦、食欲不振、失眠、头痛等）________；

出现上述认知后，你打算怎么办？________；

结果如何？________。

（2）小组练习

1）小组组成：每组6~7人，设主持一人，其他人为组员。

2）主持人提出不同情境，要求组员分析自己的不良认知、采用的自我调节方式和调节效果。

3）主持人提出要求后，组员根据训练要求，就训练要点，写出答案。

4）小组分享：就每一个组员的回答，大家谈自己的感受（评议），并加以比较，总结自己应对应激的认知特点，学习其他组员改变不良认知的有效方法。

（3）不良认知的调节：心理学家艾利斯认为，经历某一事件的个体对此事件的解释与评价、认知与信念，是其产生情绪和行为的根源，不合理的认知和信念引起不良的情绪和行为反应，通过发现、挖掘这些不合理的思维方式，加以分析、批判，再代之以合理的、现实的思维方式，就可以解除痛苦，使之更好地适应环境。

常见的不良认知如下：

1）认知绝对化的特点：绝对化是指人们从自己的意愿出发，对某一事物持有必定怎样的不合理想法，常常带有“必须”和“应该”的特点。包括对自己提出过高的、难以实现的目标，或对他人和环境提出的绝对化要求，是过于追求完美和苛求自己、他人和环境的表现。这种思维方式忽视了一个基本事实，即客观事物发展的自身条件和规律是不以人的主观意志为转移的，在实践中往往遭遇挫折和失败，容易产生失败感和挫折感，导致失落、自责等情绪。

2）认知概括化的特点：指个体根据一件或很少几件事情就武断地得出关于个人能力或价值的普遍性结论，并将其应用到其他情境之中。这是一种以偏赅全、以一当十的不合理思维方式，容易给人带来负面的情绪和影响。

3）认知两极性思维的特点：即自己把生活看成非白即黑、非此即彼的两个极端，要么全对、要么全错，要么全盘肯定、要么全盘否定，要么很好，要么糟糕至极。而事实上，事物既有有利的一面，也有不利的一面；认识到事物是发展的，在一定条件下，矛盾的双方是可以相互转化的。这种思维方式才是科学、合理的。

4）认知选择性提取的特点：仅仅考虑个别细节或部分而不顾及其他方面信息，便草率地对某种事物做出片面的结论和判断，容易造成认知的偏颇。例如选择性地关注自己的劣势和缺点，而看不到自己的优点导致自信心不足。或者只看到自己的优点，一味地自我陶醉，看不起别人。

5）认知有错误的归因：即自己将事情的失败全部归咎于自己，成功归因于别人或外界环境；或失败全部归因于他人或外部环境，而成功全部归于自己。

认知调节法就是想方设法自己反驳自己，用正确的观念来反驳不正确的观念，进行逻辑推理，最终产生积极的调节效果。例如可以这样调整对考试挫折的认知评价：“做了努力就一定能考上理想的大学吗？不一定。考不上大学就一片漆黑了吗？不，很多成功的人也没有读过大学啊。失败了，难道就不能再成功吗？也不是，经过多次考试才取得成功的人也不少啊……”想通了这些，目标明确了，就会用更积极的态度争取。

3. 不良行为的自我察觉和调节

（1）请大家按照情境的描述去想象，并按照问题一步一步训练。

情境一　班里同学都积极准备英语四级考试，自己也很努力，考试后老师在课堂上公布结果，得知只有自己没过。

当时自己会出现什么行为？________________________；

下课后自己会出现什么行为？____________________；

此后，日常的生活规律是否会改变？______________；

是否以吸烟和饮酒来麻醉自己，逃避问题？________；

是否运动量减少，闷在房间里？________________；

是否有食欲的改变？____________________；

是否为自己的过激行为或懦弱行为而后悔？________；

你认为上述行为对学习有无影响______________；

你认为上述行为对人际交往有无影响____________；

出现上述行为后，你打算怎么办？____________；

结果如何？______________________。

情境二　自己心仪的恋人突然提出分手，并告知原因是爱上了别人。

当时自己会出现什么行为？______________；

对方（或自己）离开后自己会出现什么行为？________；

此后，日常的生活规律是否会改变？__________；

是否以吸烟和饮酒来麻醉自己，逃避问题？________；

是否运动量减少，闷在房间里？______________；

是否有食欲的改变？____________________；

是否为自己的过激行为或懦弱行为而后悔？________；

你认为上述行为对学习有无影响______________；

你认为上述行为对人际交往有无影响____________；

出现上述行为后，你打算怎么办？____________；

结果如何？______________________。

（2）小组练习

1）小组组成：每组6~7人，设主持一人，其他人为组员。

2）主持人提出不同情境，要求组员分析自己的不良行为、采用的自我调节方式和调节效果。

3）主持人提出要求后，组员根据训练要求，就训练要点，写出答案。

4）小组分享：就每一个组员的回答，大家谈自己的感受（评议），总结自己调节不良行为的方式，比较学习其他组员的有效方法，改变不良行为。

（3）不良行为的调节：对于不良行为的调节，可以通过改变认知、改变情绪间接地改变行为，也可以直接改变行为，比如：

1）回避法：当人遭遇应激时，最先也是最容易采取的便是回避法。躲开或不接触导致心理应激的应激源。“眼不见心不烦”正是说的这一道理，这可以说是一种客观回避法。此外，还可采取主观回避法，即通过主观努力来强化人的本能的潜在机制，努力忘掉，或压抑自己不愉快的经历。其中注意力转移是最简便易行的一种主观回避法。在您痛苦愁闷的时候，集中精力动手去干一件自己感兴趣的或有意义的事，自然就回避了心理困境。

2）参加体力劳动和体育运动：现代人由于运动过少，血液在内脏器官淤滞，脑细胞得不到充足的血液和氧气供应，容易出现疲劳，感到头昏脑胀，脑子反应差，工作效率降低。每天适量的体力活动，能促进良好的睡眠，提高机体的免疫功能，增强心功能，大大改善全身的血液循环，使体质健壮，精力充沛。除了体力劳动以外，常用的体育锻炼项目有：打太极拳、按摩、散步、慢跑，以及登山、游泳、划船等。

3）放松训练：人的情绪状态与肌肉活动之间有着密切联系。在神经系统的作用下，情绪和肌肉活动存在着相互影响的关系。因此为了改变行为，除了针对情绪状态进行情绪管理外，还可以直接采用肌肉放松训练，如渐进式肌肉松弛训练、想象放松训练等。

六、注 意 事 项

1. 应激事件问题答案交流时，可通过主持人匿名交流。
2. 该训练应当持之以恒，训练内容应当结合自己的工作生活实际。

七、相关理论要点

心理素质是个体在认知过程、情感过程、意志过程中所表现出来的心理倾向，它是个体在一定的社会环境中经过社会化过程逐渐培养而形成的。它不仅表现在个人的心理品质、个性特征等方面，也具体表现在个人学习、工作、人际关系及生活等综合行为适应能力等方面。个体的心理素质即是对外界环境综合适应能力的高低，直接影响着一个人的心身健康及各方面发展的生机和活力，提高心理素质对每个人来说都具有重要的现实意义和长远意义。自我调节能力是衡量心理素质的重要标准之一。

自我调节能力包括自我对情绪、认知、行为等方面的觉察和调节。具有良好自我调节能力的个体更易形成活泼、开朗、自信、进取等良好个性心理品质，能减轻不必要的心理负担，从而获得身心的和谐发展，更好地适应社会。自我调节能力不良个体更易因外部刺激产生心理应激，影响身心健康。因此具有良好的自我调节能力是个体健康的重要方面。

训练二 认识自己的归因风格

一个人所具有的独特的、相对稳定的归因认知方式以及由此所产生的特有的归因倾向称为这个人的归因风格。

一、训练目的

目的是了解自己的归因风格，培养成功的内归因思维。

二、训练要点

1. 认真客观地对自己的归因风格进行分析。
2. 培养内归因的思维方式，并将之应用于实际生活。

三、训练要求

1. 客观评价自己的归因风格。
2. 认识成功的内归因对于心理健康的重要性。
3. 训练时要积极进入设想的情境。

四、训练实施

训练指导语：

在这一训练中，将对自己进行成功内归因的训练。请您排除杂念，集中精神，根据训练时实施的要求进行训练。

（一）认识自己的归因风格

利用归因方式问卷来测评自己的归因风格

指导语：请您阅读以下每一个情境并逼真地设想您身处其中。请决定如果这件事发生在您的身上，您觉得其主要原因可能是什么。在留出的空白处写下这个原因。用打分的多少来回答三个与此原因有关的问题和一个与此情境有关的问题。继续对下一个情境作答。

情境一：您在一场考试中取得了较差的成绩。

1. 写出一个主要的原因______。

2. 您考试成绩很差的原因是由于您自身的问题，还是由于考题或周围环境的问题？（在所选分值上画圈）

完全是由于考题和环境的原因	1　2　3　4　5	完全是由于我自身的原因

3. 将来考试时，这一原因还会再出现吗？（在所选分值上画圈）

永远不会再出现	1　2　3　4　5	会一直出现

4. 这一原因只是影响到考试，还是也会影响到您生活中的其他方面？（在所选分值上画圈）

仅影响这一类个别情况	1　2　3　4　5	会影响我生活中的所有方面

5. 如果这件事发生在您身上，它的重要性如何？（在所选分值上画圈）

根本不重要	1　2　3　4　5	特别重要

情境二：您失恋了。

1. 写出一个主要的原因_____。

2. 您失恋的原因是由于您自身的问题，还是由于他人或环境的问题？（在所选分值上画圈）

完全是由于他人和环境的原因	1　2　3　4　5	完全是由于我自身的原因

3. 将来谈恋爱时，这一原因还会再出现吗？（在所选分值上画圈）

永远不会再出现	1　2　3　4　5	会一直出现

4. 这一原因只是影响到恋爱，还是也会影响到您生活中的其他方面？（在所选分值上画圈）

仅影响这一类个别情况	1　2　3　4　5	会影响我生活中的所有方面

5. 如果这件事发生在您身上，它的重要性如何？（在所选分值上画圈）

根本不重要	1　2　3　4　5	特别重要

情境三：您失业了。

1. 写出一个主要的原因_____。

2. 您失业的原因是由于您自身的问题，还是由于他人或环境的问题？

（在所选分值上画圈）

完全是由于他人和环境的原因	1 2 3 4 5	完全是由于我自身的原因

3. 今后找工作时，这一原因还会再出现吗？（在所选分值上画圈）

永远不会再出现	1 2 3 4 5	会一直出现

4. 这一原因只是影响到找工作，还是也会影响到您生活中的其他方面？（在所选分值上画圈）

仅影响这一类个别情况	1 2 3 4 5	会影响我生活中的所有方面

5. 如果这件事发生在您身上，它的重要性如何？（在所选分值上画圈）

根本不重要	1 2 3 4 5	特别重要

注：每一情境之后的第2题测量内在性，第3题测量稳定性，第4题测量全面性。计分方法：根据内在性、稳定性、全面性的增加来计分，将所得的分数相加得到总分，分数越高说明受测者越容易做有害的归因。

（二）内归因训练

1. 成功树上的内归因训练

（1）请在本子上画一棵大树：把你能够想起来的所有自认为成功的事——小到学会打字，大到取得一个业绩——以苹果的方式画在树上，有多少成功就画多少苹果，小成功用小苹果，大成功用大苹果。

现在，与同学共同欣赏自己的和别人的苹果树，体验一下自己的感觉，是否是快乐、喜悦、满足、幸福、自豪？是不是还有惊喜？

然后，请大声说："我们真棒，我们真是很棒!"

（2）在每个苹果下连一树根，在树根上写上你认为导致这个成功的原因。例如：你学会了打字，你认为这个成功是由于你的努力或者是由于老师教得好？

再如：你取得的很大的业绩，是由于你个人的努力还是由于你的运气比别人都好？

（3）全部做完后，将你所罗列的原因从内外归因的角度进行分类。和组员分享彼此的归因，看自己的归因风格属于哪一种。

如果你把自己的成功更多地归因为：努力、勤奋和自己的性格，那么，你就是一个内归因的人。这样很好，因为以后你会非常积极、主动地继续为各种成功创造条件并最终获得成功。

但是，如果你把自己的大部分成功都归结为：运气、环境、条件，那么，你显然更倾向于外归因。这样的归因风格有可能导致的问题是，会使你成为一个被动的人，会使你与许多机会擦肩而过。

如果你是前者，这个练习做到这里基本就可以了，你只需要在本子上记下自己的感受和发现。但是，如果你是后者，也就是外归因者，那么，就请你接着往下做：

（4）请试着重新从努力、勤奋和性格角度对自己的各种成功做内归因。

（5）做一个内归因宣言

"从此以后，我要学习对我的成功做内归因!"

"从此以后，我要对我的成功做内归因！"

（6）记录自己的感受和发现。

2. 责任感训练

说明：责任感是指对自己义务的知觉和自觉履行人生义务（即各种社会角色所必须遵守和履行的行为规范）的一种态度或意愿。归因风格与责任感有很密切的关系。人的归因风格从本质上看，就是指一个人认为应由他自己还是由外在原因对他的行为结果负责任。所以，责任感训练是一种有助于提高人内归因水平的练习。

具体操作中，我们还要做以下工作：

（1）想一想，目前为止自己有多少过期了的未曾兑现的诺言？有没有可以弥补的方法，在短期内将其一一兑现，以实际行动证实以前的食言只是偶然现象。

（2）对那些确实无力兑现的诺言，可不可以去向别人说，把原来的"抱歉，因为……原因，我没能……"这样不负责任的句式，换作"对不起，我当初承诺时没有慎重考虑，我发现自己没有能力兑现这个诺言"这样的负责任的话。

（3）以后在向别人做承诺前，请先想一想：我有没有足够的时间按时完成？我有没有足够的能力兑现这个诺言？

（4）观察周围一位被公认为有信用的人（家长、老师、朋友），看他是怎样赢得有信用的声誉的。

写下自己实践后的感想。

对前面的练习实践一个月后，写下自己的感想和发现。

五、注意事项

1. 利用归因方式问卷来测评自己的归因风格时需要真实回答。
2. 该训练应当持之以恒，训练内容应当结合自己的工作生活实际。

六、相关理论要点

归因是将行为或事件的结果归属于某种原因。归因方式是一个人所具有的归因认知的方式以及由此产生的特有的归因倾向。归因理论是关于人们如何解释自己或他人的行为，以及这种解释如何影响他们的情绪、动机和行为的心理学理论。

归因理论是美国心理学家海德于1958年提出的，后由美国心理学家韦纳及其同事的研究而再次活跃起来。韦纳以成败行为的认知成分为中心，提出了一个归因模型。韦纳认为：能力、努力、任务难度和运气是人们在解释成功和失败时知觉到的四种主要原因，每一种原因又可从控制点、稳定性和可控性三个维度进行分析。根据控制点维度可将原因分成内部的和外部的，能力和努力两项属于内控，任务难度和运气则属于外控。根据稳定性维度可将原因分成稳定和不稳定的，能力和任务难度两项比较稳定，其他各项则不稳定。根据可控性难度，又可将原因分成可控的和不可控的，只有努力一项是可以凭个人意愿控制的，其他各项都是个人无能为力的。

归因结果对个体以后的成就和行为具有影响。不同的归因倾向会使人对成功和失败产生不同的体验和情感反应，并影响个体对未来结果的预期和努力。如果把积极的结果归于内部的、稳定的、整体的因素，而把消极的结果归于外部的、不稳定的和局部的因素上去易于形成乐观的性格；反之，如果把消极的结果归于内部的、稳定的、整体的因素，而把积极的结果归于外部的、不稳定的和局部的因素上去易于形成悲观、消极的性格。

训练三　正向思维训练

正向思维又称积极思维，指能够从积极方面或者从资源取向的角度思考问题。简单讲，正向思维就是指在人们遇到困难、挫折或者挑战时，不被负面情绪所左右，不责怪自己、抱怨他人，正面迎接挑战，积极思考解决问题的思维方式。

一、训练目的

1. 认识自己思维的特点，认识负向思维的危害和正向思维的重要性。
2. 克服负向思维的影响，培养正向思维习惯。

二、训练要点

1. 客观评价自己的思维特点。
2. 认识正向思维对于生命过程的重要性。

三、训练要求

1. 训练要结合自己的实际情况。
2. 训练时要积极代入情境。

四、训练实施

训练指导语：

在这一训练中，将对自己进行正向思维的训练。请您排除杂念，集中精神根据训练实施的要求进行训练。

（一）思维习惯的分析

回忆并写出对自己构成挑战的3个应激性事件，并回答以下问题。

1. 自己在面临应激性事件的挑战时，对问题解决的前景有哪些看法？
2. 这些看法是积极的还是消极的？对问题的解决有什么影响？
3. 针对问题，自己是逃避或消极应对还是积极思考解决办法？
4. 从结果看，你对正向思维和负向思维的作用能得出何种结论？
5. 你的思维习惯是偏于正向还是负向的？
6. 今后当再次遭遇应激性事件时，你将如何调整自己的思维方式？

（二）正向思维的养成

1. 在本子上罗列让你心情不好的几件事和你相应的消极看法

事　　件	消极思维
例1：失恋了	我完了，再也找不到这么好的恋人了
例2：考试成绩较差	我真笨，我没有办法把学习搞好了
……	

2. 从例一开始想，当出现消极思维时，在心里自己对自己说一声："停！"

事　　件	消极思维	
例1：失恋了	我完了，再也找不到这么好的恋人了	停！
例2：考试成绩较差	我真笨，我没有办法把学习搞好了	停！
……		

3. 再从例一做起，对应每一个消极思维做至少一个正向思维的新解释

例题如下：

事　　件	消极思维		积极思维
例1：失恋了	我完了，再也找不到这么好的恋人了	停！	我还会找到更好的更适合我的恋人
例2：考试成绩较差	我真笨，我没有办法把学习搞好了	停！	考试成绩较差暴露了我学习中的问题，只要解决掉这些问题，我的学习成绩会更上一层楼
……			

4. 在日常生活中用上述方法养成正向思维的习惯

五、注 意 事 项

1. 该训练应当持之以恒，训练内容应当结合自己的工作生活实际。
2. 在日常工作生活中可以灵活运用该训练。

六、相关理论要点

所谓思维习惯，是主体意识在思维活动不断发展过程中逐步形成的一种自觉性、习惯性的思维方式，它指挥统领着人的行为模式。因此，形成自己正确的思维方式和思维习惯有着重要的意义。思维方式和习惯有正向和负向之分。

正向思维源自于正向心理学，正向心理学（积极心理学）是一门新兴的心理学科，1998年由美国宾夕法尼亚州大学心理学教授马丁·塞利格曼开创，目的是研究人们如何生活得更快乐、更成功和更有意义。

有正向思维方式和习惯的人，首先看到的是事物的优势因素，是积极的一

面，想的是怎样做才能做得更好，即成功意识主导其思维方式。反之，负向的思维方式，总是看到事物劣势和消极的一面。

成功者拥有正向思维——积极的、开放的、建设性的、导向成功的思维方式；而失败者拥有负向思维——消极的、封闭的、破坏的、导向失败的思维方式。正向的思维方式和习惯，总是寻求建设性的有利因素，并将其发挥到最大，就容易获得成功。而负向的思维方式和习惯，往往扩大不利因素，遇事总是习惯性地往坏处或者消极面去想，挫伤积极性、自信心，就不容易获得成功。

思维方式的建立，是一个长期的调整、强化、反复的过程，这种过程，并非脱离实践的修身养性，而是在追求成功的过程中反复实践和成功循环的。

15 第十五章 认识自己的外在资源

训练一　我的原生家庭

原生家庭意思就是父亲与母亲组合成的、个体从小生长的那个家庭，是我们每一个人的存在基础。原生家庭塑造了一个人的个性，一个人的情绪管理和人际关系，甚至连讲话方式都受父母的影响，但是这些甚至连自己也不一定知道的。

一、训练目的

1. 探索自我成长史，认识自己的原生家庭，协助成员回顾自己成长的环境对自己的影响，帮助他们与父母建立良好的亲子关系。

2. 成员整理当前家中的人对他们的期望及对自己的影响。

二、训练要点

（一）活动一　家庭树

1. 指导者说明此次团体的主要目的是让成员了解自己的成长环境对自己的影响，以及家人对自己的期望如何。

2. 指导者拿出自己画好的家庭树做示范。发下海报纸，让成员画出自己的家庭树。

3. 大家一起来谈谈自己的家庭树，并说说自己的切身感受和对自己的影响。

4. 请成员谈谈对这次活动的感受，指导者做最后的总结。

（二）活动二

烛光里的妈妈——如何与父母交往

1. 课前暖身——“家的自由联想”
2. 家庭塑造——协助成员更好地了解他们的家庭关系
3. 心理实验——最珍贵的是什么
4. 分享、交流

三、训 练 要 求

要求成员积极投入活动，促进成员更全面认识自己的原生家庭，增进家庭成员间的了解，更好的理解、尊重父母等家庭成员。

四、训 练 实 施

活动一：家庭树

（一）超级拳王（暖身活动）

1. 指导语　相信大家都玩过猜拳吧！今天我们来玩一个比较不同的猜拳，请同学们伸出两只手来，活动一下，两只手互相比一下，剪子、石头、布，看左手赢还是右手赢。

2. 给同学一分钟的时间练习。

3. 两个成员组成一组，请成员同时并用两只手，运用两只手与对方猜拳：而且两只手不可以出相同的手势，以右手为主。右手赢的人为胜利者，输的人必须跟在赢的人后面，而赢的人则继续找其他的胜利者挑战，若是输了，不但自己必须变成赢的人的尾巴，原先的部下也要改跟着新的胜利者。到最后对剩下的两队时，请两位胜利者前来争取最后的荣誉。

4. 输的那一队送给赢得那一队一个爱的鼓励，结束暖身。

（二）家庭树

1.指导者说明此次团体的主要目的是让成员了解自己的成长环境对自己的影响，以及家人对自己的期望如何。

2. 指导者拿出自己画好的家庭树做示范。发下海报纸，让成员画出自己的家庭树。内容如下：

（1）在左上方为家庭取个名字

（2）树的左边用三个形容词描述我的家庭

（3）树的里面写下家人对你的期望

（4）树干内写下对你影响最深的人

（5）树的右手边写下他们的期待让我觉得……（三项）

（三）大家谈

完成家庭树后，大家一起来谈谈自己的家庭树，并说说自己的切身感受和对自己的影响。

（四）不要怕

1. 总结 在这次的团体中，听到了许多的父母亲对我们许多不同的期待，但这样的期待似乎也给我们带来了不少的压力。有时候我们必须在父母的期待和自己的梦想中间作一个让步或抉择，但这些都不是绝对的，如果能够和父母亲做有效的沟通，就可以将阻力化作助力。

2. 请成员们就这方面谈谈想法。

（五）总结结束

请成员谈谈对这次活动的感受，指导者做最后的总结。

活动二：烛光里的妈妈——如何与父母交往

（一）活动目标

团体目标：协助成员了解自我和家庭，帮助他们与父母建立良好的亲子关系，在融洽的家庭氛围中健康成长。

1. 更好地了解自我，了解自己的父母和目前家庭关系。
2. 在宽松、和谐、融洽的活动中使成员明白亲子沟通的重要性。
3. 让成员了解亲子之间存在的问题有哪些表现。
4. 让成员明白亲子之间产生冲突的原因。
5. 全面正确地掌握亲子沟通的方法与技巧。

（二）活动准备

《烛光里的妈妈》歌曲

（二）活动过程

1. 课前暖身——“家的自由联想”

家好像是……因为……

（1）领导者手中握着几张彩色花瓣卡纸，上面写有一系列作为家的联想对象的名词（如医院、旅馆、避风港、提款机、电影院等），让每个成员随机抽取一张。

（2）每位成员对这个名词做自由联想，想好把家比作这个是因为……

（3）每个成员依次发言，先说因为……然后让其他成员猜出这个联想对象的名词。如一个成员说家好像是……是因为家是可以要钱的地方，随后其他成员猜出这个名词是“提款机”。

（4）让成员再做补充，他们还会把家联想成什么，为什么？

（5）分享感受，了解家的功能。

2. 家庭塑造——协助成员更好地了解他们的家庭关系

（1）发放“家人特色素描”表格，请成员认真填写。

（2）填写完之后，成员自行保留这份表格并就所写内容念出来与大家分享，每个同学都发表感受。

（3）将各自的表格放入信封中存档。

在这个活动中，领导者让成员塑造他们各自的家庭，可以是自己小时候生活过的家庭或者是目前眼中的家庭。比如同学A的家庭成员由自己、爸爸、妈妈和妹妹构成，那么他就邀请团体中的四个成员来扮演这些成员。如果父母之间几乎不说话就将“他们”各自安排在屋子的两侧；妹妹和妈妈关系非常紧密，因此就把“妹妹”放在妈妈那边；而他本人与任何人都不亲，就把“自己”摆在屋子另外的角落里，远离每个人。

一个同学家庭塑造完成后，就和大家分享这样塑造的理由，由此讨论这个过去或现在的家庭关系。

指导者：怎样与爱着我们的父母交流沟通，使我们的关系更加亲密和谐呢？就让我们一起走进今天的讨论话题——谈谈怎样与父母交往。（投影：烛光里的妈妈——谈谈怎样与父母交往）

3. 心理实验——最珍贵的是什么

指导者：现在请成员们拿出纸和笔，我们一起来做一个心理实验，做这个实验的时候，我希望每个成员都能严肃、认真地对待，能做到吗？

指导者：请你认真地思考一下，在纸上写下你认为在你生命中最珍爱的五项事物，这五项中有两个必须是“我”、“妈妈”，比如说这五项事物是：我、妈妈、电脑、 金钱、 知识。它们之间是互相独立的，明白吗？（播放《烛光里的妈妈》中的背景音乐）

实验开始。现在要请你忍痛割爱了，从中划掉两项。请注意，一旦划去，就意味着它们从你的生活中消失了。在划去以前，你要不断回忆它们在平日给你带来的欢乐。想到这些，你会很难过，但你还是坚决地把它们划去。这时老师要挨个检查，督促学生用笔划去，因为划与不划的心理感受是大不一样的。在下笔之前，要给学生一两分钟的思考时间。以下几步也一样。

接下来请大家痛苦地选择吧，三项中只能保留两项。怎么办？你自己好好思考吧，再喜欢也得把它划去，它带给你再多的欢乐也是昨天的事了！（教师仍挨个检查，发现每人剩下的都是相同的两项：我、妈妈！）

我们要进入最艰难的选择了！现在，你和你的妈妈坐在船上，遇到了泰坦尼克号一样的灭顶之灾，你们两个人只有一人能活下来，你怎么办？请你在一两分钟之内作出决断（面对两难选择，教师要无情地激化矛盾。你和妈妈到底谁活下来，舍弃你自己吗？你还没好好地欣赏这多彩的世界，还没有实现自己的理想呢？舍弃妈妈，就意味着从此你永远失去母亲，失去了母爱！请你回想一下，母亲平时对你多么关心，多么呵护，可现在你就要失去母亲了。这样激化之后不少同学会热泪盈眶，甚至泪流满面，教师坚持要他们残忍地从中划去一个！）

指导者：心理实验到此结束。请大家回到现实中来。请看窗外阳光明媚，花香草绿，生活美好安宁，你们没有失去母亲，母亲就在你的现实生活中。

指导者：我们互相交流一下，在刚才的选择中，你最后留下了谁，为什么？成员互相讨论（有的留下妈妈，有的留下自己，不管留下谁，他们都是从妈妈的角度去考虑）

指导者：通过刚才的实验，想必每个人心灵都受到了深深的震撼吧！有的同学最后留下了妈妈，因为他要用生命来报答父母的养育之恩。有的成员把自己留下，让自己来扛这巨大的痛苦！无论我们把谁留下，我们是从妈妈的角度去考虑！父爱和母爱，是我们生命的支撑，我们对父母的爱，也是我们父母的生命支撑，是他们生活的希望、生命的寄托。

4. 分享——交流讨论

指导者：请大家结合自己的经历，想想你打算今后怎么做，让自己和父母更融洽、和谐地相处。在你手中的纸上写下你打算怎样和父母交往。

成员在交流过程中会谈到：今后要理解父母、体谅父母、孝敬父母、使他们快乐等。教师这时要恰当地把话题深化，追问具体的行动该怎么实施。如谈到理解父母、体谅父母时，可设问：今后如果碰到妈妈对你异性同学的电话追问不休，或者偷听了你的电话，或妈妈对你的学习很唠叨时，你会怎么做？如果父母对某件事情有误解而批评了你，你怎么办？如果父母批评错了，当时又不让解释，怎么办？谈到孝敬父母时，可设问：那你在以后的生活中，会通过什么样的具体方式来孝敬父母呢？谈到尊重父母时，让他们明白顶撞父母、跟父母怄气都是不行的，要好好地跟父母沟通。

指导者用幻灯片展示一些建议，看看学生和爸爸妈妈沟通的时候，能不能做到。看幻灯片：①回家外出主动与父母打招呼；②在家里参与父母聊天；③相信父母，赞美父母；④自己做了错事时，主动向父母道歉；⑤常能与父母进行心理换位，多从父母的立场考虑问题。

指导者：父母都是为了我们，都希望儿女能够有所成就，所以我们要理解父母，尊重父母，关心父母，孝敬父母。让我们在《烛光里的妈妈》的深情旋律中结束我们今天的课，希望同学们今后在与父母的相处中去读懂我们的父母，一起分享他们的快乐，分担他们的忧愁。

五、注 意 事 项

1. 不要对自己的父母抱怨。
2. 态度要认真。
3. 不要对别人的家庭做过多的评判。
4. 保护别人的隐私。

六、相关理论要点

家庭在青少年心理发展中有着重要的地位和作用。进入青春期以后，家庭对青少年心理发展的影响作用并没有减弱，而是与青少年特定年龄阶段的发展任务联系在一起。原生家庭指的就是父亲与母亲组合成的，是我们每一个人的存在基础。西方有一位心理学家，就是EQ的推广者——丹尼尔·戈尔曼（Daniel Goleman），他认为在人类历史中，对于亲子关系的因果律研究得最清楚的就是弗洛伊德。也就是说，弗洛伊德这位心理学大师发展出的精神分析学派，其实已经非常详细地描述了父亲、母亲与孩子之间的一种非常奇妙的心理症结点，包括所谓的恋父情结、恋母情结。每个人心底深处都深埋着这种异性的经验，这是很值得探索的。比如女孩子大部分都有恋父情结，等她长到成年之后，遇到她的伴侣，往往就会把童年的恋父情结投射到伴侣身上。那么，因为恋父情结里面就带着一种跟母亲的对立性，所以女孩子跟妈妈之间，通常都有一种下意识的竞争。

青少年与父母的关系由童年时期的遵从和依赖转变为分离和依恋，也就是说，在青春期，青少年一方面要寻求个体的独立，另一方面又需要父母的理解和支持。亲子交往这里指的是父母与子女之间的相互关系，它是人们人际关系中最持久、最重要、最激动人心的关系。研究发现，在亲子沟通中得到父母支持的青少年能够更好的探索自我同一性，而与父母沟通不良的青少年更容易出现各种情绪和行为问题。亲子关系融洽会使父母与子女充满愉快、幸福、温馨、甜蜜的感觉，反之双方势必发生矛盾与冲突。

训练二 认识自己的社会资源

人的本质在于其社会性，人的本质是一切社会关系的总和。一定的社会交往是个体生存和发展的前提。社会资源指的是一种社会支持，主要是人际支持，良好的社会支持有助于个体的身心健康、缓解个体的应激状况、维持个体的良好情绪体验。

一、训练目的

成员提出困扰自己的问题，通过他人的视角得到一些启发，使成员感受到社会资源的力量，由团体成员共同来参与问题的解决。

二、训练要点

1. 通过故事，让学生思考，理解人际支持的重要性。

2. 通过团体活动“同舟共济”等进行训练，通过小组成员的角色扮演，使成员认知社会资源的重要性。

三、训练要求

要求成员积极投入活动，增进成员间的了解，促进成员更全面认识自己的社会资源。

四、训练实施

（一）故事引入

关于天堂与地狱，有这样一个故事：有人问教士天堂与地狱的区别，教士把他领进一间房子，只见一群人围坐在一口大锅旁，每人拿一把汤勺，可勺柄太长，盛起汤也送不到嘴里，一个个眼睁睁地看着锅里的珍馐饿肚子。教士又把他领进另一间屋子，同样的锅，人们拿着同样的汤勺却吃得津津有味。原来他们是在用长长的汤勺相互喂着吃。教士说：“刚才那里是地狱，这里是天堂。”

让学生思考，得出结论：人际交往的重要性：1+1＞2。事业成功、生活幸福是所有人的奋斗目标和终极梦想。当然，每个人的价值观不同，对于成功和幸福的理解也不尽相同；但有一点是共同的，那就是取得成功、获得幸福的基本条件首先是和谐的人际关系。

（二）热身游戏：旋转木马模仿操

领导者请成员按1和2报数，将成员分为两大组，单数在外圈，双数在内圈。在欢快的音乐声中开始热身。首先里圈的同学随意做一个动作，外圈同学根据那个动作进行同样的模仿。然后外圈的同学按逆时针方向旋转到下一个位置，和里圈的另一位同学搭档，等一圈轮完后，里外圈同学互换，这时圈里同学做出与他相反的动作，然后是逆时针旋转和下位同学搭档。

（三）认识自己的社会资源

目的：成员画出他的人际关系图，了解自己的社会资源。

时间：约30分钟

准备：纸，笔

操作：人的意义只能从人际关系中去寻找，依据对别人及事物的感情卷入的强度，可以将人际关系分成三个层次：深层亲密层、中层角色层和浅层工具层。要求成员画出他的人际关系图，用距离的远近代表彼此人际关系的远近，并思考与不同层次的人交往方式有何不同。

（四）一个好汉三个帮

目的：成员提出困扰自己的问题，通过他人的视角得到一些启事和方法。

时间：约30分钟

准备：纸，笔

操作：团体成员按照原来的小组围成圈，小组内各个成员将目前困扰自己的问题按重要程度依次写在纸上，各自写完以后，小组成员一起讨论，每个成员在提出自己的问题时，小组成员用心聆听，与其一起探讨解决问题的有效途径及方法。使提出问题的各个成员在这个过程中能够通过他人的视角得到一些看待和解决问题的启示与方法。

（五）心理剧角色扮演

目的：通过小组成员的角色扮演，使成员感受到团体的力量，由团体成员共同来参与问题的解决。

时间：约25分钟

操作：由小组成员讨论各自提出的问题中比较集中的部分，确定主题，进行各成员角色扮演，在规定的时间内演出小组心理剧。要求每个成员必须参与心理剧角色的演出，通过心理剧扮演，让成员在参与问题的提出和齐心协力解决的过程中体会团体的力量。

分享：团体成员分享演出感受，由小组代表进行总结发言。

（六）同舟共济

目的：增强团体合作意识，营造团结和谐的团体气氛。

时间：约10分钟

准备：报纸

操作：团体成员按原小组为单位。将报纸看作本小组在落水时惟一的一艘救生艇，请小组想办法让让更多的人站到报纸上获救，每个人都必须踩到报纸作为支点。看哪一组获救的人最多。

分享：团体成员分享感受，由小组代表进行总结发言。

指导者作本次活动总结，宣布最后一次活动时间。

注意事项：在团体成员参与讨论各成员的问题时，不要过于强化问题的解决，引导成员在团体讨论当中得到一些启发，或引导成员可以从另一个角度看待问题；在团体成员进行心理剧角色扮演过程中，指导者应避免强调问题解决的失败，而应引导团体帮助成员，并引导成员尽量投入角色中。

（有关活动过程中可以播放相关背景音乐。）

五、注 意 事 项

1. 积极参与活动，态度要认真。
2. 不要对别人的社会资源做过多的评判。
3. 保护别人的隐私。

六、相关理论要点

自从上世纪70年代精神病学文献中引入了社会支持（social support）概念后，国内外学者对社会支持与身心健康的关系进行了大量研究。研究者一致认为，良好的社会支持有助于个体的身心健康、缓解个体的应激状况、维持个体的良好情绪体验。现介绍社会支持的相关理论。

（一）心理社会形态稳态（psychosocial homeostasis）学说

美籍华裔学者徐良光教授提出了他的心理社会形态稳态（psychosocial homeostasis）学说。他认为，人的意义只能从人际关系中去寻找，依据对别人及事物的感情卷入的强度，可以将自我分成三个层次：深层、中层和浅层。

自我深层可以叫做亲密层，自我深层所依托的对象，对他有最强烈的感情，可以无话不谈，无需任何戒备，也不用担心会受到拒绝、讨厌和鄙视，可以从他那儿获得慰藉、同情和支持而绝无难堪之说，他是纯粹可以信任的，个体对深层的需要就如同他对食物、水和空气的需要一样重要。如果个体的深层得不到这种人作为依托，就会用神、物或一定的观念代替，并对这些事物倾泻感情，自我深层的所依托的对象若突然丧失，会给他带来巨大的创伤，使之无所适从，严重的还会出现心理问题甚或精神症状。

自我中层可以叫做角色层或支持层，它以角色关系为特征，与自我深层里的强烈的感情关系对比，自我中层里的角色关系并无留恋感情，因为同一角色纯粹可以由不同的别人扮演例如：教师必须有学生，店家必须有雇员，领导必须有下属，可是无需某一特别指定的人作为角色关系人。

自我浅层也可以叫做工具层。该层的关系是无关紧要的、偶然的、短暂的，例如，火车上的邂逅，跳舞的场所里的舞伴等。

（二）自我三层理论与心理健康

北京医科大学教授许又新将自我三层理论与神经官能症治疗相联系，阐述了自我三层理论对心理康健的关系。神经官能症的特征是：对一切东西都赋予了过多感情，结果导致深层虚空，中层拥挤，这就像一大群人挤公共汽车的情景，所有人都拼命挤，个个抢先恐后，结果将车门堵死，尽管车子内里很空，但却谁也上不了车，其结果必然是，深层虚空、中层拥挤并伴有强烈的冲突，这种冲突部分地是自我中层角色关系与感情关系的冲突，对这些人的治疗，可以采纳疏导治疗，帮忙病人把自我中层的内部实质意义疏散到自我浅层，如果病人真可以做到把自我中层的关系淡化，看作只不过是工具层了，他们也就不会过于认真，心中的冲突也会获得缓解，平常生活中劝人想开一些，看透一些，实际上也就是达到这一疏散的目的。

训练三　人际信任

人际信任指在人际交往中对交往对象的一种预期及信念。关于这种预期及信念是如何产生的，心理学领域的社会心理学者大多将其分解为两大部分：一是基于信任者自身对他人的一般信任程度而产生，二是基于信任者对被信任者的一些特性的感知而产生。

一、训练目的

通过助人与受助的体验，增加对他人的信任与接纳，帮助心理咨询师学会欣赏他人、关心他人、信任他人，正确处理与他人的关系。

二、训练要点

1. 通过“信任之旅”这个活动，建立相互信任与彼此接纳的关系。
2. 通过“红色轰炸”等活动学习发现别人的优点，促进相互肯定与接纳。

三、训练要求

要求成员积极投入活动，促进成员更全面认识自己，增进成员间的了解，增加对他人的信任与接纳，学会对别人的隐私保密。

四、训练实施

建立相互信任与彼此接纳的关系。

有些自卑感较强的心理咨询师不善于与人交往，不爱说话，自我防卫心理很强。教师要帮助他们消除所有顾虑，增进接触，相互了解，逐步建立相互信任关系。为此设计了“信任之旅”这个活动。

1. 我做你的眼睛

目的：通过助人与受助的体验，增加对他人的信任与接纳，帮助心理咨询师学会欣赏他人、关心他人、信任他人，正确处理与他人的关系。

时间：约60分钟

准备：指导者事先要选择好盲行路线，最好道路不是坦途，有阻碍，如上楼、下坡、拐弯，室内室外结合。每人准备蒙眼睛用的毛巾或头巾。

操作：团体成员两人一组，一位做盲人，一位做帮助盲人的人，盲人蒙上眼睛，原地转3圈，暂时失去方向感，然后在帮助人的搀扶下，沿着指导者选定的路线，带领“盲人”绕室内外活动。其间不能讲话，只能用手势、动作帮助“盲人”体验各种感觉。活动结束后两人坐下交流当“盲人”的感觉，与帮助别人的感觉，并在团体内交流。然后互换角色，再来一遍，再互相交流。交流讨论集中在以下几个方面：对于“盲人”，你看不见后是什么感觉，并在团体内交流。然后互换角色，再来一遍，再互相交流。交流讨论集中在以下几个方面：对于“盲人”，你看不见后是什么感觉？使你想起什么？你对你的伙伴的帮助是否满意，为什么？你对自己或他人有什么新发现？对于助人者，你怎样理解你的伙伴？你是怎样想方设法帮助他的？这使你想起什么？

大家的讨论热烈而诚恳，使团员之间的关系更加和谐了。通过活动发现了别人的优点，促进了相互之间的肯定与接纳，增强团队意识，一个充满信任的团队初步形成。

人与人之间需要理解，需要沟通，建立相互信任的关系，这样才能彼此接纳。“分享的喜悦是加倍的，分担的痛苦是减半的”。进入团体内的成员在初步相识后，需要进一步的相互接触、相互了解，以逐渐建立信任的关系，相互接纳，减少防卫心理。这是团体中间阶段希望达到的目的。通过活动可以增加成员之间的理解，以发展团体动力。

2. 红色轰炸

目的：学习发现别人的优点并欣赏，促进相互肯定与接纳。

时间：约50分钟

操作：5~10人一组围圈坐。请一位成员坐或站在团体中央，其他人轮流说出他的优点及欣赏之处（如性格、相貌、处事……）。然后被称赞的成员说出哪些优点是自己以前察觉的，哪些是不知道的。每个成员到中央进行红色轰炸。规则是必须说优点，态度是真诚，努力去发现他人的长处，不能毫无根据地吹捧，这样反而会伤害别人。参加者要注意体验被人称赞时的感受如何？怎样用心去发现他人的长处？怎样做一个乐于欣赏他人的人？活动结束时，大家心情愉快，相互接纳性增高。此活动一般适合比较熟悉的成员应用。

3. 此时无声胜有声

目的：学会通过非语言的形式理解他人的感受。

时间：约30分钟

操作：全体围成一个圆形，然后闭上眼睛回忆一下这一周内生活的感受，是疲乏、兴奋，还是焦虑、烦闷。然后每人用手势和表情，体态语言表达出自己内心的感受，让其他成员猜猜动作及表情所反映的感受是什么。被猜者说明他人的猜测是否准确，为什么？通过活动，学会从他人的手势、表情、眼神、动作等语言的沟通方式理解他人，训练自己敏锐地观察他人的感受。

4. 我的秘密谁知道

目的：增加成员间的相互信任。

时间：约50分钟（8~10人团体）

准备：纸、笔

操作：指导者让成员就下列事件其中一个，写在纸上。①最怕发生的事，②最不敢想的事，③最不容易忘记的事，④从未告诉过别人的事。等全体成员写完后，指导者请其中一位朗读自己所写的，然后问他能不能对外公开，如果不能，是否可以告诉某人，请他在下图的量尺上选一点，表示可以向谁吐露，并说明原因。接着请其他组员发表意见，说说各自的看法，认为这件事可以告诉谁，在量尺上找一点。看一看个人与其他成员的选择有无区别？为什么？成员依次发言。最后讨论时重点放在对团体内成员间的信任有什么发现？团体内哪些行为阻挠彼此间的信任？为获得别人信任有什么办法？

五、注 意 事 项

1. 态度要真诚。
2. 成员间要相互信任。
3. 保护别人的隐私。

六、相关理论要点

人际信任是在人际交往中建立起来的。Wrightsman指出，人际信任是人们生活中必不可少的内容，它折射出人们对于人类本性的基本信念，也影响到人际交往中的预期和决策。通过对人际信任的研究，可以了解人们的人性观、人际价值以及人际关系。

（一）人际交往分析理论

人际交往分析理论是由加拿大柏恩博士于1964年提出的。交往分析也叫做相互作用（互动）分析或人格结构的PAC分析理论，这一理论用以说明在人际交往过程中角色认知对交往类型的影响。

这一理论认为，在人际交往过程中，个体的个性是由三种心理状态构成的。一是父母自我状态，用英文Parent的第一字母P表示；二是成人自我状态，用Adult的第一字母A表示；三是儿童自我状态，用Child的第一字母C表示。父母自我状态是指父母对其子女的态度和行为而言。如果一个人对待别人就像父母对待孩子一样，也就是说，此人处在一种“父母自我状态”。父母状态以权威和优越感为标志。通常表现为独断专横，喜欢统治人、责骂人、训斥人，这种人讲起话来总是“你应该……”，“你不能……”，“你必须……”。成人自我状态表现为冷静、达观、理智、客观等。这种人待人接物冷静，慎思明断，尊重别人，讲起话来总是“我个人的看法是……”。儿童自我状态表现为像孩子一样无主见，任人摆布，爱感情用事，一会儿逗人可爱，一会儿发脾气令人讨厌。这种状态讲起话来总是“我不知道……”，“我猜想……”。

交往分析理论认为，父母状态和儿童状态对客观世界的感受和反应往往并不一致，而成人状态的思考和反应则具有统一性和一贯性。因此，理想的相互作用是“成人刺激”和“成人反应”。以上三种心理状态，汇合为人的个性而且蕴藏在人的潜意识中，在一定条件下，会不自觉地表现出来。相互作用分析的一个重要原则，是以成人自我状态控制自己，并以成人的语调和姿态来对待别人，同时，也要鼓励和引导对方进入成人自我状态，使双方的交往协调、平衡。

（二）哈里斯的四种生活态度

哈里斯提出人生的四种生活态度："我不行，你行"；"我不行，你也不行"；"我行，你不行"；"我行，你也行"。

哈里斯对四种生活态度的解释带有明显的精神分析特征，所以他赋予"行"与"不行"以特殊的含义，而且这四种生活态度本意上是一个发展概念。哈里斯认为"我不行，你行"，是在人的发展中最早形成的记录，即使对有幸福童年的孩子也一样。一旦人形成了"我不行，你行"的人生见解，就容易听任他人摆布，渴望他人的爱抚与承认。当他们开始蹒跚学步，被亲人爱抚的机会也就随之减少，受到的体罚也就越来越多，这时孩子就会断言"我不行，你也不行"。如果孩子在"自我安抚"的过程中就会形成"我行，你不行"的结论，这里包含着强烈的报复与犯罪心理。一些幸运的孩子在生命的早期得到大量的帮助，并不断地被置于一种使他们能够证实自己与他人价值的环境中，他将顺利地获得"我行，你也行"的见解。这是一种成人式的生活态度。这是宽容精神和乐于接受的表现，既宽容接受自己的弱点，也宽容和接受别人的弱点，也只有这样，才能既尊重别人，也尊重自己。

四种生活态度之说是一种通俗易懂也相当深刻的概括，它对我们每一个人待人接物的得失是非都富有很强的解释力。对自我的认识，我们经历了一个从否定到肯定的过程。然而，许多人一辈子都不能完成这样一个认识上的全过程。而这些不成熟的表现常常成为人际冲突的祸根。在"你行，我不行"这样一种自卑怯弱与"我行，你不行"这样一种狂妄自大之下，人际交往将必然是有赢有输；在"我不行，你也不行"这种悲观绝望的心态下，人际交往可能呈双败局面；只有在"我行，你也行"这种积极乐观的心态下，人际交往才会双赢。

参 考 文 献

[1] [美]Rita Sommers Flanagan，John Sommers Flanagan，著. 心理咨询面谈技术. 陈祉妍，等译. 北京：中国轻工业出版社，2001.

[2] 中国就业培训技术指导中心等组织编写. 心理咨询师（三级）. 北京：民族出版社，2005.

[3] 严文化. 做一名优秀的心理咨询师. 上海：华东师范大学出版社，2008.

[4] 徐光兴. 西方心理咨询经典案例集. 上海：上海教育出版社，2003.

[5] [美]Gerald Corey，著. 心理咨询与治疗经典案例. 第六版. 石林，等译. 北京：中国轻工业出版社，2004.

[6] [美]Sherry Cormier，等著. 心理咨询师的问诊策略. 第六版. 张建新，等译. 北京：中国轻工业出版社，2009.

[7] 中国就业培训技术指导中心等组织编写. 心理咨询师（二级）. 北京：民族出版社，2005.

[8] 程灶火，唐秋萍. 实用短程心理治疗. 北京：人民卫生出版社，2003.

[9] 郭念锋. 心理咨询师（三级）. 北京：民族出版社，2005.

[10] [美]Raymond G. Miltenberger，著. 行为矫正原理与方法. 第三版. 石林，等译. 北京：中国轻工业出版社，2004.

[11] 中国就业培训技术指导中心等组织编写. 心理咨询师基础知识. 北京：民族出版社，2005.

[12] 胡佩诚. 心理治疗. 北京：中国医药科技出版社，2006.

[13] 杨广学. 心理治疗体系研究. 长春：吉林人民出版社，2003.

[14] 车文博. 心理治疗手册. 长春：吉林人民出版社，1990.

[15] 张伯华，等. 心理咨询与治疗教程. 山东：山东人民出版社，2010.

[16] 吕静. 儿童行为矫正. 杭州：浙江教育出版社，1992.

[17] 伍新春，胡佩诚. 行为矫正. 北京：高等教育出版社，2005.

[18] 昝飞. 行为矫正技术. 北京：中国轻工业出版社，2009.

[19] 陶勑恒. 小学生心理辅导. 北京：高等教育出版社，2004.

[20] 李江雪. 大学生心理咨询技术与案例. 广州：广东教育出版社，2008.

[21] 张宝山，张晓光，马秋晖. 代币法在儿童行为辅导中的应用. 红河学院学报，2004，（5）：90–94.

[22] 周水凤. 用“代币法”矫正不良行为习惯的个案研究. 班主任，2003，（6）：24–25.

[23] 恺璇. 这个男人为何怕下雨（转）——系统脱敏法的案例与技术. 2004. 12. 01/2009. 11. 25，http：//club. psychcn. com/viewthread. php？ tid=7960

[24] 国心理学家网. 演讲恐怖症的系统脱敏疗法. 2006. 06. 03/2009. 11. 25，http：//www. cnpsy. net/ReadNews. asp？ NewsID=708

[25] 钱铭怡. 心理咨询与心理治疗. 北京：北京大学出版社，1994.
[26] Barry A. Farber，等. 罗杰斯心理治疗. 郑钢，等译. 北京：中国轻工业出版社，2006.
[27] 张小乔. 心理咨询的理论与操作. 北京：中国人民大学出版社，1998.
[28] 樊富珉. 心理咨询学. 北京：中国医药科技出版社，2006.
[29] 林崇德. 咨询心理学. 北京：高等教育出版社，2002.
[30] (英)约瑟夫·桑德勒，著. 病人与精神分析师. 施琪嘉，译. 上海：上海科学技术出版社，2004.
[31] (韩)李武石，著. 寻找弗洛伊德. 李光哲，译. 北京：科学出版社，2009.
[32] Blackman，J. S. 101 defenses：how the mind shields itself. New York：Taylor and Francis books，2004.
[33] Richard S. Sharf，著. 心理治疗与咨询的理论及案例. 胡佩诚，译. 北京：中国轻工业出版社，2000.
[34] 岳晓东. 登天的感觉. 北京：北京师范大学出版社，1997.
[35] (美)Bernard D. Beitman，Dongmei Yue，著. 心理治疗师培训教程. 刘盈，等译. 北京：中国轻工业出版社，2008.
[36] 孟沛欣. 艺术疗法——超越言语的交流. 北京：化学工业出版社，2009.
[37] 李洪伟. 心理画——绘画心理分析图例. 湖南：湖南人民出版社，2010.
[38] 刘嵋. 绘画在团体心理咨询与辅导中的作用. 中国首届表达性心理治疗和心理剧国际学术研讨会，2007：89–109.
[39] 徐光兴. 儿童游戏疗法集. 上海：上海教育出版社，2007.
[40] 杨满云，刘衍玲，郭成. 儿童游戏治疗理论及应用. 幼儿教育，2007.
[41] 申荷永，高岚. 沙盘游戏：理论与实践. 广州：广东高等教育出版社，2004.
[42] 石红. 心理剧与心理情景剧实务手册. 北京：北京师范大学出版社，2006.
[43] 邓旭阳，桑志芹，费俊峰，等. 心理剧与心理情景剧理论与实践. 北京：化学工业出版社，2009.
[44] 岳晓东. 少年我心——一个心理学者对自我成长的回顾与分析. 北京：北京师范大学出版社，1997.
[45] 卡伦·霍妮，著. 神经症与人的成长. 陈收，译. 北京：国际文化出版公司，2002.
[46] (美)苏珊·赛森格，著. 坦呈自我. 李苗，译. 北京：北京大学出版社，2009.
[47] (德)埃克哈特·托利，著. 当下的力量. 曹植，译. 北京：中信出版社，2007.
[48] 刘增垣. 心身医学. 上海：上海科学教育出版社，2000.
[49] 樊富珉. 团体心理咨询. 北京：高等教育出版社，2005：144–152.
[50] 郑日昌，陈永胜. 学校心理咨询. 北京：人民教育出版社，1991.

[51] Ed E. Jacobs，RobertL. Masson，Riley L. Harvil，洪炜译. 团体咨询的策略与方法. 北京：中国轻工业出版社，2000.

[52] 邱鸿钟. 大学生心理卫生. 广东：广东高等教育出版社，2000.

[53] 邱鸿钟，梁瑞琼，唐慧敏. 心理调适. 广东：广东教育出版社，2001.

[54] 邓明昱，郭念峰. 咨询心理学. 北京：中国科学技术出版社，1992.

[55] 张玲. 心理健康研究与指导. 北京：教育科学出版社，2001.

[56] 刘勇. 团体心理辅导与训练. 广州：中山大学出版社，2007.

[57] (英)韦尔丁，著. 情商. 尧俊芳，译. 天津：天津教育出版社，2009.

[58] 斯托曼，著. 从日常生活到理论. 第五版. 王力，译. 北京：中国轻工业出版社，2006.

[59] 朱彤. 如何掌控自己的情绪和生活. 北京：金城出版社，2007.

[60] (法)勒洛尔，（法）安德列，著. 情绪的力量. 杨燕明，译. 北京：民主与建设出版社，2003.

[61] Sheldon D. Rose，著. 青少年团体治疗——认知行为互动取向. 翟宗悌，译. 上海：华东理工大学出版社，2003.

[62] 黄希庭. 心理学导论. 北京：人民教育出版社，2007.

[63] 白羽. 改变心力：团体心理训练与潜能激发. 浙江：浙江文艺出版社，2006.

[64] 严文华. 心理画外音. 上海：上海画报出版社，2003.

[65] 姜乾金. 医学心理学. 北京：人民卫生出版社，2006.

[66] 浙江师范大学心理系. 团体辅导设计集锦. 2005. 06，http：//course. zjnu. cn/psychology/images/ttfd. pdf.

[67] 彭聃龄. 普通心理学. 北京：北京师范大学出版社，2001.

[68] 孟昭兰. 普通心理学. 北京：北京大学出版社，1994.

[69] 黄希庭. 心理学. 上海：上海教育出版社，1997.